Goldmann Science Fiction

Von Brian M. Stableford
sind außerdem im Goldmann Verlag lieferbar:

Schmetterlinge im Paradies. 23285
Die Erde über uns. 23279
Paradies des Untergangs. 23282

BRIAN M. STABLEFORD

Selbstmord im All

MAN IN A CAGE

Science Fiction-Roman

Deutsche
Erstveröffentlichung

Wilhelm Goldmann Verlag

Aus dem Amerikanischen
übertragen von Tony Westermayr

1. Auflage Oktober 1977 · 1.–10. Tsd.
2. Auflage Januar 1979 · 11.–18. Tsd.

Made in Germany 1979

Umschlagentwurf: Creativ Shop, A. + A. Bachmann, München
Umschlagfoto: Jürgen F. Rogner, München
Satz: IBV-Lichtsatz KG, Berlin
Druck: Presse-Druck Augsburg
Verlagsnummer 23258 · Berens/Papenbrok
ISBN 3-442-23258-9

Der Tanz des Irren

I

Im Anfang erschaffst du den Himmel und die Erde. Das ist das erste, was du machst, jedesmal – du baust Käfige. Und als zweites klebst du drauf, wie sie heißen.

Und die Erde ist ohne Form und leer; und die Dunkelheit ist über der Tiefe. Und der Geist schwebt auf den Wassern.

Und du sagst: Es werde Licht; und es wird Licht.

Und du siehst das Licht, daß es gut ist, und du scheidest das Licht von der Dunkelheit, und das Muster von Licht und Dunkelheit in einem der Käfige.

Und du nennst das Licht Tag, und die Dunkelheit nennst du Nacht. Und der Abend und der Morgen sind der erste Tag. Und du ruhst. Du zielst nicht auf den Rekord. Genau richtig. Geh auf Nummer Sicher. Halte dich an die Regeln. Immer vorsichtig.

Und du sagst: Es möge ein Firmament sein zwischen den Wassern, und dieses Firmament trenne die Wasser von den Wassern.

Und du machst das Firmament und scheidest die Wasser, die unter dem Firmament sind, von den Wassern, die über dem Firmament sind; und so geschieht es.

Und du nennst das Firmament einen dunklen Käfig. Und der Abend und der Morgen sind der zweite Tag. Richtig. Ein dunkler Käfig. Gib es zu. Mach aus ihm, was er ist. Fang von vorne an. Keine Heuchelei. Du und ich, Titan. Das darfst du nie vergessen. Wenn die Zeit kommt, rennen wir heim, zurück in den dunklen Käfig. Vergiß die Tür nicht. Finde dich ab. Du bist nicht Gott, du tust nur so. Wenn die Zeit kommt, hört das Spiel auf. Du und ich, wir haben so viel Verstand, heimzugehen, ob es regnet oder nicht. Es ist ein Spiel, nur ein Spiel.

Und du sagst: Die Wasser unter dem dunklen Käfig mögen sich sammeln, damit das Trockene erscheine; und es geschieht.

Und du nennst das Trockene Erde, und die Sammlung der Wasser nennst du Meere, und du siehst, daß es gut ist.

Und du sagst: Die Erde lasse aufgehen Gras und Kraut, das sich besame, und fruchtbare Bäume, von denen ein jeglicher nach seiner Art Frucht trage, und du siehst, daß es gut ist.

Und der Abend und der Morgen sind der dritte Tag. Vorsicht jetzt, es nimmt Form an. Überleg genau, wenn du diese Käfige füllst – gibt es etwas, auf das du gut verzichten kannst? Wenn ja, sollst du verzichten? Wie weit darfst du dir nachgeben? Wieviel kannst du dir nach *deinem* Bild erlauben? Wenn überhaupt etwas. Wagst du, ins Drehbuch einzugreifen? Wagst du, um mehr als ein paar kleine Worte – um ein einziges Etikett – abzuweichen? Wieviel darfst du dir leisten? Es ist nur ein Spiel. Das mußt du immer bedenken. Du mußt zurück. Die Tür steht jetzt offen, und du bist frei. Aber nur auf Bewährung. Du mußt die Tür lassen, wo sie ist. Du mußt die Tür mitnehmen, wo du auch bist. Und wenn du überall bist, dann muß auch die Tür überall sein. Die Tür brauchst du. Mach dir keine Welt, die diese Tür schließt, die nicht zuläßt, daß die Tür offen und bei dir ist. Vorsicht. Vorsicht. Das Buch ist Sicherheit. Das Buch kennst du.

Und du sagst: Es mögen Lichter am Firmament des Himmels erscheinen, die da scheiden Tag und Nacht und geben Zeichen, Zeiten, Tage und Jahre.

Und es mögen Lichter am Firmament des Himmels erscheinen, daß sie leuchten auf Erden, und so geschieht es.

Und du machst zwei große Lichter; ein großes Licht, das den Tag regiert, und ein kleines Licht, das die Nacht regiert, und die Sterne machst du auch.

Und du setzt sie an das Firmament des dunklen Käfigs, damit sie auf die Erde scheinen.

Und über den Tag und die Nacht regieren und Licht und Finsternis scheiden; und du siehst, daß es gut ist.

Und der Abend und der Morgen sind der vierte Tag. Die Sterne brauchst du. Die Sterne sind notwendig. Ohne die Sterne ist nichts da, das dich von jenseits der Käfigstangen auslachen kann. Ohne etwas, das dich von dort auslachen kann – wie willst du dich an den Käfig erinnern, während du selbst jenseits bist? Schau auf die Sterne, Titan, schau auf die Sterne.

Und du sagst: Es fülle sich das Wasser mit lebendigen Tieren, und es sollen Vögel fliegen auf der Erde am freien Himmel.

Und du erschaffst große Walfische und alle Tiere, die da leben, ein jegliches nach seiner Art, und allerlei Vögel, einen jeglichen nach seiner Art; und du siehst, daß es gut ist.

Und du segnest sie und sprichst: Seid fruchtbar und mehret euch und erfüllet das Wasser im Meer, und das Gefieder mehre sich auf Erden.

Und der Abend und der Morgen sind der fünfte Tag. Kein Problem. Aber das Schwerste kommt jetzt. Tritt leise auf, denn du störst meine Träume. Improvisier, aber mach es gut. Jetzt kommt das Entscheidende. Wenn du jetzt ausrutschst, kannst du dem Käfig Lebwohl sagen, der dich mit so köstlicher Platzangst verwöhnt. Zähl deine Motive und bleib im Rhythmus. Was du auch machst, bleib im Rhythmus.

Und du sagst: Die Erde bringe hervor lebendige Tiere, ein jegliches nach seiner Art, Vieh, Gewürm und andere Lebewesen, ein jegliches nach seiner Art, und so geschieht es.

Und du erschaffst die Tiere auf Erden, ein jegliches nach seiner Art, und das Vieh nach seiner Art, und allerlei Gewürm auf Erden nach seiner Art; und du siehst, daß es gut ist.

Und du sagst: Laßt uns Menschen machen, ein Bild, das uns gleich sei, die da herrschen über die Fische im Meer und über die Vögel unter dem Himmel und über das Vieh und über die ganze Erde; und du siehst, daß es gut ist.

So erschaffst du den Menschen dir zum Bilde, nach deinem Bilde schaffst du ihn, und schaffst einen Mann und ein Weib.

Und du sprichst zu ihnen: Seid fruchtbar und mehret euch und füllet die Erde und macht sie euch untertan, und herrscht über die Fische im Meer und über die Vögel unter dem Himmel und über alles Getier, das auf Erden kreucht.

Und du sprichst: Seht, ich habe euch gegeben allerlei Kraut, das sich besamet, auf der ganzen Erde, und allerlei fruchtbare Bäume, die sich besamen, zu eurer Speise.

Und allen Tieren auf Erden und allen Vögeln unter dem Himmel und allem Gewürm, das da lebet auf Erden, allem, worin Leben ist, daß sie allerlei grün Kraut essen. Und es geschieht so.

Und du siehst an alles, was du gemacht hast, und siehe da, es ist sehr gut. Und der Abend und der Morgen sind der sechste Tag. So sind der dunkle Käfig und die Erde, in dem sie enthalten ist, fertig, mit ihrem ganzen Heer. Und damit und darin und dafür mußt du leben. Du weißt einfach nicht, was du hättest schaffen können. Woher auch?

Nach *deinem* Bild.

Und nach meinem, denn bilde dir nur nicht ein, daß dein Bild nicht das meine sei. Nach unserem Bild hast du den Menschen erschaffen. Du hast erschaffen Sam Mastervine und Luis Dalquier und Nathan Petrie. Und Judas Dancer. Nach unserem Bild.

War mit Adam und Eva etwas nicht in Ordnung? Das ist ein Spiel, weißt du. Ein Spiel Gottes, aber trotzdem ein Spiel. Größenwahn kannst gerade du dir nicht leisten. Du kannst es dir nicht leisten, ein *eitler* Gott zu sein. Du mußt die Tür auf dem Rücken tragen, in deiner Tasche, in deiner Hand. Du kannst die Tür nicht vor der ganzen gottverdammten Menschheit verschließen. Du bist nicht Lindquist – das weißt du besser als er. Du kennst dich aus mit der Tür. Als Lindquist in das Labyrinth ging, konnte er nicht mehr zurück, aber wenn du dich verirrst, dann bist das du ganz allein. Wir müssen zurück, du und ich. Zurück in die Gefangenschaft, zurück in den dunklen Käfig mit all den anderen Tieren. Das weißt du. Ich weiß, was du im Schilde führst. Adam war dran; er übernahm die Verantwortung, die niemals die seine sein konnte, und er trieb die Menschheit in den Käfig von Blut, Schweiß und Tränen. Aber du kannst das nicht tun, weil ich es nicht zulasse. Du kannst die Verantwortung und die Schuld nicht an Judas Dancer abgeben. Das lasse ich nicht zu. *Judas* läßt es nicht zu. Das braucht er sich von dir nicht gefallen zu lassen, und er wird es nicht tun. Wir sind frei, Judas und ich, und wir sind frei, in unseren Käfig zurückzukehren. Du kannst uns nicht aufhalten. Wir lassen nicht zu, daß du dieses Spiel bis in alle Ewigkeit fortsetzt.

Wir halten die Tür offen, wenn du es nicht kannst. Wenn du es nicht willst.

Du schläfst, du träumst. Aber ich werde in deinem Traum wach sein, und wenn die Zeit kommt, werde ich Alarm schlagen, wie du das nie gehört hast, und ich werde dich durch die Tür führen, auch wenn ich dein Universum zersprengen muß!

Titan Neun

1

Im Chevrolet war es glühend heiß, aber ich beklagte mich nicht. Es hätte viel schlimmer sein können – ein gepanzertes Fahrzeug mit geschwärzten Fenstern, zum Beispiel. Nebst Handschellen. Ich hatte Vorrechte, und es war ratsam, zu zeigen, daß ich sie zu schätzen wußte. Kein Strafnachlaß für gutes Verhalten, das verstand sich, aber *angenehmere* Umstände – und keiner kann ermessen, was das bedeutet.

Die Wüste sah aus wie eine gepflegte Frau – an der Oberfläche ganz Puder und Rouge, aber trotzdem wohlgeformt und reizvoll. Auch das wußte ich zu schätzen – man findet schließlich Geschmack an totem Raum.

Schon von weitem konnten wir den Turm über dem großen eisernen Tor sehen.

»Da?« fragte mich der Fahrer. Woher sollte ich das wissen? Ich sagte, ich dächte schon. Der neben mir grinste, aber er sagte nichts. Wir hatten die banalen Bemerkungen schon hinter uns, darüber, wie sehr ich mich auf einen Szenenwechsel freute, und daß das Unternehmen geheim sei, daß es genau wie in Bau C sein würde, nur mit verrücktem Personal. Die meiste Zeit waren wir schweigend gefahren. Wie soll man aus so dummem Geschwätz eine Unterhaltung machen? Nicht, daß das Idioten gewesen wären – aber sehr viel hatten wir eben nicht gemeinsam.

Der Fahrer bremste etwa zehn Meter vor dem Tor. Er blickte erwartungsvoll zum Wachhäuschen hinüber, unternahm aber nichts. Ich auch nicht. Bei solchen Gelegenheiten hält man sich ans Protokoll. Sie konnten herkommen und mich holen.

Es dauerte eine Weile, bis der Torwächter herauskam. Er hatte erst telefoniert. Er sah uns von oben bis unten prüfend an, als ginge es um eine Quizrunde im Fernsehen. Heiteres Irrenraten. Es war nicht schwer. Die Ehrengarde trug Uniform. Ich nicht.

Mein Begleiter beugte sich hinüber, um die rechte Vordertür zu entriegeln. Der Torwächter öffnete sie und hielt sie auf, während ich den Sitz nach vorn schob und ausstieg. Der Sicherheitsbeamte folgte mir. Der TITAN-Mann war Korporal – nur ein Dienstmann. TITAN war offenkundig der Meinung, daß es zu heiß sei, um ein Empfangskomitee im Wachhaus warten zu lassen. Lieber durfte Zeit vergeudet werden, während man sich auf den Weg hierher machte, damit ich in aller Form übergeben werden konnte.

Ich schaute hinauf zum Turm, wo der Gefreite sein Knopfauge am Lauf seines Maschinengewehrs ausrichtete und auf meine Nasenspitze zielte. Ich wußte nicht, ob das ein lässiges Vergnügen oder Vorschrift war – ich dachte jedenfalls gewiß nicht an Gewalttaten oder Flucht.

»Bleiben Sie stehen, wo Sie sind, und verhalten Sie sich ruhig«, sagte der Korporal. Er sprach gedehnt, um seine Unsicherheit zu verbergen. Sein Blick richtete sich auf die leichten Mokassins an meinen Füßen, und er schüttelte kaum merklich den Kopf, als er die alte Leinenhose und das rote Kordsamthemd betrachtete.

»Bedaure, junger Freund«, sagte ich. »Ich hatte doch tatsächlich nichts anderes anzuziehen.« Es waren zehn Jahre gewesen, und mehr. Vielleicht erwartete der Soldat, daß die maßgeblichen Herren mir für Gelegenheiten wie diese meine hübsche Gefängniskluft hätten lassen können. Nichts da. Staatseigentum.

Ich nahm ein paar Atemzüge saubere Luft und ließ den Blick über den fernen Horizont schweifen.

»Sie riskieren was, wenn Sie mich hier stehenlassen«, sagte ich vor mich hin. »Ich bin das nicht gewöhnt. Ich könnte jeden Augenblick vor Agoraphobie tot umfallen.«

»Quatsch«, erwiderte mein Schutzengel. »So lange sind Sie vom leeren Raum nicht weg, daß Sie vergessen haben, wie das aussieht.«

»Wie's aussieht, nein«, sagte ich. »Wie sich's anfühlt, ja.«

»Sie können nicht hinein«, sagte der Korporal. Seine Augen zuckten seitwärts und ein wenig nach oben. An der Torinnenseite war eine ferngesteuerte Kamera montiert. Das Objektiv starrte mich mit offener Neugier an. *Liegt nicht an mir, Freund, liegt an der Kamera.* Ich hätte vor Lachen tot umfallen können.

»Das ist meine Schokoladenseite«, sagte ich und drehte dem Objektiv den Rücken zu, um meinen Lieblingsbeschützer mit einem Blick verletzter Unschuld zu fixieren. Er öffnete den Mund, um etwas Beleidigendes zu sagen, aber dann besann er sich wohl darauf, daß ich ja verrückt war. Er mochte mich nicht, war aber durchaus kein übler Bursche.

Der Soldat starrte uns nur an. Schließlich grinste ich wieder ins Objektiv. Im Häuschen des Korporals schnarrte es. Er ging rückwärts hin und zog einen Telefonhörer aus dem Versteck, wie ein

Kaninchen aus dem Zylinder.

»Sie haben die Papiere«, sagte er zu dem Sicherheitsmann. Er mußte vortreten und danach greifen, weil mein Reisebegleiter strikte Anweisung hatte, nach Möglichkeit immer hinter mir zu bleiben. Keiner dreht Harker Lee den Rücken zu. Möchte wissen, warum nicht.

»Der Captain wird gleich hier sein«, murmelte der Korporal und richtete einen besorgten Blick auf die Straße, die vom Tor fortführte. Das war ein sinnloses Unterfangen, weil die Straße etwa zweihundert Meter hinter dem Wachhaus eine Kuppe erreichte und der ganze TITAN-Stützpunkt in einem Krater versteckt war.

»Fühlt man sich einsam hier draußen?« fragte ich ihn, um uns die Zeit vertreiben zu helfen. »Oder unterhalten Sie sich mit ihm?« Ich zeigte mit dem Daumen auf den Jungen im Turm, der sich noch immer Spiele mit seinem MG ausdachte. Ich hoffte nur, daß die Waffe gesichert war. Gibt es eine Sicherung bei Maschinengewehren?

»Nicht so schlimm«, sagte der Posten. »Ich kann lesen.«

»Kluger Junge«, sagte ich, und er wurde ein bißchen rot.

Stille.

»Wir könnten mein Gepäck ausladen«, meinte ich beiläufig. Aber mein Schutzengel gab mir die Aktentasche, ohne sich umdrehen zu müssen. Er hatte sie die ganze Zeit bereitgehalten. Sie enthielt nichts als Papiere. Ich reise mit leichtem Gepäck. Sogar ohne Wecker.

Ein Jeep brauste über die Kuppe und fegte durch die weite, staubige Kurve zum Wachhaus. Der Fahrer ließ ihn absichtlich hinten wegrutschen, als er im rechten Winkel zum Tor hielt. Tüchtig, tüchtig.

Der Captain stieg aus. Er war allein. Sein Hemd war verschwitzt, und er hatte sich nicht gekämmt. Er machte seiner Uniform Schande. Mir fiel auf, daß er keine Pistole trug, und fragte mich, was die Schauspielerei sollte. Wollte man leger wirken, damit ich mich wie zu Hause fühlte? Versuchte man, meinen Szenenwechsel hervorzuheben, um deutlich zu machen, daß ich kein Tier in einem Käfig mehr war, sondern ein Versuchskaninchen auf dem Seziertisch?

Der Korporal winkte seinem kleinen Freund im Turm zu, und das Tor ging auf. Der Gefreite entfernte sich aber nicht von seinem MG.

Das Tor quietschte. Offenbar wurde es nicht oft auf- und zugemacht. Es war wenigstens ehrlich. Ich wußte sofort, daß ich nicht mehr herauskommen würde, sobald ich einmal drinnen war.

Der Korporal und der Captain tauschten murmelnd Bemerkungen aus, und die geheimnisvollen Papiere wechselten wieder den Besitzer. Der Captain zog einen Füllfederhalter aus der Hosentasche.

Mein Gott, dachte ich, der Kerl unterschreibt wahrhaftig eine Quittung für mich. Ich kam mir vor wie ein Einschreibebrief.

Die Quittung gelangte über den Korporal zu meinem bisherigen Bewacher, während der Captain lässig heranschlenderte, um mir die Hand zu drücken.

Ich sah seine verschwitzte Handfläche, aber ich gab ihm die Hand und lächelte sehr freundlich. Es hatte keinen Sinn, es sich gleich zu verderben. Der Haufen hier erwartete ja Dankbarkeit von mir, weil man mich aus meinem überfüllten Grab geholt und ins Land der Reinen, Braven zurückgeholt hatte. Ich wollte die Leute nicht zu früh schockieren. Nicht, daß ich Angst davor gehabt hätte, sie könnten mich zurückschicken und ein anderes Opfer fangen. Ich wollte ihnen nur nicht die Illusionen zerstören.

»Ich bin Goodman«, sagte der Captain.

»Wo ist Jenny?« gab ich zurück. Er sah mich verblüfft an. »Warum holt sie mich nicht ab?« fragte ich.

Seine Augen erwiderten: Wie käme sie dazu? Aber laut sagte er: »Ich habe den Auftrag erhalten, Sie abzuholen und zum Colonel zu bringen. Wir ... geben Sie danach ... an Doktor Segal weiter.«

»Verstehe«, sagte ich liebenswürdig. »Zuerst die hohen Tiere, dann erst glückliches Wiederfinden. Macht es Ihnen etwas aus, wenn ich mich von meinem letzten Kindermädchen verabschiede?«

Goodmans starrer Blick zuckte an mir vorbei zu den Augen meines gewesenen Schutzengels, der zufrieden lächelte. Jetzt, wo er mich loshatte, konnte er es sich leisten, herablassend zu sein. Er war kein großer Anhänger des Militärs. Leute in anderen Uniformen sind das selten.

Ich drückte ihm die Hand.

»Gute Fahrt zurück in die Stadt«, sagte ich aufrichtig. »Ich sehe Sie wohl nicht wieder.«

Es war ganz entschieden kein trauriger Augenblick.

Ich stand ein paar Sekunden da und sah dem Chevrolet nach, als er den Horizont ansteuerte und Streifen von rauchigem Staub hinterließ. Dann ließ ich mich wieder dazu herbei, Captain Goodman wahrzunehmen.

»Okay, Sonnenstrahl«, sagte ich, »gehen wir.«

Er machte ein Gesicht, als argwöhne er, daß ich ihn verhöhnen wollte, aber er sagte kein Wort, bis er mit dem Jeep gewendet hatte und wir über die Kuppe hopsten und in die riesige flache Schüssel hinabfuhren, die das Projekt TITAN vor allen neugierigen Augen verbarg.

Auf halbem Weg nahm er aber seinen vorschriftsmäßigen Mut zusammen und sagte: »Tut mir leid, daß wir Sie nicht schon ein bißchen früher übernehmen konnten, aber man bestand darauf, Sie an der Tür abzuliefern.«

»Schon gut«, sagte ich. »Ich glaube kaum, daß die Fahrt dann anders verlaufen wäre. Oder hätte Ihr Laden irgendwo unterwegs gehalten, damit ich mal einen Tag auf dem Rennplatz verbringen könnte?«

»Nicht direkt«, antwortete er.

Ich blickte auffällig auf die Pistole, die er nicht trug. Er war sich offenkundig bewußt, daß er sie nicht trug, weil er wußte, was ich anstarrte.

»Sie riskieren allerhand, wie?« sagte ich. »Wissen Sie nicht, daß ich ein mordlustiger Irrer bin?«

»Ich glaube nicht, daß ich mir Sorgen zu machen brauche«, erwiderte er mit unbewegtem Gesicht.

»Wahrscheinlich nicht«, sagte ich.

Die TITAN-Gebäude waren alle grau und unauffällig. Es gab jede Menge Beton, aber Raumschiffe konnte ich keine sehen. Das letzte Raumschiff, das *ich* gesehen hatte, war eine Apollo-Raumkapsel gewesen, als Jugendlicher. Das TITAN-Fahrzeug mochte damit überhaupt keine Ähnlichkeit haben.

Ich bekam etwas Staub in die Augen und vergoß ein paar Tränen. Ich sah schon, daß es mir hier nicht gefallen würde.

Der dunkle Käfig

Einführung

Diejenigen, die Gelegenheit haben, diese autobiographischen Aufzeichnungen zu lesen, sollten auf bestimmte Eigenheiten bei der Verwendung von Fürwörtern hingewiesen werden. Harker Lee ist sich natürlich des schizoiden Zustands, den er zu dokumentieren versucht, völlig bewußt, und das ganze Gefüge von Fürwörtern kann bis zu einem gewissen Grad eher als Kniff betrachtet werden – fast als komplizierter Scherz, auch wenn nicht ganz klar ist, auf wen er abzielt – denn als Darstellung der Art und Weise, wie er den Zustand der Wirklichkeit tatsächlich wahrnimmt. Über das Maß der Bedeutung, das Lee durch diesen Kniff vermitteln will, oder darüber, wieviel Sinn er für ihn hat, ist jedoch noch keine abschließende Bemerkung möglich.

Die folgenden Eigenheiten treten auf, und der Leser sollte sie bei dem Versuch, irgendeinen Abschnitt dieser Memoiren zu verstehen, berücksichtigen:

Das Fürwort ›du‹ wird von Lee gewöhnlich gebraucht, um sein wahres (entfremdetes) Ich zu bezeichnen. Der genaue existentielle Status dieses ›wahren‹ Ichs geht uns hier nichts an – wir untersuchen, wie Lee schreibt und – mutmaßlich – denkt.

Das Fürwort ›ich‹ und seine Ableitungen – mir, mein, mich – beziehen sich nur auf Lees ›Kompromiß‹-Ich. Damit ist ein angeblich kommunikativer Kunstgriff gemeint, den er manchmal eine ›Maske‹ nennt, verwendet als Schiedsrichter zwischen seinem wahren Ich und der Außenwelt, dessen Struktur aber in erster Linie durch die Außenwelt bestimmt wird. Feststellungen in der Autobiographie, in denen ›ich‹ an die Stelle von ›du‹ tritt, sind manchmal als falsch oder unaufrichtig gedacht.

Das Fürwort ›wir‹ und seine Ableitungen behalten ihre ursprüngliche Bedeutung, aber zusätzlich wird das Wort in einer besonderen Bedeutung gebraucht, die alle anderen *außer* Harker Lee meint. Diese beabsichtigte Ausschließlichkeit ist völlig künstlich, eine Feststellung seiner Entfremdung, aber in diesem Sinn kommt das Fürwort nicht oft vor.

Die Fürwörter ›er‹, ›sie‹ und ›es‹ werden durchwegs im üblichen Sinne verwendet, und ›sie‹ im Plural fast immer. Im Zusammenhang mit dem oben erwähnten besonderen Gebrauch von ›wir‹ ist ›sie‹ jedoch gelegentlich eingeengt, so daß es sich nur auf eine *bestimmte* Gruppe von anderen bezieht und keine allgemeine Bedeutung hat.

J. F. S.

I

Sie haben dir gesagt, daß du im Hinterzimmer deines Großvaters geboren worden bist, und du weißt aus eigener Erfahrung, daß das ein ganz mieser Ort für einen Jungen ist, da geboren zu werden. Bei der Feuchtigkeit kann man sich ja erkälten. Wenn der Fluß nun über die Ufer getreten wäre? Sie können nicht gewußt haben, daß es keine Überschwemmung geben würde. Normale Leute werden in Kliniken geboren.

Es muß wohl ein echt traumatisches Erlebnis gewesen sein, und das ist wahrscheinlich der Grund, warum du dich nicht sehr gut daran erinnerst. Du weißt überhaupt nicht mehr viel von dem, was damals passiert ist, obwohl sie dir sagen, daß du ein wirklich ganz übler Kerl gewesen bist, der die Klappe nie zugemacht und die ganze Zeit gebrüllt hat. Das war wohl alles ziemlich traumatisch. Jahrelang. Gesunde Kinder erholen sich, denkst du. Es scheint so. Sehr oft kalt duschen, lernen, wie man sauber wird, und Lesen, Schreiben, Rechnen, nehme ich an. Nein, natürlich warst du gesund. Zwei Kilo und einhundertvierzig Gramm, sagen sie dir. Wie eine kleine Walnuß, ganz runzlig und ungeformt. Wenn die Hebamme kurzsichtig gewesen wäre, hätte sie dich im Bettzeug verlieren können.

Vielleicht...

Wir glauben nicht wirklich, daß solche Umstände uns im späteren Leben beeinflussen. Wir sehen nicht, wie das möglich sein soll. Aller Wahrscheinlichkeit nach war das alles wohl nebensächlich und nicht verantwortlich für das, was du warst und geworden bist, was dir aufgenötigt worden ist. Wer läßt dir die Wahl, zu glauben? Deine Mutter hat immer gesagt, sie könne bestimmt nichts dafür. Was ist mit dir passiert? Erbgut oder Umwelt, Mutter – such es dir aus. Es war dein Vater, sagt sie. Wer läßt dir die Wahl, zu glauben? Du kannst nicht einfach etwas denken, weißt du, du mußt erst um Erlaubnis bitten. Manchmal kannst du nicht einmal das. Die

Gesellschaft ist geheim: Du kannst nicht um Aufnahme bitten, du mußt eingeladen werden. Du kannst dich bei der Loge nicht beschweren, egal, wie frei dein Maurer ist.

Wie der oder jener damals gesagt hat, er ist wie eine Walnuß, ganz runzlig und ungeformt. Deine Mutter hatte dich noch nicht gesehen. Du warst ihr Allerersten; sie hatte vorher noch nie einen gesehen. Und da redet jemand von Walnüssen. Was für ein Bild bringt das in ihr kleines Kaninchenhirn, hm? Es war nicht Vater, der es gesagt hat – Vater war zu sehr damit beschäftigt, auf der Hintertreppe in Ohnmacht zu fallen.

Schon faul, denkst du. Du wirst als Walnuß geboren, was für eine Aussicht hast du also, je ein Papierfrosch zu werden, wenn der alte kosmische Tapezierer sagt, spring? Recht wenig. Du bist eine schlechte Münze, wie die selbstgebastelten, die irgendein Komiker dauernd dazu verwendet, Münzautomaten zu beschummeln. Du hast den allergrößten beschummelt – den Riesen-Super-Gesellschafts-Münzautomaten. Du hast dein hartes Bonbon nie bekommen, geschweige denn das kostenlose Plastikskelett, 2,7 cm hoch.

Das ist die Art Nebeneffekt, an den die Leute im Zusammenhang mit dem Geborenwerden gewöhnlich nicht denken. Denk darüber nach.

Du erinnerst dich auch nicht, ein Wunderkind gewesen zu sein. Vielleicht bist du gar keines gewesen. Das könnten alles Lügen sein, weißt du. Sie könnten dich mit Lügen vollstopfen, und wer würde es merken? Was für eine Chance haben deine mikroskopischen, flüchtigen, fliehenden Erinnerungen an die Kindheit gegen ihre kalte, harte, erwachsene Gewißheit? Wie sicher bist du dir dieser Spinnweben in deinem Gehirn? Gehören sie dir, oder hat eine Spinne sie dort gewebt, mit ihren phantasiereichen Geschichten und ihrer Erziehung? Jedenfalls bist du heute klug genug, um zu wissen, daß du, selbst wenn du ein Wunderkind gewesen sein solltest, eigentlich keines warst. Schnelle Auffassungsgabe, vielleicht, aber von Genie keine Spur. Du warst schnell, aber das ist auch alles. Das Entscheidende. Flink. Ein früher Leser, ein wortreicher Redner. Für jemanden, der in der Nähe stand, mag das nach viel ausgesehen haben, aber es war gar nicht so viel. Du bist ein richtig cleverer kleiner Bastard gewesen – clever genug, daß die Leute dich haßten, aber nicht clever genug, um die Dreckskerle auszuschmieren und dir nichts dabei zu denken. Du bist oberflächlich gewesen, damals schon. Sie haben dir beigebracht, ›ich‹ zu sagen, und du hast es gesagt, immer und immer wieder, und nur um die Lücken zu füllen, hast du gelernt, den Raum zwischen den ›Ichs‹ auszufüllen. Sie waren begeistert. Sie haßten es. Was für eine Chance hast du gehabt? Wer hat dir je die Gelegenheit gegeben, zu begreifen? Du hast nie so viel hinten gehabt, um vorne gestützt zu werden. Das bildete sich bald heraus und, bei Gott, blieb so. Schau dich jetzt an. Nur Fassade, kein Mumm. Schon mit fünf Jahren. *Plus ça,* et cetera.

Du konntest es dir nicht leichtmachen, wie? Wir machen alle Fehler, aber hast du den machen müssen? Wer hat das getan? Haben sie zuviel Druck ausgeübt? Oder war es nur Zufall? Oder einfach angeboren bei dir, daß du, wenn Kriechen die Fortbewegungsart war, die man verlangte, unbedingt der verdammt schnellste Kriecher auf der ganzen Welt hast sein müssen? Du hast immer einen Vorsprung von sechs Punkten haben müssen, und nicht nur deshalb, weil du klar gewinnen wolltest, sondern weil du dich hast umdrehen und Hallelujah schreien wollen dabei. Aber du warst nur Licht und kein Feuer. Du warst zufrieden. Mensch, war es nicht etwas, was du zählen konntest, geschweige denn den *Wert* dessen zu schätzen, was du gezählt hattest?

Das ist Erziehung. Lesen, Schreiben, Rechnen und ein freier Arsch. Sie geben dir von allem den Preis und den Wert von nichts. Sin-nig.

Erinnerst du dich an die Erziehung? Das bist *du,* Harker Lee, vom Tag Eins bis zum bitteren Ende. Du weißt vielleicht nicht, wovon, zum Teufel, du redest, aber den Mund hältst du nicht. Du verbreitest deine Meinungen und stützt sie mit immer mehr Gerede, und je mehr sie dich drängen, desto mehr verlierst du deinen Sinn für Unterscheidung zwischen dem, was wahr ist und was nicht, was wirklich ist und was nicht, was du weißt und was du nicht weißt.

Wollen sie wissen, wo alle diese ausgefallenen Phantasieexistenzen herkommen? Biete ihnen das an: Sie kommen daher, daß man die ganze Zeit recht haben muß. Sie kommen daher, daß du verteidigen mußt, was du sagst, aus Angst, sie könnten dich bei einem *Fehler* ertappen, bei Unwissenheit. Du sagst etwas, also mußt du recht haben – das ist Erziehung. Sag ihnen, sie sollen bis zum bitteren Ende gegen einen Schwarm von eifersüchtigen Kritikern verteidigen, was *sie* denken. Schau dir an, wie schnell sie *ihren* Sinn für Unterscheidung zwischen wahr und unwahr, wirklich und unwirklich, Wissen und Idee verlieren. Phantasiegebilde kommen daher, daß man recht haben muß. Phantasiegebilde kommen von dem einzigen Weg, den sie dir lassen, zu entscheiden, was du glaubst.

Du bist von fünf bis fünfundzwanzig eine ausgesprochene Nervensäge gewesen. Niemand hat dich je gemocht, und wer konnte ihnen das schon übelnehmen? Sie haben dich nicht gehaßt, Harker, aber leiden konnten sie dich, bei Gott, auch nicht. In ihrer kaugummikauenden, Comics lesenden, Sportfan- und Masturbanten-Welt bist du ein Nichts gewesen. Du wirst nicht mit Plus oder Minus bewertet, in dem Sinne, daß du in der großen Registrierkasse, wo die Welt in ihrem Kopf abrechnet, erschienen wärst.

Ist das alles? Du glaubst es. Ein Kind, mit dem die anderen Kinder nicht so recht umgehen können. Nicht viel Aussichten, wenn sie von dir nicht mehr gesehen haben als deinen Arsch mit einem Sechspunktevorsprung und einem leisen Hallelujah. Sie konnten dich nicht sehen, wegen der Staubwolke. Oder war es der Hitzedunst, wo du unterwegs den Boden versengt hattest? Du wolltest dich in der Wolke verstecken.

Rund um dich ging alles ziemlich schnell, als du klein warst, aber das hast du gar nicht gemerkt. Du hast aufgepaßt, aber nichts gesehen. Wer bemerkt schon die Veränderungen in seiner Umgebung, wenn er jung ist? Die Beschleunigung der Veränderung wird, wie alles andere, einfach hingenommen. Du bist dabeigewesen, als sie eine alte Welt weg- und eine neue hingebaggert haben, und es ist dir nicht einmal aufgefallen. Erinnerst du dich an Ölpeststrände? An vergiftete Flüsse? An verkarstetes Land? An den Smog? An Leute, Leute und immer mehr Leute?

Nein.

Ganz einfach. Nein.

Du hast gar nichts gesehen. Warst du blind, bewußt oder anders? Nein.

Warst du ein Narr, absichtlich oder anders? Nein.

Manchmal ist das Sehen nicht so einfach. Gebt mir einen Hebel und einen Standplatz, und ich werde nicht einmal versuchen, die Welt aus den Angeln zu heben. Ich werde zu beschäftigt sein, sie erneut ein erstes Mal zu sehen.

Du hattest nicht einmal die Mittel, Umzüge und Schulwechsel und den Austausch eines ganzen Spektrums von Leuten, Vorbeigehende genannt, zu analysieren. Wie konntest du da sich wandelnde Welten und Menschenleben erkennen? Nichts zu machen. Du konntest dich nicht genug darum kümmern. Es steckte nicht in dir drin. Wer kümmert sich schon genug? Niemand. Nicht du, Harker, nicht einmal jetzt. Das steht fest.

Für die Welt bedeutete es aber einen großen Unterschied, als du in Bewegung gekommen warst. Das siehst du jetzt, auch wenn du mit neun keine Chance gehabt hast. Es war ein totaler Umsturz. Ein Schritt die Geldleiter hinauf, ein Schritt auf die Münzschlitze im gesellschaftlichen Geldautomaten zu. Du hast es nicht gewußt, nicht gesehen, weil Welt Zwei dich praktisch genauso behandelte wie Welt Eins. Eine ganze Welt von Unterschieden zwischen den Umgebungen, zwischen Orten, zwischen Stellungen. Aber du hast die Welt sich überhaupt nicht verändern sehen. Du konntest nicht – du warst nicht ausgerüstet dafür. Wir wollen im Rückblick einmal sehen, was du wirklich gesehen hast.

Du hast eine Veränderung in *dir* gesehen. Eine Veränderung in deiner *Identität.*

Es war nicht so einfach, in diesen besseren Zeiten der Kindheit herauszuragen, weil es schlauere Kinder und bösartigere Lehrer waren. Sie wußten keine Antworten, aber sie wußten verdammt genau, daß du auch keine gewußt hast, und jedesmal, wenn du Gas gegeben hast, haben sie dir eins draufgegeben. Du bist ein fertiger echter Außenseiter gewesen, und sie gedachten dich nicht hereinzulassen, geschweige denn an der Spitze der Herde Platz für dich zu machen. Du hast keine Veränderung an ihnen bemerkt, weil sie genauso feindselig, genauso willkürlich, genauso lächerlich waren wie die anderen. Du hast gedacht, mit dir stimme es nicht – du hast gedacht, du hättest dein Talent verloren. Du hast gedacht, deine Antworten wären falsch.

Du bist ein Einzelgänger geworden. Hattest du eine andere Wahl? Jedenfalls immer abseits. Up and away. Nicht so sehr den Kontakt mit der Menschheit verlieren. Nur ihn einfach nie herstellen.

Du bist natürlich ein Fußabstreifer gewesen, wie auf Bestellung. Bist du es nicht noch? Je größer sie sind, desto tiefer fällst du. Du konntest nicht einfach eine Durchschnittsfigur sein. Du mußtest winzig sein. Dünn und klein und bissig. Und kurzsichtig dazu. Eine richtige Mißgeburt. Praktisch alles an dir hat dich isoliert. Ein geborener Einzelgänger, ein gewordener, einer aus Berufung.

Fußabstreifer, und man hat sich die Füße an dir abgewischt.

Hat es je eine Zeit, jemals einen einzigen Augenblick gegeben, in dem du zu irgend jemandem hättest sagen können: ›Es ist kalt draußen – ich möchte der menschlichen Rasse beitreten?‹ Hat irgendwann irgend jemand zugehört?

Du weißt es nicht. *Ich* weiß es, aber das ist ganz und gar nicht dasselbe.

Haben wir dich je gebeten, hereinzukommen und dich zu setzen? Du erinnerst dich nicht. Vielleicht warst du im Bad und konntest nicht herauskommen, als es läutete. Vielleicht hast du dich nie stören lassen wollen. Vielleicht hast du Angst gehabt vor dem Ding, das an der Tür stand. Vielleicht ging die Klingel nicht.

Für das alles haben sie dich nicht allzu schlecht behandelt. Man hört eine Menge Quatsch darüber, wie grausam Kinder seien. Es ist nicht wahr. Kinder wissen nicht, was Grausamkeit ist, und wenn sie es wüßten, würden sie nichts damit zu tun haben wollen. Heranwachsende, ja. Kinder, nein. Aber natürlich können sie weh tun. Jeder kann weh tun, wenn er nicht aufpaßt. Und wenn es eines gibt, was Kinder nie tun, dann ist es aufpassen. Aber du bist ohne tödliche Wunden davongekommen. Sie haben dir nicht zu weh getan. Es war oft hart, aber hart ist es auf der ganzen Welt, die ganze Zeit, und *das* hast du gewußt, nicht wahr? Du hast zumindest gewußt, daß allen überall von irgend etwas weh getan wird. Du hast nicht mehr als deinen gerechten Anteil abbekommen, und es hat jetzt keinen Zweck, darüber zu jammern. Du hast so gut ausgeteilt wie eingesteckt. Es hat den Leuten nicht weh getan, die dir weh getan haben, so daß du nie zufrieden warst, aber es gab Eingang und Ausgang und Ausgleich. Das weißt du jetzt.

Es war also nicht der Schmerz, das ist es, was wir klarstellen wollen. Harker Lee ist nicht dahin getrieben worden, wo er landete, nicht so. Er ist aus freien Stücken hingegangen. Man kann ein Pferd zum Wasser treiben, aber einen Bleistift muß man führen. Faß es so richtig zusammen. Ein Kalauer.

Wann ist dir je aufgefallen, daß du deine Menschlichkeit verpaßt? Nicht, als du in der Schule warst, soviel steht fest. Jahre und Jahre später. Beim Heranwachsen – das kam spät, nicht wahr? – Frühling – Blütezeit – Apfelblütenzeit. Da kam die Marter, wenn überhaupt jemals. Immer noch eine Mißgeburt, immer noch klein, immer noch mager, noch kurzsichtiger. Der Menschheit nirgends nah. Aber da hast du es gespürt. Den Ruf der Wildnis. Du bist so entfremdet, wie du dich fühlst, und das war der *Anfang*. Da wuchs die Mauer hoch, oder als du endlich dazu gekommen bist, dir Gedanken über ihre Ersteigbarkeit zu machen. Massiv.

Deine Menschlichkeit hast du natürlich nicht verpaßt. Dafür haben sie gesorgt. Sie haben das Feuer geschürt. Du brauchtest nur zu brennen.

Du kannst es ihnen natürlich nicht verdenken. Sie saßen selber in der Patsche. Sie fingen mit ihrem eigenen Anfang an und verfolgten ihr eigenes Ende. Sie waren im Kaufhaus und erwarben ihr wunderschönes neues Ich. Tauschten ihre Fußballshorts gegen Hosenbeine. Tauschten ihre Wildheit und Barbarei gegen einen Koffer voll schmutziger Witze und Diplome, ohne Gewissensbisse. Machten Erinnerungen aus ihrem Spielzeug und Spielzeug aus ihrer Zukunft.

Nein, du kannst ihnen nicht verdenken, daß sie dich geschlachtet haben. Du kannst ihnen das Lachen und Höhnen und das *Bedürfnis,* dich zu zerstören und zu ködern, nicht verdenken. Sie mußten ihren Weg gehen. Jede Hackordnung hat eine tote Henne als Zielscheibe. Der einzige Weg, schnell erwachsen zu werden, ist, auf die Schulter eines anderen zu steigen. Wen sonst als die Einzelgänger, die Mißgeburten und die Außenseiter konnten sie dazu verwenden, ihre Verfolgungsquote aufzufüllen?

Du bist also ein Fußabstreifer gewesen. Na und?

Nein, verdenken kannst du ihnen das nicht.

Du hättest dasselbe getan, wenn du etwas Lebendiges, Kriechendes gefunden hättest, auf dem du hättest herumtrampeln können. Und hast du es nicht versucht? Hast du nicht die letzten Reserven eingesetzt, um im Arroganz-Rennen vorn zu bleiben? Hast du nicht nach wie vor alles gewußt, und ein bißchen mehr dazu? Konntest du nicht noch besser höhnen als sie? Hast du nicht immer die Wortwaffen gehabt? Sind sie nicht voller Angst vor dir gewesen, noch während sie auf dir herumtrampelten?

Sie verloren für eine Weile ihre Wirkung, die Wörter. Die anderen machten eine Periode der Immunität durch, als sie von einer Welt zur anderen zogen, wo du eine neue Garnitur magischer Sprüche gebraucht hättest, um ihre Gefühle zu verletzen. Es erforderte eine neue Art von Zauberei, die sich als Weisheit verkleiden mußte.

Aber du hast begriffen. Du warst immer noch schnell. Nicht umsonst haben sie dich ›Blitz‹ genannt. Denn du warst fahl, leuchtend und krumm.

Du bist gesprungen, was? Du hast den Sturm über dich hinwegziehen lassen. Du springst immer noch, Papierfrosch. Was ist das für ein Buckel an dir?

Tatsächlich hast du da wirklich einen Vorsprung erzielt. Da hast du dich richtig abgesetzt. Während *wir* alle langsamer geworden sind, bist *du* weitergehetzt. Du hattest immer noch ein Ziel, wenn auch weiß Gott wo. Und du bist auch hingekommen. Zu deinem hehren Gipfel der Selbsterkenntnis, der äußersten Rationalität, der diabolischen Klugheit. Du hast dein verrücktes Rennen schließlich gewonnen, mit *sechzig* Punkten Vorsprung. Sie konnten dich vor Staub nicht sehen.

Hallelujah.

Und was hast du von alledem?

Antworten?

Ja, du hast Antworten. *Alle* Antworten. Wir werden dir nicht Herr. Wir können dich nicht erschüttern. Du kannst uns jederzeit überwörtern. Weil du Bescheid weißt. Du bist *dort,* wo hinzukommen wir nicht einmal versucht haben. Aber *wo* bist du? Weißt du es? frage ich dich. Was bist du? Was willst du sein? Warum wolltest du dort hingehen?

Ich will dir sagen, was du bist. Du bist ein fremdes Wesen. Ein Mensch von einem anderen Stern, aus einer Hohlwelt in der Erde. Ein hohler Mensch. Ein Fremdwesen. Ein Fahrer ohne Steuersäule, Bremse, Rückwärtsgang und Motor, weil unter der Haube nichts als schmutzige Wäsche ist. Alles, was du hast, sind Gänge, immer wieder Gänge. Vorwärtsgänge. Und Räder und Achsen und Doppelvergaser und Schnellgang und eine ganze Reihe von Gaspedalen. Du kannst wirklich *gehen,* Harker, aber wie kommst du dahin, wo du hin mußt?

Wie kommst du zurück?

Du bist ein Gefühlskrüppel, Harker. Du hast keine positive Gemütsseite. Das hat sich bei deinem Prozeß gezeigt, weißt du. Ganz zu schweigen von deinem Verbrechen.

Alles, was du bist, ist die Frucht der Angst. Du bist eine Generation von Butzemännern. Und eine große Generation. Das ist ein fruchtbarer Geist, den du da hast. Du könntest die Erde mit Phantomen füllen. Du hast wenig genug, abgesehen von deiner allmächtigen Angst. Keinen Stolz. Keine Freude. Keine Liebe. Du machst dir aus Angst sogar vor solchen wie ihnen in die Hose. Du wagst nicht zu fühlen, Harker, nicht wirklich.

Wessen Schuld, Harker?

Deine.

Du hast immer gesagt: Es gibt auf dieser Welt genug Glück für alle, und wenn ich den Schweinehund, der meinen Anteil hat, je finde, reiße ich ihm das Herz heraus. Wirst du das tun, Harker? Ihn finden?

Los, Harker, los. Schreib Kapitel zwei und drei und vier. Reiß *alles* heraus. Herz und Hirn und alles. Schizophrenie. Spalten, Junge. Spalten und ausschütten. Einfach über die Seiten. Jede Idiot-synkrasie. Laß das ganze schlechte Blut verrinnen, alter Freund.

Verblute dich zu Tode.

Der Tanz des Irren

2

Alio Shan, der zweite Mond, erhebt sich über dem Nikobar-Gebirge. Dulce Nombre, größer und näher als sein Bruder, hängt am Himmel über der Stadt, und in seinem grellen Weiß wirken die Lichter der Großstadt gedämpfter. Auf den Dächern der höchsten Gebäude – den Spitzen der Galerien und den Uhrentürmen und den Tempeln und den Kunsthochschulen – leuchten juwelenartige Feuerpunkte ganz klar, aber tiefer unten sind die Lichter so zahlreich, daß sie zu einem Dunst von Gold und Silber verschmelzen. Auf dem Stadtplatz werfen die Statuen toter Gebieter mit zum Himmel erhobenen Armen gigantische Schatten. Das Summen der Solarbatterien ist verstummt und hat den Geräuschen der Stadt eine seltsame Unausgewogenheit hinterlassen. Die Maschinen ruhen friedlich in ihren unterirdischen Hallen, denn das ist die stille Stunde – die Stunde für Nachdenken und Träumen, wenn die Straßen für kurze Zeit ungekehrt bleiben, wenn Düfte ungehindert durch die Luft schweben dürfen, wenn die Temperatur ein wenig sinken und einen Hauch von Frische in das Leben der Stadt bringen darf.

Hinter der hohen, spiegelfunkelnden Stadtmauer biegen sich die

Bäume in einem Wind, der nie nach der Kleidung der Menschen greifen darf, die durch die Stadt gehen. Die Flaggen auf den Türmen flattern im Luftstrom von genau ausgerichteten Ventilatoren.

Die Wasser der See werfen tapfere Wellen an die schimmernde Mauer, aber sie bleibt gänzlich unbeeindruckt. Ihr Glanz wird nicht verblassen. Selbst der Lärm des wütenden Wassers wird zart gedämpft und ins Innere nur als dumpfes, süßes Gemurmel übertragen – eine Beleidigung für die stürmische graue Brandung.

Schließlich klickt es in der Ferne, als die erste Nachtperiode zu Ende geht, und die Maschinen beginnen die Stadt von den Auswirkungen zweistündiger Vernachlässigung zu säubern.

Der schwache Geruch der See, der kurz eindringen durfte, wird in den metallenen Bauch der Stadt gesaugt und jenseits der Mauer hinausgeblasen.

So ist meine neue Welt geformt: Sie ist eine Landschaft von Schößen, ihre gefangenen Städte bevölkert von gesichtslosen, verborgenen Menschen. Nur die Irren begehen die Oberfläche der Welt. Ich bin ein Reisender, versteht sich, kein Anbeter von Mutterschößen, sondern nur einer, der darin ausruht, wenn die Gelegenheit es verlangt.

Ich wandere – schließlich ist das meine Welt. Für wen hast du sie geschaffen, wenn nicht für uns? Meine Rolle darin ist es, alle Straßen zu begehen, zu entdecken und zu beurteilen, ob das nicht womöglich ein weiterer Käfig sein könnte, der mich festhalten und mein Sein unter Druck setzen soll.

Am Ufer einer vieläugigen, grauleibigen See – derselben See, die ihre machtlosen Fäuste an die unverwundbaren Schoßwände deiner phantastischen Städte hämmert – treffe ich drei alte Männer, deren Augen die Form von Geierherzen haben, deren Herzen offen sind und starren. Ihre Lippen sind wie Würmer, ihre Hände nicht ihre eigenen, geborgt von den toten Künstlern, noch immer auf vergessene Reflexe reagierend.

Sie ziehen Lose um die Bruchstücke meines Daseins.

Jener, der den längsten Strohhalm zieht, flüstert lautlos in seinen weißen Bart, und er lächelt nicht. Schließlich trifft er seine Entscheidung, und er wählt die Herrschaft über die Zeit vor meiner Geburt – meine Geschichte und mein Erbe, wo alle meine Wahlmöglichkeiten ungenützt bleiben und die Welt in meinen Embryohänden liegt. Er ist eine Art Schöpfer, dieser alte Mann, ein Gottmensch auf seine eigene, winzige Weise.

Der zweite, dessen Augen sich verdunkelt haben, während der erste gesprochen hat, und dessen Haut sich wild runzelt, während er den zweiten Strohhalm betrachtet und mit ihm die Entscheidung, zu dem er berechtigt, zieht es vor, mich zu besitzen, wenn ich tot bin, meine Erinnerungen und Hinterlassenschaften zu übernehmen, wenn nur die Echos meines Seins, die sich ausbreiten und das Universum durchdringen sollen, noch unausgelotet sind.

Der dritte Mann, ein sehr müder Mann, ein sehr armer Mann, starrt das kürzeste Strohhalmende an. Und während seine pulsierenden, blutgefüllten Augen ihren blinden Blick auf mich richten und die Würmer sich um die Höhle seines Mundes ringeln, empfinde ich Mitleid mit ihm.

»Was ist übrig?« frage ich ihn.

»Nur das Leben«, erwiderte der Unratsammler, »nur das Leben.« Er läßt den Strohhalm los, und er flattert davon auf den Schwingen eines spottenden Windes, der seine Begleiter schon zerlegt hat.

Er ist gesichtslos, dieser Mann, insoweit, als ich sein Gesicht nicht kenne. Weil ich keinen Namen dafür nennen kann, kann ich ihm keine Maske verleihen, und er bleibt ein Gespenst, wie es so oft in Träumen ist. Und das ist ein Traum, auch wenn es ein ganzes Universum von Träumen ist, und von dem, was ich für die Wirklichkeit hielt, ist nichts da, das in ihn eindringen könnte. Es ist ein Traum ohne Erwachen, für eine Ewigkeit, deren Dauer ich nicht schätzen kann, und trotzdem muß ich mich mit der offenen Tür heimsuchen, die eines Tages eine andere, eine ältere Welt hinter sich haben wird. Die Welt des Käfigs.

Ich habe keine Herrschaft über die Bilder des Traums, obwohl ich glaube, du hättest sie, wenn du dich nur anstrengen könntest, statt derart passiv und geduldig Gott zu spielen. Manchmal bin ich hier fast glücklich und dankbar für die Art der Dinge, aber ich wage nicht, mir den Luxus von soviel Zufriedenheit zu gönnen. Ich muß wach bleiben, und ich muß meine Willenskraft in eine Börse tun, die meine geballte Faust nie verlieren darf, denn ich werde sie wieder brauchen.

Zu anderen Zeiten nimmt der Ansturm auf meine Empfindsamkeit eine andere Form an, wenn der Traum grotesk wird und ich von einem Ozean von Bildern überflutet werde, der mich in Angst und Panik ertränken oder mich einfach mit Verwirrung und Unsinn zersprengen will. Ich erinnere mich an solche Träume, aber ich entsinne mich auch der Befreiung, die durch den verzweifelten Kampf um das Wachwerden immer wieder erlangt werden konnte. Hier kann es kein Wachsein geben, gleichgültig, wie verzweifelt die Anstrengung sein mag. Es kann überhaupt keine Anstrengung geben, weil ich nicht wage, mich auf diese Weise auf etwas so Nutzloses festzulegen, daß ich meine geheimen, geheiligten Absichten vergesse.

Du könntest mir hier helfen, aber keiner von uns beiden weiß, ob das in deinem Interesse liegt. Es ist meine Entscheidung. Es ist mein Kampf. Es ist meine Probe.

Ich könnte dich hassen.

Aber nicht einmal das wage ich...

Während ich schlafe...

Ja, ich muß sogar hier schlafen, ich muß meinen Geist in Teiche des Vergessens fallen lassen, weil ich den Fluch ewigen Wachseins nicht ertragen kann. Ich glaube, ich hoffe, daß der Schlaf sicher ist. Er ist traumlos – oder ist er voller Träume, weil Träume in einem Traum eins sind mit dem Traum? – und meine Angst, daß das Vergessen mich erfassen wird, ist nicht größer oder geringer als die Angst vor dem Tod, und mit der muß man natürlich leben.

Während ich schlafe, kreischt der Berg voller Qual, und er hustet die heiße Flut aus seinem Inneren – ich stöhne im Schlaf, ich schwitze, und mein Herz rast – schleudert Magma und Flammen über die grünen Hänge, rülpst brodelndes Hexenkesselgebräu über seine von Hexen besuchten Flanken, ich sehe Feuer und Donner aus dem Kessel ausbrechen, um zu zerstören – *mich* und *mein* Werk und *meine* Zukunft und *mein* Volk. Wenn die Feuerbälle brausen und heulen, sehe ich die Gesichter der Menschen voller Angst, entsetzt, verwirrt, und vor allem anklagend.

Ich bin von keinen Bedürfnissen frei. Den sexuellen Trieb, den du überall in dein Universum eingeritzt hast, trage ich immer noch in mir. Ich brauche Erlösung, wie ich mich erinnere, in den Käfigjahren Erlösung gebraucht zu haben, immer und immer und immer wieder, und keine Erlösung geboten, aber sie mußte gesucht und *innerlich* gefunden werden, im Schlaf qualvoller als im Wachen, aber im Schlaf mit weniger Scham als im Wachen. Qual oder Scham – das ist ein Dilemma, mit dem ich in meinem Leben gelebt habe, und es ist jetzt nicht geringer, wo du der Schöpfer bist, und das sagt mir deutlicher als deine Absurditäten, daß Freiheit, wie du sie haben willst, nicht mehr und nicht weniger ist als ein Käfig.

Und wenn ich erwache, pflegt das Feuer zu verlöschen, aber langsam, die letzten Szenen der Verwüstung halb sichbare Flüchtlinge in meinem Gehirn. Während ich wach bin, schläft der Vulkan, und während ich schlafe, ist der Vulkan wach. Lebendig bin ich Herr des Berges, tot beherrscht der Berg mich, zeigt mir seine Macht in meinem Ausbruch aus der Dunkelheit in neue Träume, zeigt seinen Haß und seinen Zorn.

Der Tag kommt, an dem ich schwitzend erwache, den Donner des Vulkans in den Ohren, und während ich aus dem Schlaf auftauche, steigt das rote Feuer hoch. Ich falle in den irrsinnigen Krater. Ich falle eine Million Meilen, wie ein flatterndes Blatt in der heißen Turmsäule hochfauchender Luft schwebend, meine Haut versengt und platzend...

Dann höre ich auf und befehle die Lava zurück in das Innere der Erde, wie ein König, der die Flut heißt, sich zurückzuziehen.

Und sie tut es oder tut es nicht.

Es gibt keine einfache Lösung, und du kannst sie nicht erzwingen.

Titan Neun

2

Colonel Henneker war zu seiner Zeit ein sehr hartgesottener Mann gewesen, das zeigte sich noch an der Art, wie er seinen Körper und das Gesicht bewegte. Er war grau und verwittert, die granitene Art, die alle Helden im Alter bevorzugen. Er wirkte wie ein großer Bär. Natürlich kann das auch Theater gewesen sein.

Sein Büro – oder jedenfalls das Büro, das *ich* sah (beim Sicherheitsbedürfnis des Militärs weiß man ja nie) – war feudal eingerichtet und warm. Es strahlte Ruhe aus – es war ein ›Zuhause‹. Es erklärte laut und deutlich, daß TITAN von Hennekers Standpunkt aus nicht so sehr ein Auftrag, als vielmehr ein Lebensstil war. Er war schon lange hier, und es war sein letzter Einsatz, bevor man ihn pensionieren und ins Armee-Altersheim abschieben würde. Mehr noch – das war nicht einfach seine Umwelt, wo er die Zeit totschlagen konnte. Nach den Indizien von Hennekers Arbeitsbedingungen war er ein Mann, der seine Arbeit sehr wichtig nahm. TITAN war sein Werk. Er war zutiefst engagiert. Er hatte darin mehr investiert, als nur den Wunsch, seine Laufbahn unauffällig zu beenden.

Aber ein Schatten lag auf seinem Gesicht – ein Schatten, der mir verriet, daß es eine Bedrohung für das ganze wunderbare Glück und die Befriedigung der Arbeit und die Laufbahnperfektion gab.

Das war ich.

Er gab mir eine Zigarette und Feuer dafür, aber selbst zündete er sich keine an. Ich nahm die Zigarette aus dem Mund und hielt sie in der Hand. Ich sog kurz daran, blies den Rauch aber sofort wieder hinaus. Ich hatte vor, sie verglühen zu lassen. Ich hatte lange nicht mehr geraucht.

Henneker ließ sich mit geübter Entspannungsbewegung in seinem Sessel nieder.

»Sie wissen, weshalb Sie hier sind?« fragte er.

»Hier im Büro oder überhaupt?« gab ich zurück.

»TITAN«, sagte er.

»Ich sollte mich freiwillig melden«, sagte ich. »Ich habe die Gelegenheit beim Schopf ergriffen. Aber ich weiß nur, daß das TITAN ist. Ideen habe ich, Information keine.«

»Was denken Sie?«

»Ich denke, daß Sie mich hinaufschießen wollen. Was sonst?«

Er seufzte und drehte sich mit dem Sessel ein wenig. Ich wußte, daß das alles Theater war. Leute in Hennekers Stellung seufzen nicht. Er gab sich nicht die Mühe, mir zu sagen, wie genau ich es getroffen hatte. Wir wußten beide, wieviel ich wußte.

»Es tut mir leid, daß Sie zuerst hierhergebracht worden sind«, sagte er im Gesprächston. »Ich weiß, Sie wollten lieber zu Doktor Sobieski oder Doktor Segal. Aber wir tragen alle die Verantwortung für Ihr Hiersein gemeinsam, und wir sind uns alle einig, daß ich es bin, der in erster Linie Kopf und Kragen riskiert. Sie sind eine ganz gottverdammte Lösung für ein Problem, wissen Sie das? Sie sind selbst zu neunzig Prozent Problem.«

»Sie wollen mir klarmachen, daß ich Ihnen etwas schulde«, meinte ich.

»Richtig«, sagte er. »Sie schulden mir etwas. Segal wollte Sie hierhaben, Sobieski hat Sie unterstützt. Die beiden haben die anderen dazu überredet. Sie sind zu mir gekommen. Aber wenn Sie Schwierigkeiten machen, bin ich dran. Nicht Sie. Ja, ich versuche

Ihnen klarzumachen, daß Sie mir etwas schulden, denn wenn Sie davon ausgehen, können wir gut anfangen. Wenn nicht... nun, dann muß ich Sie einfach erst etwas kennenlernen. Das Problem in den Griff bekommen. Verstehen Sie?«

Ich verstand. Er seifte mich ein. Er wollte mich weichmachen. Ich sagte kein Wort. Die Fragen stellte er, nicht ich.

Ganz plötzlich – ich hatte damit gerechnet – fragte er mich: »Glauben Sie, daß es ungerecht war, Sie in Bau C unterzubringen?«

»Mit Gerechtigkeit hatte das nichts zu tun«, sagte ich und schnippte sorgfältig Asche in den Aschenbecher auf dem Schreibtisch. »Es war eine Sicherheitsfrage.« Ich betonte ›Sicherheit‹ ein ganz klein wenig.

Er nickte.

»Sie meinen, man hätte Sie da nicht hineinstecken sollen?«

Ich zuckte die Achseln.

»Ich kann nicht lügen. Ich habe es getan. Man hat mich erwischt. Ich bin so verrückt, wie sie behaupten. Aber was erwarten Sie, daß ich sage? Nein, ich würde da keine Kröte einmauern. Jenny hat mich vorher schon einmal herausgeholt, und ich bin ihr sehr dankbar. Sie hat es wieder getan, und ich bin doppelt dankbar, und wenn Sie ihr Deckung geben, schließe ich Sie ein. Aber wir wollen uns nichts vormachen, keiner tut etwas für Harker, nicht wahr? Man tut es, weil man einen Trottel braucht, nicht?«

»Sie sind verbittert«, sagte er. Dafür verdiente er eine Goldmedaille.

»Meine Stimme klingt immer so«, sagte ich. »Kommt daher, daß ich mit mir selber rede, statt anderen Leuten zuzuhören. Sagt man mir.«

»Haben Sie nicht ein bißchen Angst, daß Sie in Bau C zurückgeschickt werden könnten, wenn Sie Ihre Feindseligkeit so offen bekunden?« fragte er mich.

»Nein.« Mir gefiel das nicht, wie er immer ›Bau C‹ sagte – damit wollte er mir andeuten, daß er mehr über mich wußte, als er vielleicht zugeben wollte. Ich sprach immer vom Bau, nie vom Gefängnis, und das wußte er.

»Man hätte sich vorstellen können«, sagte er, das ›man‹ gebrauchend, um zu zeigen, daß er nicht dazugehörte – »daß Sie, nachdem Sie schon einmal herausgekommen sind, Ihren zweiten Ausflug nützen würden.«

»Warum?« fragte ich. »Sie werden mich wieder hineinstecken, egal, wie brav ich bin. Wenn ich fertig bin, heißt das. Außer, ich gehe dabei drauf, heißt das.«

»Nein«, sagte er. »Wir schicken Sie nicht zurück. Sie könnten dabei draufgehen, aber wenn nicht, dann schicken wir Sie sofort zurück.«

»In diesem Fall«, sagte ich mit vernichtender Logik, »habe ich nichts zu verlieren, wenn ich feindselig bin, oder?«

»Nichts außer dem Job«, erwiderte er. »Und wenn Sie den Job verlieren, *kommen* Sie zurück und werden ersetzt von dem Mann, der ihn übernimmt. Warten Sie mal... ich strenge mich nicht extra an, um Ihnen zu drohen. Wie gesagt, ich trage die Verantwortung für Sie. Wenn Sie ersetzt werden, passiert mit mir wohl dasselbe. Wir sitzen in einem Boot, und wenn Sie sich nicht wohl fühlen, dann versuchen Sie sich einmal vorzustellen, wie mir zumute ist. Ich habe hier eine Aufgabe zu erfüllen, und die besteht darin, für die Sicherheit zu sorgen. Und zwar für die strengste. Das TITAN-Schiff ist nun *kein* strenges Geheimnis mehr – dafür ist es schon zu lange da, und es hat zu seiner Zeit Aufsehen genug erregt. Aber *Sie* sind wieder eine ganz andere Sache. Sie sind das größte Geheimnis, das zu bewahren ich je Gelegenheit hatte, und es wissen schon viel zu viele Leute von Ihnen. Die wissenschaftliche Leitung weiß Bescheid, und die Hälfte meines Stabes auch – das ist kein großes Risiko. Die Gefängnisbehörden wissen Bescheid, und ein Teil der politischen Führung – das ist eines. Sie sind eine heiße Kartoffel, und ich halte Sie in der Hand. Es sind viele Augen auf Sie gerichtet, von den meinen abgesehen, und nicht alle voll Vertrauen. Ihre Feinde sind Legion, aus dem einen oder anderen Grund, und mich können Sie dazuzählen. Sie bedeuten Ärger. Für mich. Für das Projekt. Für sich selbst. Es gibt jede Menge Leute, die Sie wieder sicher im Käfig wissen möchten – nicht einfach aus Bösartigkeit, denn damit könnten wir mit einer Hand fertig werden, sondern aus politischen Rücksichten und aus schlichtem Eigeninteresse. Vielleicht glauben Sie, niemand hätte von einem Messer in Ihrem Rücken etwas zu gewinnen, aber Sie müssen einsehen, daß ein Messer in Ihrem Rücken eines in meinem ist, eines in dem von Doktor Segal und Mike Sobieski. Also denken Sie nach, Harker. Wieviel Bitterkeit können Sie sich leisten?«

»Ich bin nicht boshaft«, sagte ich. »Fatalistisch. Sicher, ich habe schon mal ganz schön gekocht, aber das Feuer brennt nieder. Jetzt bin ich nichts mehr als müde.«

Meine argwöhnische Seite sagte mir, daß der schmierige Kerl versuchte, sich bei mir einzuschmeicheln. Aber ich hörte jetzt nicht mehr so auf meine argwöhnische Seite, wie ich das früher getan hatte. Ich war fast bereit, seine Worte für bare Münze zu nehmen. Ich bekundete meine Billigung dessen, was er gesagt hatte, mit langsamem Nicken, während er mich anstarrte und wartete. Dann drückte ich die Zigarette aus. Sie war verglüht.

Er bot mir die nächste an, und ich schüttelte den Kopf.

»Ich will es aufgeben«, sagte ich.

»Vielleicht ganz gut«, meinte er. »Es hätte ohnehin Ihre letzte sein können. Wenn sie erst einmal anfangen, Sie in Form zu bringen, werden Sie um jede einzelne kämpfen müssen. Sind Sie sicher, daß Sie nicht doch eine wollen?«

Ich nickte. »Sie würde mir nicht schmecken«, sagte ich.

»Schauen Sie«, sagte er, »mir gefällt das alles auch nicht. Aber ich muß Sie daran hindern, auszuscheren, und zwar gleich, bevor wir Ihnen anvertrauen, was eigentlich los ist. Sie stehen hier nicht vor Gericht. Ich stehe voll hinter Ihnen, sonst wären Sie gar nicht hier. Ich habe es nicht auf Sie abgesehen. Wir brauchen einen Erfolg im Projekt. Sie wissen, warum. Ich bin überzeugt davon, daß es sich lohnt, auf Sie zu setzen. Es ist nicht meine Sache, das zu erklären. Ich werde Ihnen ein Kindermädchen aufhalsen – ich weiß, daß Sie ihn nicht wollen, nicht mögen werden und nicht glauben, daß es notwendig ist – aber von meinem Standpunkt aus läßt es sich nicht umgehen. Er heißt Hurst. Er wird Sie abholen, wenn Sie das Büro hier verlassen, und er wird in Ihrer Tasche leben, bis... nun ja, bis es soweit ist. Er wird so unauffällig sein wie möglich, wenn es geht, und in Ihrer Wohnung sind Sie für sich, soviel Sie wollen.«

»Abgesehen von den Wanzen«, sagte ich.

»Es gibt keine Wanzen«, erklärte er. Ich glaubte ihm nicht. Wer hätte das getan?

Es gab eine Pause.

»Ich möchte Sie auf meiner Seite haben, Harker«, sagte er.

»Das haben Sie hinreichend klargemacht«, meinte ich.

»Das ist alles, was ich tun kann«, sagte er. »Wollen Sie irgend etwas? Ich weiß, das ist eine blöde Frage, weil ich wahrscheinlich bei allem, was Sie haben wollen, ablehnen muß, aber ich muß es fragen.«

»Es gibt nichts, was ich möchte«, sagte ich. »Noch nicht.«

»Danke«, sagte er. Seine Augen bohrten sich lange in die meinen, dann wandte er den Blick ab. Ich machte es mehr oder weniger genauso. Wir hatten beide nichts davon.

»Können wir wenigstens kooperieren?« fragte er mich.

»Ich weiß es nicht«, erwiderte ich. »Können wir?«

»Ich frage Sie, weil das in Ihren Händen liegt«, sagte er. »Ich habe meine Aufgabe zu erfüllen, und ich werde sie erfüllen. Das bindet mir die Hände. Sie sind derjenige, der frei wählen kann. Sie sind derjenige, der es in der Hand hat, verdammt lästig zu werden, wenn Sie wollen, und hier alles zu ruinieren.«

»Wir haben alle unser Kreuz zu tragen«, meinte ich, »und ich bin das Ihre.«

Wir sahen einander an. Ich wußte, daß er mit seiner Masche fertig war – er wartete nur darauf, daß ich mit der meinen konterte. Er wollte, daß ich etwas sagte – freiwillig etwas auf den Tisch legte. Information, Versprechungen, Versicherungen, oder auch nur Spott und Hohn. Irgend etwas. Er wollte nicht mehr über mich herausbekommen. Er wußte praktisch schon alles. Er hatte vermutlich jedes Wort studiert, das ich seit meiner Geburt gesprochen hatte. Er wollte mich nur in Aktion sehen. Er wollte eine Wechselwirkung. Er wollte, daß zwischen uns etwas aufgebaut wurde.

»Ich will Ihnen etwas sagen, was ich glaube«, erklärte ich schließlich. »Ich glaube, Sie machen sich nur um eines große Sorgen. Sie wissen, daß ich mir nichts leisten kann, weil mein ganzes Leben von dieser Sache abhängt – alles an Leben, was ich habe. Von jetzt an bin ich entweder TITAN, oder ich liege tot in einem Betonsarg. Ihre Sorgen konzentrieren sich nur auf eines. Sie zerbrechen sich den Kopf darüber, was ich mir denken könnte, wenn ich alles darüber erfahre, was ich zu tun habe, und wie meine Aussichten sind. Sie haben Angst, daß ich zu Tode erschrecken und alles aus Angst, aus Gehässigkeit, einfach aus Bockigkeit ruiniere. Ich glaube, Sie haben recht. In Ihren Schuhen hätte ich davor auch Angst. Aber Sie wissen so gut wie ich, daß niemand sagen kann, wie ich reagieren werde, bis ich in der Lage bin, zu reagieren. Wir werden eben abwarten müssen, Colonel... Sie und ich. Wir werden eben sehen müssen, wie verrückt ich werde, wenn ich endlich weiß, wie verrückt das ist, was ich tun soll. Nicht wahr? Ich will aber noch etwas hinzufügen, Colonel: Aus meiner Sicht scheinen Sie darauf zu setzen, daß ich ein Held bin. Für mich scheint das ein sehr mutiger Einsatz zu sein. Bau C ist, wie Sie genau wissen, kein Ort für das Entstehen von Helden. Das Militär ist der Ort für das Entstehen von Helden. Ist das nicht merkwürdig, Colonel?«

»Wenn das Projekt so weiterläuft wie bisher«, sagte er ruhig, »wäre mein Militär voll toter Helden. Wir brauchen einen lebendigen.«

»Dann sollten Sie lieber hoffen, daß Bau C nicht den letzten Rest Heldentum aus meiner Seele geboxt hat«, meinte ich.

Und er lächelte.

»Ich bin für immer hier, nicht wahr?« fragte ich, weil ich das für einen guten Augenblick hielt, ihn zu überraschen. »Sie werden mich nie durch den Zaun lassen.«

»Das ist richtig«, gab er zu. »Aber hier gibt es viel Platz. Es mag ein Käfig sein, aber er bietet mehr Ellbogenfreiheit, als heutzutage neun von zehn Menschen haben. Wissen Sie, wie es jetzt in den Großstädten aussieht?«

»Ich habe davon gehört«, sagte ich.

»Wir stecken alle in einem Käfig«, sagte er. »Darum geht es bei diesem Projekt. Es soll die Tür aufsperren.«

Nun, ich hatte nicht damit gerechnet, daß ich Urlaub bekommen würde, um in der nächsten Stadt zu den Huren zu gehen. Aber, wie der Colonel schon gesagt hatte, na und? Ich halte nichts vom Nachtleben. Und ich wußte wirklich, wie es in den Großstädten aussah. Es mag zwar etwas kitschig klingen, aber im TITAN-Stützpunkt konnte ich nachts die Sterne sehen.

»Wir werden Sie der üblichen Überprüfung unterziehen müssen«, sagte er.

»Dann durchsuchen Sie mich ruhig«, erwiderte ich. »Ich kann es vertragen, richtig abgeschrubbt zu werden. Aber wenn ich eine verkleidete Atombombe wäre, hätte ich euch alle schon in die Luft gesprengt.«

Er lächelte wieder. Belustigt war er aber nicht. Sicherheitsbeamte haben keinen Humor. Er ließ das Lächeln verschwinden und starrte mich plötzlich durchdringend an, aber ich zuckte nicht mit der Wimper. Ich war es gewöhnt, daß seine Augen sich mit mir Spielchen erlaubten.

Er stand auf und streckte die Hand aus. Obwohl er auf keinen Knopf gedrückt hatte, ging die Tür hinter mir auf, und Goodman kam mit einem zweiten Mann herein, der offenbar mein Bewacher war. Sie traten links und rechts an mich heran.

Ich drückte Henneker die Hand.

»Hoffentlich klappt alles«, sagte er. Ich fürchtete, er würde ›Sohn‹ oder etwas ähnlich Widerliches zu mir sagen, aber er ließ den Satz einfach in der Luft hängen, so, als sei er nicht zufrieden damit. Er hatte mich wahrscheinlich gut eingeschätzt, und mit den Daten in seinen Akten hätte er vermutlich auch meinen Teil des Gesprächs bestreiten können, mitsamt meinen privaten Gedanken und allem. Sicherheitsleute sind teuflische Gesprächspartner – überhaupt keine Oberfläche, nur grenzenlose Tiefen der Verheimlichung und Täuschung – aber ich mochte Henneker beinahe. Was nicht heißen sollte, daß ich annahm, meine Zeit bei TITAN würde deshalb weniger hart werden.

Wir gingen im Gänsemarsch hinaus und sofort zur ›üblichen Überprüfung‹. Meine Einstellung dem Leben gegenüber wurde dadurch um kein Jota gefördert. Man hätte mir die Haut abgezogen, um sie zu bestrahlen, zu entmagnetisieren und durch einen Mikroskopfilter zu seihen, wenn sie nicht angewachsen gewesen wäre.

Aber als ich das hinter mir hatte, bekam ich wirklich das Gefühl, zum Projekt zu gehören. Ich kam mir vor wie eine Schachfigur, unfähig, die Züge selbst auszuführen, aber mit dem Gefühl, daß ich sie alle verstehen mußte.

Und das war ich mehr oder weniger auch.

Der dunkle Käfig

2

Die Sache in Bau C – C für ›crazy‹, meine ich, aber wir machen C für ›Canaan‹ daraus, weil wir sehr viel Humor haben – ist die, daß er eine andere Welt ist, unterschieden nicht nur von der Außenwelt, sondern auch von der Welt innen. Wir atmen verschiedene Luft; wir befinden uns in einer anderen Dimension. Die anderen Baue sind für uns genauso fern, genauso unwirklich wie die weite Welt der Freiheit für die armen Hunde, die nicht das Etikett ›verrückt‹ geerbt haben und die tägliche Bürokratiemaschinerie des Rehabilitationsspiels und der Straferlaß-Pantomime durchlaufen.

Es gibt keine Kleinkrokodile oder graugekleideten Phantome, die sich in den Korridoren von Bau C bewegen würden. Es gibt kein Summen von Leben und menschlicher Aktivität, keinen menschlichen Geruch, keine dynamischen Menschenmengen, keine surrende Maschinerie. Nur die weiche Hohlheit des Verfalls. Selbst das Gefängnis hat einen Zweck – auch wenn der Zweck Schwindel ist – aber in Bau C gibt es eine kleine Jauchegrube, wo sogar der Zweck der Strafanstalt negiert und unter das Beil des Henkers gebracht wird. Bau C soll nur einschließen, festhalten, binden. Bau C ist ein Sarg. Bau C ist für die Verdammten. Verdammt nicht zum Tode, sondern zu ewigem leerem Leben. Bau C ist unangreifbar. Selbst jetzt, wo er weit hinter mir liegt, bleibt er das. Die Insassen – manche von ihnen – denken an Flucht, träumen von Flucht, aber ihre Träume sind nicht mehr als die hysterischen Ergießungen Edgar Allan Poes, der von lebendig Begrabensein und den Schrecken des Erwachens im Grab schrieb. Es gibt keine Flucht aus Bau C. Die Insassen sind in Leichentücher gehüllt. Sie werden über den Styx gerudert.

Es gibt nicht weniger als fünf Tore – zwei massive, drei nur aus Drahtgeflecht – die das eigentliche Gefängnis von der Außenwelt abschließen. Fünf Käfige. Es gibt zwischen dem Hauptgefängnis und Bau C nur Türen und Hunde und Schußwaffen. Eine der Türen besteht aus zwei Stahlplatten vor einer dicken Betonschicht. Sie ist in eine Betonmauer eingelassen. Das ist die Schoßwand des Verrücktenhauses. Sie leitet keine Geräusche. Aber wir schreien nicht – das Geräusch, das sie tötet, ist das Geräusch, das von außen zu uns dringt. Du kannst dir nicht vorstellen, wie dünn es durch die vielen Schlüssellöcher hereindringt. Völlig ungreifbar, wenn du nicht deine Ohren direkt an die Öffnungen preßt.

Wir sind nicht viele in Bau C. Wir sind der einzige Teil der Strafanstalt, der nicht bis zum Platzen gefüllt ist. In Canaan gibt es keine Überfüllung. Eher das Gegenteil. Nur die Auserwählten qualifizieren sich. Die Sträflinge ziehen es außerdem vor, nicht aufzufallen. Sie sind scheue Wesen und erinnern eher an Tiere im Zoo. Es sind die Aufseher, die hervorstechen. Die eigentlichen Objekte ihrer Aufmerksamkeit verkriechen sich, so gut es geht, und reagieren nicht auf die ständige Beobachtung.

Die Aufseher sind beteiligt an der Atmosphäre der Fäulnis, die den Bau einhüllt. Sie flüstern stets; nie reden sie laut. Sie starren hinter Glastrennwänden hervor, beugen sich über Geländer und betrachten die selbstmordverhütenden Netze; sie sitzen in ihren kleinen Büros und kratzen mit ihren lautlosen Filzschreibern, in Büros, die mehr Zellen gleichen als die Zellen selbst. Aufseher sind in Bau C mit sechs zu vier in der Überzahl, eine erstaunliche Umkehrung der Lage im äußeren Gefängnis, wo die Vorschriften ein Verhältnis von eins zu zwanzig verlangen. Die Aufseher in Canaan machen viele Überstunden. Sie verbringen so viele ihrer Arbeitsstunden in unserem Gemeinschaftssarg, daß wir uns fragen, ob die kleinen Schächte der Freiheit zwischen Pflicht und Schlaf ihnen mehr bedeuten als uns das Übermaß an Schlüssellöchern. Sie sind größtenteils überflüssig, weil es überall Kameras gibt.

Das Schlimmste von allem ist, daß die Überfülle an leerem Raum, die unbenützten Zellen und die stets lächelnden Lichter das Gefühl der Klaustrophobie, das uns alle erfüllt, nicht einmal anzutasten vermögen. Es ist nicht einfach die Vielzahl von Schlössern und Schlüsseln und Geheimzeichen und kleinen Ritualen und Vorschriften und Verfahrensweisen, sondern die vollständige Tödlichkeit des ganzen Lebensgefüges. Das ist eine Welt, die weder Zukunft noch Vergangenheit kennt, weder Hoffnung noch auch Verzweiflung. Die Beleuchtung, die völlig gleichförmig ist, stellt ein Symbol der Beständigkeit des gesamten äußeren Lebens dar. Es gibt keine Fenster, die auch nur die Welt des äußeren Grabgewölbes hereinlassen könnten. Die Luft wird ständig umgewälzt – die Ventilatoren sind völlig lautlos.

In Bau C leben wir – wir, die Gefangenen – tief in unserem individuellen Unterbewußtsein. Wo die Aufseher leben, kann ich beim besten Willen nicht sagen. Wenn wir uns existentiell überhaupt verändern, überhaupt fortschreiten, dann ist das eine Reise in unseren Köpfen und Herzen. Tiefer Weltraum. Ein sternenloses Firmament.

Seit ich in Bau C bin, hat es fünf Selbstmorde gegeben, die all die Netze und all die Vorschriften nicht verhindern konnten. Es waren alles Aufseher. Die Aufseher haben die Wahl, verstehst du – sie sind frei, keine Aufseher zu sein. Sie sind amphibisch, Wesen von mehreren Welten. Kein Aufseher im Gefängnis arbeitet länger als drei von zwölf Tagen in Canaan. Aber in all den anderen Blökken gibt es auch eine Selbstmordrate. Man darf aus nackten Zahlen nicht allzuviel herauslesen.

Ich habe keine Ahnung, warum während meiner Zeit im Verrückten-Block keine Sträflinge Selbstmord begangen haben. Überhaupt keine Ahnung. Man möchte meinen, daß kein gewöhnlicher Mensch es da aushalten könnte. Und manche von uns sind gewöhnlich. Manche von uns *waren* gute, ordentliche Menschen. Was nicht heißt, daß sie nicht ihre Verbrechen begangen hätten. Das haben sie getan. Aber ich sage jetzt, und ich werde, bevor ich zum Ende dieser Geschichte komme, immer wieder sagen, daß die Verbrechen keine Rolle spielen, nie eine spielen, daß sie nicht im geringsten relevant sind.

Man nehme Cannon, zum Beispiel. Cannon ist für diesen Bericht nicht von Bedeutung – ich habe ihn nicht gut gekannt. Er interessierte mich nicht. Aber man nehme ihn. Das ist ein Mann in einem lebendigen Grab, bedenke man.

Zunächst ist Cannon einer, mit dem man kein Mitleid zu haben braucht. Er ist ein *guter* Mann. Er ist ein Typ, mit dem ihr schmallippigen, burschikos quatschenden, heldenverehrenden Schafsköpfe alle euch zu identifizieren liebt, wenn er ein Sportler ist oder irgendein anderes Idol der Untätigen.

Steve Cannon hätte Soldat sein können, und er hätte Orden bekommen, weil er sich zum perfekten Gesellschaftsroboter entwikkelt hatte. Er hätte ein Hemingwayscher Held sein können: Haltung unter Druck stand in jedem traurigen Seitenblick seiner herrlichen grauen Augen geschrieben. Er hätte der Sheriff in ›High Noon‹ sein können, vielleicht David in seiner Anti-Goliath-Zeit, oder ein Neil Armstrong, der seinen Text ablieferte, während er auf die Mondoberfläche hinaustrat.

Steve Cannon hätte praktisch alles sein können, was *uns* anging. Aber das ist nicht eigentlich der Mann, von dem wir reden wollen. Der Mann, den wir sehen wollen, ist der Hauptdarsteller *nach* dem letzten Vorhang, der Akrobat, *nachdem* man das große Zelt abgebaut hat.

Cannon existiert nicht wirklich in sich selbst. Nur außen. Er gleicht einer dieser lebensgroßen Gummipuppen, die wir durch die Post als unübertreffliche Partnerin für unsere Masturbationsphantasien bestellen können. Seine Absichten sind nur die anderer Leute. Er existiert für sie und in ihnen. Er ist gut und freundlich und ehrlich und absolut liebenswert. Nur hört er auf zu existieren, wenn man die Tür hinter ihm zumacht, wie Bischof Berkeleys Stuhl.

Ich nehme an, man möchte, daß ich in grausige Einzelheiten über die TV-Sendestunde gehe, die Steve gehörte, mit welchem Frühstücksflockenpaket er abgegeben wurde, wer seine Autobiographie geschrieben, welche bemalte, aufblasbare Plastikehefrau er in welchen bemalten Plastikpalast heimführte. Vor allem möchte man wohl eine Erklärung darüber hören, wie so ein wunderbarer Mensch alle diese schrecklichen Dinge tun und in Canaan landen konnte.

Aber das ist es ganz und gar nicht, was ich zu zeigen versuche. Das spielt keine Rolle – und ich wiederhole das, bis man es begreift. Was eine Rolle spielt, ist, daß Steve Cannon ein Teil von euch ist; ihr habt ihn geschaffen, so daß er euch etwas *schuldet.* Aber er könnte wirklich existieren, wenn es ihm irgendwo gelänge, die Chance zu finden. Ihr wollt nicht, daß er existiert, ihr wollt nur, daß er zum Frühstück Eier mit Schinken ißt, im Bad Dostojewski liest, prima Billard spielt und sich über den ganzen Farbbildschirm und die farbigen Zeitungsbeilagen ergießt, damit ihr sein Leben in das eure aufnehmen könnt.

Sogar seine Verbrechen. Sogar seine Verbrechen habt ihr verschlungen.

Ihr habt ihn nicht in Ruhe lassen wollen. Wir wollten in einfach nicht in Ruhe lassen.

Wir leben stellvertretend durch unsere blutigen Fernsehapparate, und für uns ist die Welt ein 60-cm-Colorbildschirm. Wir wissen nichts von Steve Cannon, und ich kann es uns nicht erklären.

Und ihr wißt nicht einmal, wovon ich rede, also vergeßt das Ganze und merkt euch nur eins: Steve Cannon, ein Mann, zu dem ihr aufsehen, mit dem ihr Freundschaft schließen, den ihr respektieren könntet, ist immer noch in Bau C eingeschlossen. Er hat keinen Part in dieser Geschichte, und wenn er einen hätte, wäre sein Dialog genauso leer und nutzlos und hoffnungslos wie der meine oder der von Judas Dancer, und seine Haltung unter Druck wäre überhaupt nicht von Bedeutung.

Aber ich kann euch soviel über das Überleben sagen. Überleben unter Bedingungen, wie ihr sie für uns in Bau C geschaffen habt. Ich habe nicht ein einzigesmal daran gedacht, Selbstmord zu begehen, weil ich schon begraben war. In Canaan gab es kein Leben. Wie konnte es da den Tod geben? In Cannon war auch kein Leben. Zu keiner Zeit.

Das Problem an 1990 und der Bevölkerungsexplosion ist, daß

alle die zu zahlreich geborenen Menschen tot geboren werden, aber doch konsumieren.

Anmerkung: Lees Aufzeichnungen aus dem Gefängnis, ob für die Gegenwart geltend – wie seine Beschreibungen der Strafanstalt – oder rückschauend – wie die Beschreibungen seiner Mitinsassen –, zeigen nicht dasselbe Ausmaß an ungewöhnlichem Fürwörtergebrauch wie die autobiographischen Schriften. Sie sind aber durchgehend verzerrt und übertrieben, vor allem im Hinblick auf andere Sträflinge. Lees Hauptabsicht, wenn er über seine Mitgefangenen schreibt, ist es, seine Anklagen gegen die Gesellschaft zu formulieren. Es verwundert nicht, daß solche Anklagen vage und manchmal widersprüchlich sind. Es ist genau diese Verschwommenheit, die diese Aufzeichnungen für ein Verständnis von Lees Denken so wertvoll macht. Was er über die Gefangenen sagt, ist größtenteils unrichtig, aber in den Archetypen, die er aus ihnen erschafft, können wir sehen, wie die Gesellschaft sich nach seiner Vorstellung verhält.

J. F. S.

Der Tanz des Irren

3

Harker Lee geht am Rande einer wechselnden, beinahe formlosen Ebene von Sand und sandigem Öl. Die Sonne geht in Abständen auf und unter, die nur aus wenigen flüchtigen Augenblicken zu bestehen scheinen. Die Szene flackert auf unheimliche Weise, während Tag und Nacht mit rasender Geschwindigkeit abwechseln. Der Boden unter seinen Füßen ist undeutlich und nebelhaft, der Himmel dunstig und verschwommen. Er geht auf Stofflosem, seine blassen Augen suchen den Horizont ab. Er beginnt mit seiner eigenen Odyssee, aber das ist nicht wirklich *seine* Welt. Er hatte wenig oder keinen Anteil bei ihrer Erschaffung. Für ihn kann sie kaum weniger eine Einschließung sein als Canaan. Und trotzdem ist er ein Werkzeug für das Urteil. Er ist hier zu Hause. Er kann hier leben.

Es gibt keine Außenseiter in *deiner* Schöpfung.

In einiger Entfernung sieht er den scharf gezeichneten Umriß einer Großstadt aus dem sanft gewölbten Boden aufsteigen, und er geht darauf zu. Sie scheint klein zu sein – er schätzt, daß sie von einem Rand zum anderen nicht breiter als eine Meile ist – aber vor seinem Blick beginnt sie langsam zu wachsen. Neue Silhouetten tauchen entlang der schwarzen Baulinie auf, fremdartige, quadratische Silhouetten, höher als jene in der Mitte.

Sein Denken justiert sich, stellt sich ein wie ein Fernglas, so daß der Blick seiner Augen die stroboskopische Wirkung von Nacht und Tag ausgleicht und der fließenden Stadt eine dreidimensionale Eigenschaft verleiht. Er sieht die Rechtecke an den Rändern der Stadt aus dem Boden zucken und aufrecht in den Himmel schießen. Selbst ohne das anhaltende Blitzen gewinnt er einen Eindruck ruckartigen, sporadischen Wachstums, so, als werde zwischen den einzelnen Bildern Zeit überbrückt. Das führt er auf die Veränderungen in dem Tempo zurück, mit dem die Gebäude errichtet werden: Die Unterschiede sind zu gering, um einzeln wahrgenommen werden zu können, besitzen aber eine gesammelte Wirkung der Ungleichmäßigkeit. Die ganze Grenze der Stadt ist in ständiger, heftiger Bewegung. Auch das Zentrum verändert sich mit der Zeit. Seine Symmetrie wird nie der Ordnung der Vororte überlassen, aber es wächst, und seine Umrisse glätten sich etwas.

Auf einmal tauchen einige Meilen von der Stadt entfernt Ansammlungen von Gebäuden auf. Harker erlebt Geburt und Entwicklung einer Megalopolis, etwas, das ihm aus einem früheren Universum nicht fremd ist, abgesehen von der Tatsache, daß die Megalopolis ineinandergelaufen und verschmolzen waren, nie allein gelassen, umgeben von Wildnis, geschlossenen Gemeinschaften – Stadt-Särge, Stadt-Schöße.

Die Gebäude drängen sich nicht mehr zusammen, sondern liegen aufgereiht am Horizont, wie der gezackte Umriß einer Reihe ausgeschlagener Zähne. Er läßt an seiner ganzen, sich noch immer ausdehnenden Länge dunkel umrissene Formen aufsprießen. Noch mehr Gebäude verschwinden, und an ihrer Stelle wachsen neue. Das Tempo der Ausweitung steigert sich. Die ganze Skyline schwankt und oszilliert.

Eine Straße erstreckt sich plötzlich durch seinen Sehbereich, in, für ihn, wenigen Minuten von Horizont zu Horizont verlaufend. Es sind keine Leute oder Fahrzeuge sichtbar – ihre Anwesenheit ist zu flüchtig, als daß er sie wahrnehmen könnte. Nur durch das hektische Leben der Silhouettenstadt manifestiert sich Leben in kleinerem Maßstab. Er sieht die Menschheit als Ganzes – lebendig, wachsend und sich aufbauend, wie ein Wahnsinniger aus Stein und Metall.

Und dann stürzt sie, alles in einem einzigen Augenblick, während er noch viele Meilen von ihren Außenbezirken entfernt ist. In dem einen Augenblick steht die Stadt aufrecht und mächtig, der Sonne und den Sternen ein stolzes Angesicht weisend, und im nächsten stürzt sie zusammen. In dem einen Augenblick ist sie vollständig, ein dynamisches System des Wachstums. Dann überglüht ein plötzlicher Blitz von ungeheurer Grellheit die Kette von Nacht und Tag, und im nächsten Augenblick gibt es einen flüchtigen dünnen Wirbel von schwarzem Rauch, und eine Hälfte flutet, wie zu Staub zerblasen, in eine dünne Schuttschicht. Nur ganz kurz ist ein Flammennimbus zu sehen, dann verschwindet er, von der Zeitflut in den Himmel gewischt, und nur Ruinen bleiben zurück.

Harker Lee spürte die Druckwelle der Bombe nie, noch empfand er ihre Hitze. Er bleibt stehen, während die Pantomime weitergeht – sporadisches, schwächliches Wachstum für kurze Zeit, das sich verlangsamt und dann aufhört. Das Schwanken hört auf, sanft und still. Es gibt keine Neugeburt.

Da ist nichts vom heftigen Zucken des verwundeten Tieres, nur eine friedliche Passivität. Langsam verfällt die Stadt. Der blitzschnelle Wechsel von Nacht und Tag hat sich nicht verändert, und trotzdem verlangsamt sich die Szene, so, als sei die Stadt von Müdigkeit überwältigt.

Die Stadt stirbt.

Sie gibt langsam ihren Griff um das chaotische Leben auf, das sie einmal besessen hat. Die stumpfen, kantigen Figuren ziehen ihren Klauengriff nach den Sternen zurück und gleiten zu Boden. Die Straße wird durch das liebevolle Streicheln des Gezeitensands, dessen Wellen lethargisch über die Ebene laufen, sanft beseitigt. Die einsamen Masten, die die Stromleitungen getragen hatten, stürzen, bilden eine Weile steinige Hügel, dann werden auch sie von der wandernden Ebene glattgewalzt.

Der Horizont sinkt tiefer und tiefer seiner früheren Flachheit entgegen und kräuselt wieder gleichmäßig davon, um im Dunst zu verschwinden. Die wechselnden Farben der Kultivierung verblassen. Der Sand regt sich und wandert. Die Skyline ist tot, die Stadt begraben, ohne ein Mahnmal zu hinterlassen. Sie ist verloren und vergessen. Friede ist eingekehrt. Friede und Leere, Hand in Hand.

Aber selbst der Friede ist nur von kurzer Dauer. Die Ordnung erweist sich, wie das Chaos, als nur zeitweilig. Weit, weit in der schimmernden Ferne taucht ein winziger schwarzer Punkt auf. Dann, nach einer Weile, ein zweiter, und ein dritter, und...

Harker Lee lacht. Er lacht seit einer Million Jahren.

War es eine Bombe oder ein Blitz aus der Hand Gottes, der die erste Stadt zerstört hat? War es die Belohnung der Zivilisation oder der Preis dafür, Straßen durch die Wildnis zu bauen?

Fragt Harker. Er weiß alles über die Megalopolis, alles über die Wildnis.

Er weiß.

Während ich an den Ufern eines Flusses gehe, der die Welt umfließt, bleibe ich stehen, um mich dort auszuruhen, wo ein Schiffer darauf wartet, Passagiere über den Fluß zu bringen.

»Eine Münze«, schreien die Bettler, sich um meine Füße drängend, ihre verunstalteten Kinder herbeischleppend und sich im Schmutz immer wieder überschlagend, um das volle Ausmaß ihrer Verletzungen und ihrer Qualen zu zeigen.

»Eine Münze, eine Münze, eine Münze, eine Münze!« rufen sie in endloser Harmonie, denn die einzige Kraft, die ihnen geblieben ist, ist die Kraft ihrer Stimmen.

»Ich habe keine Münze«, erkläre ich ihnen.

Aber da kommt ein anderer Mann vorbei, und die Bettler stürzen auf ihn zu, um ihn zu umringen, um sein Mitleid und seine Güte desto besser mit den Pfeilen ihrer Not und den Speeren ihrer Verzweiflung anzugreifen. Der Mann hat eine einzige Münze, und er gibt sie der verabscheuungswürdigsten der Bettlerinnen, die daraufhin ihr mißgestaltetes Kind zurückläßt und in das wartende Boot springt. Gleichmäßig und ohne Hast taucht der Schiffer die Ruderblätter ins Wasser.

»Eine Münze?« fragt er, mit einer Stimme wie von trägem Donner. Die Bettlerin gibt dem Schiffer die Münze, die sie bekommen hat, und das Boot fährt hinaus in den Fluß und bringt die freudetrunkene Bettlerin zu ihrer Belohnung.

Der großzügige Mann wendet sich mir zu.

»Wie lange?« fragt er.

Ich starre ihn kalt an und blicke dann auf die Bettler hinunter, die sich an der Straße niederlassen, um zu warten.

»Tausend Jahre«, murmeln die Bettler schläfrig. »Vielleicht immer.«

Sie kennen den Wert von Mitleid und Gewissen.

Meine Träume suchen mich heim mit Bettlern und verspotten mich damit. Ich weiß, was die Bettler bedeuten. Wie oft habe ich zivilisierte Menschen beschuldigt, daß sie ihre Kinder verstümmeln und verkrüppeln, wie die Bettler von Kalkutta es früher taten – in irgendeiner fremden Welt noch tun? Um noch besser zu betteln, um noch besser die Form auszufüllen, für die der gesellschaftliche Münzautomat das Kind bestimmt hat. Überall ist es dieselbe Geschichte, dieselbe Mythologie. Ich weiß, warum du Bettler gemacht hast – um Irre heimzusuchen. Drängen sie sich auch um die Füße des armen Judas? Und um die aller anderen auch?

Ich wünsche dir Freude damit. Judas wird sie auslachen; Sam Mastervine wird sie tottreten; Luis Dalquier wird mit ihnen Glücksspiele machen und ihnen alles abnehmen, was sie haben oder verdienen werden; Cain Urquhart wird versuchen, sie zu bekehren. Wer, glaubst du, wird Mitleid für sie aufbringen? Bedbug? Vielleicht.

Ist es das, was du willst? Möchtest du, daß wir die ganze Menschheit als Bettler verhöhnen? Möchtest du, daß wir sie betrügen? Möchtest du, daß wir der ganzen Menschheit den Rücken zudrehen? Daraus wird nichts. Nichts mit *Bettlern.* Wie kommst du darauf, daß sie so viel Bedeutung haben? Wie kommst du darauf, daß wir für deine schwachen Heimsuchungen Abscheu in unserem Herzen übrig haben?

Zeig uns Glorie, Gott, zeig uns Stolz und Ehrgeiz, wenn du uns gewinnen willst. Gib uns den Stolz und die Kraft. Verlang nicht von uns, daß wir sie selbst finden. Wir können nicht.

Titan Neun

3

Lieber Judas,
ich richte diesen Brief an dich, wegen der vom Gefängnis eingeführten Vorschrift, daß nur eine Einzelperson an eine Einzelperson schreiben darf, aber ich hoffe, daß du auf vernünftige Weise selbst beurteilen kannst, bis zu welchem Ausmaß du den Inhalt deinen Mitinsassen bekanntmachst.

Ich bin erst ein paar Tage draußen, möchte aber eigentlich nicht darüber sprechen, und über das andere darf ich nicht sprechen, worüber soll ich also sprechen?

Meine Absicht mit diesem Brief ist dieselbe wie die bei allen meinen Briefen und dieselbe wie die deinige bei deinen Briefen: ich brauche jemanden, mit dem ich sprechen kann. Und es ist immer leichter, mit Leuten zu sprechen, wenn ich allein bin. Du weißt, wieviel leichter es ist, an einer Schulter zu weinen, die nicht da ist.

Ich kann dir nicht sagen, wo ich bin, oder warum, aber ich kann dir sagen, daß es mir nicht gefällt und ich Angst habe. Vor allem Angst vor den Menschen. Ich habe lange keinen Kontakt von der Art gehabt, wie ihn diese Leute pflegen. Ich kann nicht hergehen und sie behandeln, als wären sie mordlustige Irre, die zu lebenslänglich verurteilt sind, nicht wahr? Aber es ist nicht wie beim erstenmal – von dem ich dir erzählt habe, als sie mein Gehirn auf ellenlange Magnetbänder abspulen wollten und nicht damit rechneten, daß ich eine Person war, statt nur ein Untersuchungsexemplar. Hier ist es anders.

Ich habe nie Gelegenheit gehabt, mich zu verabschieden, und das ist nicht die Zeit oder der Ort – der ganze Brief will guten Tag sagen. Ich weiß nicht, was ihr gedacht habt, als ich einfach abgeholt und nicht mehr zurückgebracht wurde. Vielleicht haltet ihr mich für tot. Beruhigt euch, ich weile noch im Lande der Pseudo-Lebenden. Oder ist das gar keine Beruhigung? Will ich euch nur zur Eifersucht verdammen? Ich hoffe nicht. Ich glaube nicht. Ich bin sicher, daß es nicht so ist. Ihr werdet nicht plötzlich anfangen, mich zu hassen, weil ich in einem anderen Käfig bin. Gewiß, es könnte einen kleinen Anlaß zum Neid geben – ich kann die Sonne sehen und habe Raum – aber das Leben hier wird vom Leben dort nicht so verschieden sein.

Ich habe Angst – das ist wohl der wahre Grund, weshalb ich so schnell und so dringend die Feder aufs Papier setze. Reine Feigheit. Die Ereignisse beschleunigen sich, nachdem sie jahrelang stillgestanden hatten. Die Welt bewegt mich – ganz gewiß bewege nicht ich die Welt – und ich habe Angst vor Gelegenheiten, Aktion und Ehrgeiz.

Aber genug von orgiastischem Selbstmitleid (eine Lüge – wann hätte jemand schon seinen Vorrat an Selbstmitleid erschöpft?). Wovon rede ich? Worüber kann ich reden? Ich will nur versuchen, ein paar einfache Dinge zu sagen – nichts, wogegen irgend jemand etwas einwenden könnte – und hoffen, daß sie noch im Brief stehen, wenn er dich erreicht. Ich schreibe nur auf einer Seite, damit du, wenn sie ausschneiden, statt zu löschen oder auszustreichen, nicht verlierst, was auf der anderen Seite steht.

Harmlose Bemerkung Nummer eins. Ich arbeite an einem Projekt. Das wißt ihr wohl schon. Zu welchem anderen Zweck reißt man Leute aus dem Sarg? Nur für Versuchskaninchenzwecke unter außergewöhnlichen Umständen. Das ist ein sehr wichtiges Projekt, und ich bin also nicht an einen Sonderling vermietet worden, wie das, so hört man gerüchteweise, früher vorgekommen sein soll.

Wie du weißt, habe ich Jahre damit verbracht, mit dem lastenden Überfluß meiner Begabung zu ringen – ich bin wahrscheinlich nur für sehr wichtige Projekte geeignet, nicht für gewöhnliche. Kennst du den Unterschied? Wahrscheinlich nicht. Du bist, verglichen mit so armen Schweinen wie Manny und Luis, die schon vor mir hineingekommen sind, erst kürzlich vom Karussell abgestiegen, hast aber trotzdem kaum Gelegenheit gehabt, zu studieren, wie es auf der Welt zugeht. Kurz gesagt, normale Projekte sind solche, wo jeder Beliebige mit einem Blatt Papier sich auf mehr oder weniger harmlose Weise amüsieren kann. Sie befinden sich auf dem Gebiet, wo die Sprache der Papierbogen und der Titel vor dem Namen für die Verständigung vollkommen ausreicht. Man braucht kein Wunderknabe zu sein. Das ist Arbeit – Brot und Butter. Banal. Sehr wichtige Projekte dagegen sind nicht neunundneunzig Prozent Schweiß und null Prozent Phantasie. Sie sind Aufgaben, die von ihren Ausführenden eine gewisse Unberechenbarkeit verlangen. Sie sind das Wissenschaftsgebiet von Verrückten – was manche die Erzeugnisse von Genies nennen würden. Das Land des

Blindekuhspiels, wo Arbeit und Fleiß nicht alle Fragen lösen können. Ein Gebiet, wo es weit mehr Fragen gibt, als man je zu beantworten vermag. Ich weiß es. Ich fühle es. Und ich wäre nicht hier, wenn das nicht der Fall wäre.

Du erinnerst dich an das letzte Projekt, an dem ich beteiligt war. Völlig verrückt. Gedankenlesen. Nicht *vernünftig* Gedanken lesen, wie die Leute in den utopischen Filmen oder auf den Varietébühnen, sondern *tatsächlich* Gedanken lesen, indem man etwa eine Spur der Resonanzströmungen in der Hirnrinde – und sonstwoher – nimmt, sie durch den Computer sortiert und in einer Sprache ausdruckt. Dann übersetzt man die Sprache und liest – buchstäblich liest – die Gedanken. Wir hatten Erfolg damit, wie du weißt. Irgendwo hat irgend jemand eine Kopie meines Geistes. Vielleicht viele Leute. Ich bin der Lehrbuch-Geist. Der kranke Lehrbuch-Geist, heißt das. Weißt du, daß man meinen Geist viel besser lesen konnte als einen gesunden? Ich war beständiger. Ich hatte Abweichungen, die stark genug waren, um aufgezeichnet, sortiert und ausgedruckt zu werden, aber auch spezifisch genug, um sich entziffern zu lassen. Ist das kein Triumph für die Wissenschaft? Ich habe den einzigen völlig entschlüsselten Geist, den es gibt. Denken sie. Natürlich nützt es nicht viel, die Gedanken von Verrückten lesen zu können. Soviel ich sehe, heißt das. Nicht, daß ich davon etwas verstehe. Niemand hat sich die Mühe gemacht, mich einzuweihen. Nur vielen Dank, leben Sie wohl, und viel Glück in Ihrem Sarg. Jenny und ich kamen prima miteinander aus, aber Fakten waren Fakten, und es gab nichts, was man tun konnte. Aber das ist ja alles Vergangenheit, und ich schreibe das nur, damit du verstehen kannst, für welche Dinge sie Leute wie uns brauchen.

Bis du diesen Brief bekommst, angesichts des Tempos der Postzustellung heutzutage, noch dazu bei den verschiedenen Aufenthalten, denen der Brief unterworfen sein könnte, werde ich mich schon viel besser eingewöhnt und es vielleicht sogar ein wenig bequem haben. Fast sicher werde ich dir wieder geschrieben haben. Du kennst mich – immer kritzeln, kritzeln, kritzeln, wie ein Affe. Selbst in den Zellen habe ich einen neuen Rekord für Notizbücher aufgestellt. Man wollte mir keine zusätzlichen geben, also habe ich die von dir und Bedbug und von ein paar anderen genommen. Ich bin es gewöhnt, meine Gedanken niederzuschreiben, und es hat hier keinen Sinn, Notizbücher nur für die Sicherheitsüberwacher und sonst niemand zu füllen. Ich teile mich lieber mit, solange ich die Gelegenheit dazu habe. Ich weiß, daß du das lesen wirst, und ich weiß, daß du daraus entnehmen wirst, was man entnehmen kann, und ich weiß, daß es so oder so etwas bedeuten wird. Ich will versuchen, dir etwas von dem mitzuteilen, wie es mir geht und wie ich mich fühle.

Schreib mir. Ich kann keine Adresse auf den Brief setzen, aber ich glaube, wenn du mich auf deine offizielle Liste von Briefpartnern setzen läßt, wird das Gefängnis wissen, wie es mir die Briefe zuleiten kann. Ich weiß, du hast wenig genug mitzuteilen, aber du weißt, was ich von dir hören will, und ich möchte wissen, was du zu sagen hast. Verfluche mich für mein Glück, wenn du glaubst, daß ich Glück gehabt hätte. Sag mir irgend etwas – nichts, was du mir sagst, ist vergeudet, das weißt du. Es tut mir nur leid, daß ich dir hier kein besseres Beispiel geboten habe, aber du weißt, wie mir meine Gedanken immer entwischen. Unverantwortlich. Ich berufe mich auf Wahnsinn und habe die Mittel, das zu beweisen... Man muß mir meinen Willen lassen, heißt es...

Schluß für jetzt. Jeden Augenblick werden Ereignisse über mich hereinbrechen.

Alles Gute
HARKER

Der dunkle Käfig

3

Das Leben ist in Muster eingeteilt. Die Sozialisation trennt uns in Teile und steckt Abschnitte von unserem Sein in ganze Reihen von Fächern. Das Leben ist in Listen erfaßt und in Kategorien eingeteilt. Wegen der Bequemlichkeit dieses weitsichtigen Aufbaus kommen wir mit dem Leben leicht zurecht, wie es sich ergibt, routinemäßig. Und wenn ein kleiner Teil des Lebens schiefgeht, haben wir den ganzen Rest als Stütze, während wir das flicken. Indem wir das Leben in kleine Abschnitte aufteilen, sichern wir das Ganze.

Natürlich kommen Tragödien vor. Tragödien durchschneiden den Teilungsprozeß und stören ganze Bereiche des Musters. Es gibt derart extreme Probleme – wenngleich wir nicht allen begegnen –, daß das *Leben als Ganzes* von der Vernichtung bedroht scheint. Das Selbstgefühl, das ganze Dasein in der Welt, wird von Tragik bedroht. Die Tragödie kann plötzlich und körperlich sein – ein Unfall; oder sie mag sich anschleichen – ein gleichmäßiges Absinken in den Bankrott. Solche Erlebnisse haben eine tiefe und weitreichende Auswirkung auf jene, denen sie zustoßen. Die Menschen tragen Narben fürs Leben davon, werden über Nacht grau, werden nie wieder die alten sein. Der Boden fällt aus der Welt heraus. Die Fächer werden zerstört, und das ganze Leben stürzt zu einem Haufen zusammen, aus dem es neu sortiert und eingeteilt werden muß. Manchmal scheint sich das nicht mehr zu lohnen. Manchmal beschließen die Menschen, lieber zu sterben. Manchmal sind sie, selbst wenn sie sich bemühen, unfähig, die Welt wieder aufzubauen. Für jene, die willens und fähig sind, ihn einzuschlagen, gibt es aber fast immer einen Fluchtweg, eine unverletzte Kategorie des Daseins, in der man Zuflucht suchen kann, während man seine Kräfte zusammennimmt, um sich auf den Wiederaufbau einer Existenz vorzubereiten. Ein Versteck scheint es immer zu geben. Es kann der Beruf sein oder eine ganz bestimmte Person, die allein zu helfen vermag. Es kann etwas sein, wohin man zurückkehren kann – ein altes Zuhause, wo noch die Eltern leben, so daß man buchstäblich in der Zeit zu einer leichteren Lebensweise, einer anderen Garnitur von Kategorien zurückkehren kann.

Das Tragische, wie das gewöhnliche, alltägliche Mißgeschick, kann durch das Muster des Lebens, durch den Prozeß der Kategorisierung besiegt werden.

In Bau C jedoch, im Käfig, werden mir sogar meine Kategorien des Lebens genommen. Das Muster wird ersetzt durch stetige Monotonie. Es gibt keine Abwechslung. Es gibt nur einen Ablauf. Ich habe mein Heim verloren, meine Stellung, meine Freunde, meine Umgebung, mein Auto, mein Bett, meinen Briefkasten.

Die Wirkung dieses Abschneidens der Lebenskategorien, bis mir nur eine graue Existenz bleibt, in der ich handeln kann, besteht darin, aus jedem gewöhnlichen Mißgeschick eine schreckliche Tragödie zu machen. Es gibt kein Versteck vor der geringsten emotionellen Verwundung, vor Ängsten und Befürchtungen. Alles ist nackt.

Ich habe Menschen zurückgelassen. Ich versuche, in Verbindung zu bleiben. Wie? Nicht warum, sondern wie? Für die bin ich ein toter Mann. Für mich sind sie die Lebenden, und ich bin der Tote. Die einzigen menschlichen Beziehungen, die ich habe, bestehen mit meinen Kollegen, und die kann ich nicht meiden. Ich kann mein Leben nicht aufteilen. Ich lebe alles gleichzeitig, und deshalb lebe ich überhaupt kein Leben.

Die Welt von Bau C – meine Welt – besitzt überhaupt keinen Boden.

Ich möchte von Sam Mastervine berichten. Er war früher Wissenschaftler. Das bedeutet, daß er eine ganze Kette von rationalen Gedanken für jede einzelne Meinung besaß, die er in seinem Kopf trug. Das bedeutet, daß er in seinem Gehirn über eine enorme Menge hervorragender Autorität verfügte, mit der er jede Feststellung stützen konnte. Das bedeutet, daß er in den Bau C eine ganze Masse ernsthaften und sinnvollen Denkens trug, das ihm sagte, was er war, und wie, und warum, und das ihm ein Leben von solchem Reichtum ermöglichte, wie es in dem Betonschloß überhaupt nur möglich war.

Wissenschaftler sein, heißt genauso viel sein wie ein Priester. Man *weiß* die Wahrheit. Es gibt keinen Unterschied zwischen religiösem Dogma und wissenschaftlichem Paradigma. Beides ist Schafskleidung, behaglich um Wölfe gewickelt. Beides ist Kleidung, mit der ein Armer aussehen kann wie ein Fürst.

Der einzige Unterschied ist, daß die Wissenschaft sich an gewisse Maßstäbe hält, bekannt als Rationalität, die vorgibt, jede Kritik beantworten zu können, während der Glaube sich einfach gegen jede Kritik verschließt.

Die Bedeutung der Tatsache, daß Mastervine Wissenschaftler war, bestand darin, daß sie ihn wissend machte, der intellektuellen Elite zuschlug. Weil er das Wort ›Psychose‹ und seine Bedeutung kannte, schreckte es ihn nicht. Wie ein Magier gewann er, sobald er den wahren Namen eines Naturgeistes kannte, Macht über diesen Naturgeist, und er diente fortan seinen Zwecken.

Die Psychose erfüllte Sam Mastervines Geheiß, sie diente Sam Mastervines Absichten. Er schleuderte Fäuste des Wahnsinns in einem blendenden Schauspiel intellektueller Eleganz und konkurrenzstarker Sachkenntnis wie Tennisbälle. Er spielte sie in der Art eines Virtuosen, der auf einem Stutzflügel ein Meisterwerk wiedergibt. Er kannte sie, er ging um mit ihnen, er ›heilte‹ sie.

Sein eigenes, persönliches, übergroßes Versuchsobjekt war für ihn kein Problem. Die Kette der Rationalität hat, obwohl sie nie reißt, Gummiglieder, die sich dehnen und die ganze Unwissenheit, Dummheit, Selbsttäuschung, Perversion und Geisteskrankheit aufnehmen können, die sich in den Zwischenräumen ansammeln, wie Schmutz unter den Fingernägeln.

Sam Mastervine konnte sich, wie alle anderen seiner heimtückischen Art, nie die Möglichkeit vorstellen, daß er im Irrtum sein könnte. Er mochte nicht wissen, wovon, zum Teufel, er redete, aber er verteidigte bis zum Tod, was er gerade von sich gab, mit den unbesiegbaren, magischen Waffen von Vernunft und Logik. Er hatte seine Superman-Uniform gut verpackt in seinem Taschenrechner, seinem Rechenschieber oder in dem Etui, in dem er gewöhnlich seine Hornbrille verstaute.

Er war gut zu seiner Mutter, trat für atomare Abrüstung ein und hing sehr an Mickey Mouse. An Sam war nichts besonders Merkwürdiges. Er hatte sein Leben in seine Kategorien eingeteilt. Er war, insgesamt genommen, ein ziemliches Klischee. Kein Wunder – Klischees erzeugen Klischees und bilden sie dazu aus, Klischees zu sein. Sams Vater war gut zu seiner Mutter, trank seinen Whisky pur und machte nur ehrliche Geschäfte. Pappkartonmenschen haben keine Söhne aus hochkarätigem Gold.

Als Sam Mastervine nach Canaan kam, war er ganz darauf vorbereitet, König des Schlosses zu sein, ein schöpferisches Genie und die Zweite Erscheinung von Walter Mitty. Er hatte alles geplant. Als Wissenschaftler fehlte ihm jedes Gefühl für das Maß. Er verwechselte sich mit Einstein, Galilei, Pasteur und Doktor Who. Als Wissenschaftler glaubte er wahrhaftig, er könne das schaffen und am Leben bleiben.

Er konnte nicht.

Es lag nicht daran, daß seine Intelligenz ihn im Stich gelassen hätte, auch wenn er sich zuviel zutraute. Er gab Edisons oberflächliche und schrecklich beruhigende Definition des Genies zu, und er wußte, daß es nicht leicht sein würde.

Es lag ganz einfach daran, daß ihm die Zusammenhänge fehlten. Er konnte sein Leben nicht neu aufteilen, weil die Stücke nicht zusammenpaßten. Sam fand sich in der Hölle wieder, der totale Versager. Die Wissenschaft läßt, wie die Religion, menschliche Schwäche zu, aber nicht menschliche Individualität. Es war nicht so, daß es ihm an Antworten gefehlt hätte, auch nicht so, daß er die falschen gefunden hätte. Es war einfach so, daß es keine Fragen gab.

Als ich Sam kennenlernte, war er der verbittertste aller Menschen. Leute – vor allem schrullige – denen ihr rechtmäßig geheiligter Schrein in der flüchtigen Wertschätzung ihrer demütigen Nachbarn fehlt, werden oft verbittert. Sam wurde verbittert, weil er kein besserer Mensch war als jene, mit denen er sein Schicksal teilte. Er war darauf vorbereitet gewesen, nach Canaan zu kommen und allein zu sein. Er war nicht darauf vorbereitet gewesen, nach Canaan zu kommen und aufzuhören zu existieren. Er wäre mit jedem Konflikt zwischen seiner eigenen Identität und der Gesellschaft zurechtgekommen, in die er sich versetzt sah, aber er war nicht darauf vorbereitet, überhaupt keine Gesellschaft vorzufinden, und damit kam er nicht zurecht.

Letzten Endes war Sam ein Wesen der Reflexe – der gesellschaftlich konditionierten Reflexe. Seine Wissenschaft war nicht mehr als eine Abart des Glaubens. Am Ende nützte sie ihm nicht mehr als das Beten. Und niemand hörte zu. Überhaupt niemand.

Der Tanz des Irren

4

Während die Brandung die graue Felskuppel sanft beleckt und ansaugt, ergießt sich ein stummes, fließendes Pfeifen wie ein süßer Strom in das triste, sprachlose Wasser.

Es ist ein Lied, das ich nicht verstehen kann, während ich nach dem verborgenen Eingang zur Kuppel suche. Es ist ein absolutes Lied. Ohne Laut ist kein Medium für Interpretation vorhanden. Ich hätte es früher einmal verstehen können: Es war einmal eine blinde Kraft, die mich vom Fels gerissen und bei dem Versuch, mich durch die Wand und in das Innerste der Kammer zu schleudern, zu Tode geschmettert hätte.

Aber die Töne sind verändert. Drang und Lebenskraft sind aus dem Lied verschwunden. Es ist immer noch anziehend, aber eher sehnsuchtsvoll als sinnlich, und durchaus nicht unwiderstehlich. Es ist ein zufriedenes Lied, nostalgisch, mit einem neuen – verfeinerten – Magnetismus, aus einem Wechselspiel der Kräfte entstanden.

Der Beobachter mag jetzt nur auf der glatten Halbkugel sitzen und der begrabenen Embryonalmusik lauschen. Ich bin gefangen in der Brandung und der Gischt. Die Sirenen schlummern. Das Rheingold ist in Sicherheit. Keine Aussicht auf Besudelung, keine Frage nach Diebstahl. Völlige Sicherheit.

Die Musik ist synästhetisch. Sie ist der Puls des Blutes. Blut vermischt sich mit Blut. Die Musik des Schoßes. Die Musik der Maschine. Der Maschine, die mich festhält, und die nicht einmal zuließe, daß ich mich töte. Habe ich noch Sein-in-der-Welt? Natürlich nicht. Ich habe die Musik mitgebracht. Ich spiele sie, in meinem Körper, und mein Körper ist das Musikinstrument. Es gehört mir. Es kann nicht der Maschine gehören. Hier gibt es so etwas wie eine Maschine nicht. Eine Maschine hat kein Sein, keinen Geist. Sie kann nicht existieren. Außer in mir.

Ich bin der Geist der Maschine. Ich bin der Geist des Schiffes. In mir sind die Maschine und das Schiff und die Welt, die mich ausgeschickt hat. In mir sind sie Musik. Synästhesie. Was waren sie in Lindquist? Ein Jucken? Ein Schließen des Auges? Warum hat er es vergessen? *Wie* hat er es vergessen?

Ich bin Titan. Titan ist ein Rhythmus in meinem Herzschlag. Wir sind in Sicherheit und wohlauf. Fühlen uns einsam, Jenny. Schade, daß du nicht hier bist.

Ich stehe am Tor des Himmels und warte. Das erste, was man zu lernen hat, ist, daß man immer warten muß. Ich sehe einen Mann, dessen Gesicht vor Furcht lächelt, und er geht zum Tor und versucht, es seiner Berührung gefügig zu machen. Er ist gesichtslos, aber ich glaube, es ist Petrie. Der arme Nathan Petrie. Sie werden dich nicht durchlassen, Nathan. Sie wissen, daß es keine Rolle spielt, ob du es geschafft hast oder nicht. Glaubst du, daß es sie überhaupt berührt?

»Es geht nicht auf«, sagte er lächelnd.

»Es geht nicht auf«, bestätigt der Mann in der Totenmaske, wie immer beobachtend. Ich weiß nicht, wer hinter der Totenmaske steckt. Vielleicht ist das ein Problem, über das ich mir den Kopf zerbrechen sollte. Vielleicht soll er mich erschrecken. Vielleicht soll er am Ende des Stücks die Maske abnehmen, damit ich sehen kann, daß sein Gesicht mein eigenes ist. Es stört mich nicht. Es kann ebensogut sein eigenes Gesicht sein. Was stört es mich, ob der Tod nur eine Maske ist?

Und wir warten alle: der Mann, der lächelt, mein Begleiter und guter Freund Tod, das Mädchen mit den Sternenhaaren, und ich selbst.

Und nun kommt ein Mann mit Feueraugen, der die Tapferkeit wie einen Umhang um die Schultern trägt. Er nähert sich uns, und sein Blick schweift über den lächelnden Mann und den Tod und bleibt auf dem Gesicht des Mädchens mit dem Sternenhaar haften.

»Du hast seltsame Begleiter«, sagt der tapfere Mann. Ich versuche, unter seinen Umhang zu blicken, um seine Orden zu erkennen, aber er hat alle Knöpfe geschlossen. Es ist möglich, daß er früher einmal nur ein feiger Löwe war. Ich glaube, es ist Steve Cannon, aber wie kann man Gewißheit haben, wenn jene, die keine Masken haben, auch keine Gesichter besitzen?

Das Sternenhaar erwidert: »Es ist nicht meine Aufgabe, zu bestimmen, wer neben mir am Tor des Himmels wartet.« Sehr wahr. Kann die Liebe bestimmen, wen sie als Begleiter hat? Natürlich nicht. Jedermann kann die Liebe neben sich oder in sich entdekken. Selbst die Tapferkeit kann nicht so wählerisch sein. Ich habe zu meiner Zeit Feiglinge sehr tapfere Dinge tun sehen.

»Komm mit mir«, sagt der Mann mit dem Feuer in seinen Augen und ohne Gesicht.

Sie senkt den Kopf, und gemeinsam öffnen sie das Tor des Himmels und schreiten hindurch.

Der Mann, der wieder angstvoll lächelt, prüft wieder die Stärke des Tors.

»Es geht nicht auf«, sagt er.

»Es geht nicht auf«, bestätigt der Tod, aufmerksam wie immer.

»Was hast du erwartet?« sage ich. »Gerechtigkeit?«

In einer wurzelschädligen Kammer schwarzer Erde will ich für mich ein Haus finden, eine Zuflucht und eine Krippe. Dort kann ich meine Gebeine mit Flitter und grünem Flaschenglas schmükken und das Vakuum der Vergessenheit mit dem Labyrinth von Minos und den Heroen Roms teilen.

Ich will nicht, daß meine Fußabdrücke hinter mir bleiben und die Richtung meines Weges verraten, noch will ich, daß das Kritzeln meiner Fingerspitzen die Falschheit meines zeitweiligen Empfindens bezeugt.

Ich will allein sein, bis auf die Maden, die das schmutzige Fleisch von meinen schönen weißen Gebeinen fressen, und die Würmer, welche die Straßen meines grenzenlosen Reiches vermessen. Die blinden und kriechenden Würmer, die ich aussuche, stellen jetzt meine Brüder und meine Geliebte dar. Sie werden mir gütig meine weltliche Kleidung abstreifen, und meine Gebeine werden die Bogen und Durchfahrten einer großartigen und wunderbaren Stadt unter dem Meer von Gras und Baum sein.

Es ist eine in Ruinen erbaute Stadt, wie die Natur die Städte vorgesehen hat, vorhanden nur, um zu sterben, um Kadaver als Herberge der Armen und Einsamen zu sein. Und mein Schädel wird ein Palast und ein Tempel sein, und Könige und Priester werden huldvoll aus meinen Augenhöhlen blicken.

Am günstigsten hast du es natürlich bei Thanatos. Wenn der Mann mit der Totenmaske mein Begleiter und Freund ist, dann ist er dein hauptbegünstigter Verbündeter. Ich kenne das Gesicht, das hinter der Maske lauern müßte, deines und meines. Mit Gesichtslosigkeit kannst du mich nicht düpieren.

Und doch lebe ich. Wie immer. Der Mann mit der Maske ist mein Freund gewesen, seitdem ich geboren bin, und noch hat er mich nicht gewonnen. Mit dem Todeswunsch kannst du mich nicht töten, so wenig, wie du mich mit Verzweiflung und Trauer und Leid und Haß geißeln kannst. Ich überlebe. Ich bin ein Überlebender. Dieses Spiel ist natürlich selbst eine Probe. Der Tod ist nur einer deiner Siege, der andere ist Unersättlichkeit nach Leben. Aber ich bin mein ganzes Leben auf dieser Grenze gegangen, und ich kann es jetzt. Du wirst mich nicht in den Tod locken, noch mich durch Qual in die Vergessenheit treiben. Mein Traum bleibt der meine, ob Träume in Träumen in…

Oder Weltenkäfige für mich.

Ich treffe sie am Ufer eines Flusses, der ewig um einen Möbius-Kreis fließt, so daß dasselbe Wasser einmal jede Million Jahre am selben Ufer vorbeigeführt wird, und all die Tränen und ertrunkenen Leichen kehren so in ihren umspukten Schoß zurück.

In meinen Augen ist sie vollkommen. Aber in ihren Augen und allen, die mich anstarren wollen, bin ich mißgestaltet.

Ich spreche zu ihr in vielen lügenden Stimmen, in Sprachen, die sie nicht kennen kann, in Kadenzen, die ihre Ohren peinigen. Sie kann nicht hören, sie kann nur verstehen. Ihre Augen sind in meinem verzerrten Gesicht fixiert, und ich spüre ihr sengendes Funkeln.

Sie schluchzt, und ihre Hände flattern wie Mottenflügel, um die

Tränen von ihrem bemalten Gesicht zu tragen und in die zerrissenen Wasser des heiligen Flusses fallen zu lassen.

Hilflos sehe ich sie in die Substanz des Flusses schmelzen, ihre Tränen und ihr Blut fortgetragen auf einem endlosen, silbrigen Leichentuch, ihr Fleisch und ihre Gebeine verflüssigt in der fruchtbaren, aufrichtigen Erde, die sie triumphierend im kindlichen Frühling emporträgt, als Röhricht.

Ich bleibe an ihrem feuchten Bett, bis der in Schnee gehüllte Winter das Schilfrohr tötet, dann stehle ich es aus dem frosterstarrten Boden und mache Panflöten daraus.

Und dann spiele ich auf ihnen, ein beliebiges Lied von Einsamkeit und Scheitern. Ein Lied ohne Melodie und ohne Schönheit. Ein Lied von Tod und Herzlosigkeit.

Sie kann nicht hören, ihre Augen sind in meinem verzerrten Gesicht fixiert.

Ich vermische den Rhythmus meiner abwesenden Tränen mit der abwesenden Melodie.

Und in einer Million Jahre ist es wieder dasselbe, und in einer weiteren Million erneut, aber während ich das Kaleidoskop der Jahre hinunterblicke, spülen die Spiegel die Musik in neue Muster und neue Rhythmen, die Musik wird stumm, und das ganze Spiel wird zu einem Mimus.

Titan Neun

4

»Hallo, Harker«, sagte sie.

»Kommen Sie rein.«

»Wie steht es?«

»Wie immer. Abscheulich.«

Sie grinste schwach. Nicht, weil das eine komische Antwort war – es war ein Standard, in ein privates Ritual eingefügt, aber es war ein sehr alter Standard. Sie hatte ihn geraume Zeit nicht mehr gehört. Sie grinste, weil wir nicht in der damaligen Zeit waren, sondern hier und jetzt statt dessen. Ich habe diese Sache von Grüßen und Verabschieden, die von den Beteiligten soviel Hohlheit verlangt, nie meistern können. Sie wußte es.

»Setzen Sie sich«, sagte ich. »Ich mache Kaffee.« Ich scheine mich zu erinnern, daß Gespräche immer mit Kaffee beginnen. Wohlgemerkt, ich bin lange Zeit aus dem Verkehr gezogen gewesen. Immerhin, eine Tasse in der Hand und eine Zigarette zwischen den Lippen erlauben einem vielleicht, selbst dann etwas zu tun, wenn die Unterhaltung ins Stocken zu kommen droht. Und das tut sie – die ganze Zeit. Ich kann mit den Leuten nur wirklich reden, wenn sie nicht da sind. Das Vermächtnis von Bau C. Manchmal merkt man es im Dialog nicht, aber immer in den Fingern. Ohne eine Tasse Kaffee und eine Zigarette habe ich für Gespräche mit Freunden mindestens zwei Hände zuviel.

Man hatte mir eine schöne Wohnung gegeben. Sie war klein – alles in der nachgemachten Stadt war von Dreiviertelgröße, um hervorzuheben, daß sie in einem Krater in einer Wüste lauerten – aber sie war vollständig und in sich abgeschlossen. Ein sechs Quadratmeter großes Schlafzimmer und eine schrankgroße Küche störten mich nicht sehr. Ich bin kein Klaustrophob: Ich *mag* Wände und niedrige Decken und Kompaktheit. Leerer Raum, vor allem verschwendeter Raum, ist schön und gut für die Augen, aber besser aus der Entfernung.

»Na«, sagte ich und gab ihr die Tasse, ohne nach Milch oder Zucker fragen zu müssen (wenn man nicht so sehr viele Erinnerungen hat, kann man sie leicht bewahren), »was haben die Jahre mit Ihnen gemacht?«

»Mich für das Leben entstellt«, erwiderte sie.

»Sieht man aber nicht.«

»Sie blicken nicht in dieselben Spiegel wie ich.«

»Quatsch, Spiegel«, sagte ich. »Sie sehen genauso aus wie immer.«

»Die Jahre haben nicht viel für Sie getan«, meinte sie.

»Meine Probleme haben mich altern lassen.«

Sie machte eine Pause, gerade lange genug, um den sinnlosen Austausch heiteren Geplauders den Reichen der äußeren Dunkelheit zu überantworten, dann wiederholte sie ihre Bemerkung.

»Die Jahre haben Ihnen nichts Gutes getan, wie?« Ihre Stimme klang ganz sanft.

»Was haben Sie denn erwartet?«

»Ab und zu, sehr selten, habe ich Ihre Briefe gesehen«, sagte sie. »Aber Sie schreiben nur Briefe, wenn Sie in einer seltsamen Stimmung sind, nicht wahr?«

»Ich schreibe die ganze Zeit Briefe«, sagte ich. »Ich bin die ganze Zeit in einer seltsamen Stimmung. Die Briefe, die durchkommen, sind diejenigen, die Ihnen nichts zu sagen haben. Die anderen werden aufgehalten.«

»Ihre Briefe sind Ihnen nicht ähnlich«, sagte sie. »Wie eine unheimliche Karikatur von Ihnen.«

»Ich bin eine unheimliche Karikatur von mir«, erwiderte ich. Keine Schnoddrigkeit, kein dummes Gerede. Das meinte ich ernst.

»Selbstbildnis mit übertriebener Farbenpalette und großer Nase«, sagte sie.

»Meine Nase ist in Ordnung.«

»Sie hätten mehr in die Briefe setzen können.«

»Reden Sie nicht wie ein Psychiater. Sie kennen das Zensursystem so gut wie ich. Wenn Sie gewollt hätten, hätten Sie praktisch alles sehen können, weil Sie meine Psychiaterin sind. Briefe, die ich nicht schicken konnte, sogar private Notizbücher.«

»Das konnte ich nicht«, sagte sie. »Nicht, bis die Entscheidung getroffen wurde, Sie hierherzubringen.«

»Aber jetzt haben Sie sie gesehen?«

»Ich sehe sie gerade durch.«

Einen Augenblick lang hatte ich fast Angst. Angst davor, was in den Notizbüchern stehen mochte, die ich in der Abgeschiedenheit meiner Zelle für mich selbst geschrieben hatte. Aber nichts ist heilig – sie fotokopieren alles, und die Sicherheitsüberwacher brauchen nur zu fragen. Berge werden versetzt, geschweige denn Papier.

»Haben Sie etwas Interessantes gefunden?« fragte ich.

»Ich werde nichts finden«, sagte sie. »Ich kenne Sie. Wenn jemand etwas findet, dann jemand, der Sie nicht kennt.«

»Sie brauchen sich ja ohnehin nicht die Mühe zu machen«, meinte ich. »Sie können meine Gedanken lesen.«

»Richtig«, sagte sie. »Wir können Ihre Gedanken lesen. Wir können viele Gedanken lesen, aber das nützt uns nichts. Wir können sie nicht schnell genug entziffern, und wenn wir es tun, ergeben sie keinen Sinn.«

Endlich zur Sache.

»Ich habe vergessen zu fragen«, sagte ich. »Was macht TITAN?«

»Gibt es niemanden, von dem Sie vor TITAN hören wollen?« Sie meinte Mike.

»Alles zu seiner Zeit«, sagte ich. »Alles zu seiner Zeit.«

»TITAN geht es so gut, wie zu erwarten war«, sagte sie. »Ein technologisches Wunder. Nach menschlichen Maßstäben in der Nachbarschaft einer totalen Katastrophe.«

»Niemand ist vollkommen«, klagte ich. »Ihr seid also verzweifelt.«

»Schon seit Phase SECHS schieben sie die Physiker jeweils zu dritt hinaus und ersetzen sie durch Psychiater. Der ganze Stützpunkt ist jetzt der Alptraum eines Hirnrissigen. Absurdes Theater.«

»Ihr habt also alle entschieden, daß es an der Zeit war, eure kleinen menschlichen Talente wegzustellen und den abgenutzten, bullen-kranken, sicherheitsverwahrten, irren Mörder zu rufen, der insgeheim Kapitän Großartig ist?«

»So ungefähr.«

»Ja, großartig«, sagte ich. »Aber glauben Sie nicht, daß es eine gute Idee sein könnte, mir zu verraten, wie die Sache steht? Hat das Militär es so satt, die Blüte der amerikanischen Jugend zu vergeuden, daß es beschlossen hat, alle künftigen TITAN-Schiffer mit völlig entbehrlichen Lebenslänglichen aus den Zellen zu besetzen, oder gibt es irgendeine unfaßbare Kette verborgener Logik, wonach irgendein erblühendes Genie tatsächlich errechnet hat, daß ich die Chance einer Katze in der Hölle habe, wo die neun Leben der Blüte amerikanischer Jugend gleichzeitig in Rauch aufgegangen zu sein scheinen?«

»Wir glauben, daß Sie hinausfliegen und zurückkommen können.«

»Die anderen, die hinausgeflogen sind, kamen nicht wieder?«

»Alle tot, bis auf einen. Lindquist. Den letzten. Er lebt, aber in unheilbarer Schizophrenie.«

»Ich erkenne die Logik«, sagte ich. »Der Weltraum macht die Menschen wahnsinnig. Demzufolge schicke man einen Wahnsinnigen. Was kann es ihm schaden?«

»Grob ausgedrückt«, sagte sie, »so ungefähr.«

»Die anderen sind alle tot«, betonte ich.

»Unter verdächtigen Umständen. In von innen verschlossenen Räumen.«

»Ich bin nicht mehr auf Draht«, sagte ich. »Ich habe keine Witze gemacht, als ich sagte, meine Probleme hätten mich altern lassen. Ich bin wirklich hundemüde davon, daß ich nichts getan habe als mich zu verzehren. Es hat keinen Sinn, sich etwas vorzumachen. Ich könnte eher ausflippen als die Burschen vom Militär, früher und ärger. Sie werden sich schnell etwas einfallen lassen müssen, wenn Sie mich in einer Verfassung finden wollen, daß ich mit einer TITAN fliege.«

Es war die Angst, die mit meinem Mund redete. Etwas in dieser Art ruiniert meine Wiederbegegnungen immer. Im Umkreis einer halben Meile von einem freundlichen Gesicht oder einem vertrauten Ohr trete ich immer den Rückzug an, und irgend etwas anderes packt mich. Selbst zugefügte Wunden. Auf diese Weise kann man viele Freunde verlieren. Außerdem redet man sich wieder in den Knast. Aber manche Leute sind einfach zu geduldig. Oder langmütig.

»Wir können Sie in Form bringen«, sagte sie. Ich wußte, daß ich harte Zeiten vor mir hatte.

»Okay.« Ich zuckte die Achseln und zündete mir am Stummel der ersten die nächste Zigarette an. Ein Feuerzeug wollten sie mir nicht anvertrauen.

»Mike Sobieski stirbt«, sagte sie unvermittelt.

»Wir sterben alle«, meinte ich.

»Prostatakrebs«, sagte sie.

»Daran stirbt man nicht. Das kann man operieren.«

»Nicht bei ihm«, sagte sie. »Er ist ein alter Mann. Prostataentzündung – sogar Krebs – ist in seinem Alter nicht ungewöhnlich, aber er ist nicht so kräftig wie die meisten. Komplikationen. Er hatte schon immer Asthma. Er hat Bronchitis. Man kann nicht operieren, ohne ihn umzubringen.«

»Selbst in dem Klima hier bekommt er Bronchitis?« fragte ich.

»Nicht so schlimm. Aber er hat sie schon sein Leben lang. Dadurch ist er stark geschwächt. Jeder kleine Husten bringt ihn halb um. Und der Krebs breitet sich aus. Er greift auf seine Blase über. Bald werden es die Därme sein, die Nieren. Er überlebt dieses Jahr nicht.«

»Haben Sie ihm das gesagt?«

»So ziemlich. Man wollte nicht, daß ich es ihm sage. Aber er wußte es. Ich habe es ihm genauso gesagt wie Ihnen.«

»Ich wette, er liebt Sie.«

»Er war dankbar.«

»Es muß ihm das Herz gebrochen haben.«

»Sein Herz war schon gebrochen. Er ist kein Narr, Harker, und wenn er nicht mehr ganz der Redner ist, der er war, als Sie ihn kannten, dann nur, weil er alt ist, und nicht, weil er nicht mehr derselbe Mensch wäre. Er hat die Ärzte geblufft, während sie ihn bluffen wollten. Ich habe ihm das Ganze eröffnet. Es ist leichter für alle.«

»Okay«, sagte ich. »Ich bin ganz für Ehrlichkeit.«

»Er ist schon seit TITAN VIER Direktor«, sagte sie. »Sein Vorgänger verlor durch die Flut nachteiligen Aufsehens nach dem ersten Unglück den Kopf. Mike trat an seine Stelle. Aber Mike ist schon beim Projekt, seitdem es in den Hirnen von einigen Leuten entstand. Sie wissen, wie Mike gewesen ist, als er auf dem College war. Wahrscheinlich war er als Junge genauso. Wahrscheinlich war er bei diesem Projekt von dem Augenblick an, als er sein erstes Science-Fiction-Magazin las. Er war immer bis obenhin voll mit Raumtreibstoff. Und er ist noch nicht ausgebrannt. Er möchte immer noch hinaus. In seinem Kopf. Obwohl ihn sein Körper im Stich läßt.

Der stellvertretende Direktor leitet jetzt praktisch das Ganze, aber dem Namen nach bleibt er Stellvertreter. Mike ist bettlägerig – schon seit einem Monat –, aber er will seinen Rücktritt nicht einreichen, und der Mann, der ihn entgegennehmen muß, will ihn nicht. Sicher, in hohen politischen Kreisen wird manches gemurmelt, aber es sind zu viele Finger in der Torte, als daß einer mit dem Fallbeil das ganze Fallbeil ergreifen könnte. TITAN ist Mikes Geschöpf. Die toten – und das lebende Wrack – hat er auf *seinem* Gewissen. Wenn TITAN NEUN zurückkommt, ist das sein Sieg. Das wissen alle.«

»Mein Gott«, sagte ich. »Heutzutage hat jedermann ein Herz. Ich dachte, das wäre mit den Papierrosen aus der Mode gekommen. Selbst das Militär, was?«

»Henneker hat ein Herz. Er wäre General, wenn er keines hätte. Vielleicht sogar Präsident. Er ist ein harter Mann und ganz Militär, aber er und Mike haben immer eng zusammengearbeitet. Sie sind jetzt praktisch alles, was beide stützt.«

»Wenn ich Steuerzahler wäre«, sagte ich, »würde ich Krach schlagen wegen der Art, wie das Projekt hier geführt wird.«

»Sie sind kein Steuerzahler. Nie einer gewesen.«

»Stimmt«, gab ich zu. »Aber wie kommt ihr damit durch?«

»Wir kommen damit durch, weil die Leute glauben, daß wir es schaffen können. Und zur Abwechslung einmal, in der ganzen Geschichte, müssen wir es so dringend schaffen, daß die Leute bereit sind, sich mehr damit zu befassen, *daß* es erreicht wird, als damit, *wie*. Ich sage nicht, daß da nicht ein Kilotonnengewicht am Himmel wäre, das sofort auf uns herabfällt, wenn die Schnur durchbrennt, aber zunächst beherrschen wir die Bühne.«

»Und eure letzten Hoffnungen setzt ihr auf mich.«

»Richtig.«

»Ihr müßt verrückt sein.«

»*Sie* müssen verrückt sein. Das ist alles, was wir brauchen.«

»Wessen Einfall war das? Der Ihre?«

»Richtig.«

»Seit den alten Zeiten der Gehirnverbiegerei haben Sie einen weiten Weg zurückgelegt.«

»Richtig. Wir brauchen eines. TITAN NEUN muß eine lebende Fracht nach Hause bringen. Mike braucht es. Henneker braucht es. Ich brauche es. Das Projekt braucht es – bis jetzt hat es sieben Mann und zwei Schiffe gekostet, aber es wäre noch in Betrieb, wenn es siebzig Mann und zwanzig Schiffe gekostet hätte. Die Verluste sind nicht wichtig. Wichtig ist die Politik.«

»Schau, schau«, sagte ich ohne Überraschung.

»Sie sind lange fort gewesen«, sagte sie. »Draußen in der guten, alten Welt wird es mit jedem Jahr schlimmer. Die Städte, die Menschen. Die Zustände erreichen einen Punkt, an dem sie unerträglich werden. Wenn es zu viele Menschen gibt, sterben die Menschen. Damit kann man fertig werden. Vom schönen Land Amerika bliebe vielleicht nicht viel übrig, aber auch damit kann man fertig werden. Wir haben seit Jahren Notpläne. Aber was die Männer an der Spitze unbedingt brauchen, mehr als alle Waffen und Seuchen, ist eine Fahne zum Schwenken. Sie wissen und ich weiß, daß Überlichtgeschwindigkeit für kein menschliches Problem eine Lösung darstellt. Sie ist keine Sofortlösung für das Bevölkerungsproblem oder das Rohstoffproblem. Aber sie ist ein Gottesgeschenk für das politische Problem, und nur nach diesem bewegt sich die Erde. Wenn wir dem Präsidenten auch nur einen erforderlichen Proxima-Flug liefern können, geben wir ihm eine Waffe, mit der er die Menschen über Jahre hinweg kontrollieren kann. Und das ist es, was er braucht – Zeit, um die Notpläne unter totaler Kontrolle durchzuführen. Zeit, um die Menschen diskret zu töten. Zeit, um sich selbst zu retten. Die Menschen fangen eben an, zu begreifen, daß die Welt ein Käfig ist und daß sie hier eingekerkert sind. Alles, was sie ringsherum sehen, ist Dunkelheit. Man muß ihnen einen Weg aus diesem dunklen Käfig zeigen. Wenn wir ihnen einen Weg zu den Sternen weisen können, können wir ihnen alles versprechen, was sie wollen. TITAN NEUN ist das Mittel, die Welt zu bestechen, Harker. Wir können uns keinen militärischen tollen Burschen und Zahnpastareklame-Helden mehr leisten. Wir brauchen einen, der überlebt. Wir brauchen den absolut Überlebenden – einen Mann, der die besten Jahre seines Lebens damit verbracht hat, nichts zu tun als zu überleben. Wir wollen einen Mann, der mit der Schizophrenie leben kann, denn das ist die Tiefe des Weltraums. Wir wollen vor allem einen Mann, dessen Gedanken wir lesen können, denn wenn es diesmal schiefgeht, müssen wir unbedingt wissen, was schiefgegangen ist, damit TITAN ZEHN eine todsichere Sache wird.«

»Sie zeichnen da ein sehr rosiges Bild«, sagte ich. »Wir tun das alles für den Präsidenten, wie? Er braucht die Reklame.«

»Es ist das einzige Spiel, das uns zugestanden wird«, erwiderte sie. »Wenn wir stolpern, rollen sie uns hinaus und ein neues Team herein. Für wen wollen Sie arbeiten? Zum Wohl der Menschheit? Für Freiheit und Gerechtigkeit? Für den Amerikanischen Traum? Nicht Sie, Harker. Sie ziehen ein schmutziges Spiel vor, wenn eines verfügbar ist. Sie würden es für die Menschheit nicht tun, und ich würde Sie nicht darum bitten. Tun Sie es für sich selbst, Harker. Tun Sie es, weil Sie die Leute dann auslachen können. So sind Sie, Harker.«

»Ganz offen gesagt, ich glaube nicht, daß ich so schlimm bin«, sagte ich. »Ich hätte gute Lust, Ihnen zu sagen, wohin Sie sich TITAN NEUN stecken können. Und einen Ihrer süßen Burschen vom Militär dazu.«

»Aber Sie tun es nicht.«

»Wie könnte ich?«

»Genau.«

»Aber es ist ein verdammt schmutziges Spiel, in dem Sie bis zum Hals stecken. Und zynisch sind Sie auch noch. Was ist aus der netten, süßen, hingabebereiten Person geworden, die damals mein Gehirn entziffert hat?«

»Ihre Probleme haben sie altern lassen. Was soll ich tun, Nonne werden?«

»Gute Idee.«

»Na bitte, Sie fangen schon an.«

»Ich fange an, ja. Ich fliege los, hinauf, hinauf, hinauf, in die fernste Öde des galaktischen Raums, mit fünfzig Parsec in der Minute. Nach S Doradus und zurück, bevor das Wasser kocht. Und warum? Weil ihr mich, wenn ich es nicht mache, wieder in meine Zelle steckt. Und warum? Weil Sie mich bitten, daß ich fliege? Und warum? Weil Sie so verrückt sind wie ich und sich ausrechnen, daß nur ein Geisteskranker es schaffen kann. Was passiert, wenn ich zurückkomme, kleines Mädchen? Teilen Sie der Welt mit, daß ein irrer Mörder den Weg zu den Sternen eröffnet hat – für andere irre Mörder?«

»Sie bekommen auch keine Anerkennung«, sagte sie.

»Ein Double macht die Pressekonferenzen und schüttelt dem Präsidenten die Hand, wie? Ja, Jungs, während ich da draußen im All war, habe ich mich damit beschäftigt, heilige Worte zu lesen und meiner lieben, alten Mama zu schreiben, bei der die Kekse auf dem Herd brodeln. Brodeln Kekse?«

»Es gibt Entschädigungen«, sagte sie.

»Nennen Sie mal drei.«

»Wenn Sie TITAN NEUN zurückbringen, dürfen Sie mit TITAN ZEHN wieder hinaus.«

»Ich könnte mich kringeln vor Vergnügen. Vielleicht fangen Schweine das Fliegen an. Wirklich ein feines Angebot.«

»Ist es auch«, sagte sie. »Damit werden Sie zum einzigen Menschen auf der Welt, der fähig ist, Flügel zu ergreifen und aus dem Käfig hinauszufliegen – nicht nur aus dem Käfig, in dem Sie Ihr Leben verbracht haben, sondern auch aus dem Käfig, in dem wir alle *unser* Leben verbracht haben. Wir bieten Ihnen Freiheit, Harker. Mehr Freiheit, als irgendeiner von uns je mit Ihnen wird teilen können. Wir bieten Ihnen das eine, das Ihnen mehr bedeutet als alles andere.«

»Danke«, sagte ich.

»Es ist nicht Ihretwegen.«

»Für wen dann? Schenken Sie sich den Quatsch mit dem Präsidenten und der Politik und der Reklame. Sagen Sie es mir, von Ihrem Standpunkt aus. Für wen ist es? Für Mike? Für das größere Wohl der Menschheit?«

»Für mich.«

»Für Sie. Einfach für Sie. Sterne in den Augen auch noch. Was haben sie mit Ihnen gemacht? Ihnen Raketenschiffe gegeben, statt Puppen? Ihnen Doc Smith zu lesen gegeben, statt ›Little Women‹?«

»So ungefähr.«

»Sie haben die falsche Besatzung, wissen Sie«, erklärte ich ihr. »Mike sollte der tapfere alte Kapitän sein, mit Ihnen als treuer Freundin und Stellvertreterin. Mit spitzen Ohren sähen Sie gut aus. Und Henneker auch? Henneker, der Steward? Für mich ist kein Platz, außer vielleicht als Fu Manchu, der blinde Passagier. Was soll das Ganze? Was für ein Spiel ist das? Poker bestimmt nicht.«

»Wenn ich Sie wäre, Harker«, sagte sie, »würde ich mir den Kopf nicht über die Motive der anderen, sondern nur über die eigenen zerbrechen. Ich würde mir nicht die Mühe machen, über das kleine Spiel verbittert zu sein, weil alle, die am Projekt beteiligt sind, auch daran beteiligt sind. Konzentrieren Sie sich nur auf Ihren Part. Fliegen Sie und kommen Sie zurück. Sie quälen sich nur, wenn Sie sich mit anderen Leuten befassen.«

»Tut mir leid«, sagte ich.

»Ich weiß.«

»Wirklich. Ich bin lange weg gewesen. Ich weiß nicht, wie die Menschen denken – nicht hier draußen. Ich weiß nicht, wie die Welt hier funktioniert. Ich würde ein ehrliches Motiv nicht erkennen, auch wenn Sie es mir auf dem Silbertablett reichten.«

»Ich weiß.«

»Sie glauben wirklich, daß ich es schaffen kann?«

»Ja.«

»Sie glauben wirklich, daß ich der logische Kandidat bin?«

»Ja.«

Das schrumpfende, sinkende, stinkende Gefühl in mir wollte nicht verschwinden. Ich war ein Wrack. Sie mußte recht haben – woher sollte ich eine zweite Meinung bekommen? Aber es war ohnehin alles falsch aufgebaut. Es lief alles falsch. Ich wünschte mir, daß ich sie liebte.

»Gute Nacht«, sagte sie.

»Diese Dokumente aus dem Gefängnis«, sagte ich.

»Ja?«

»Ich übertreibe.«

»Ich weiß«, sagte sie. »Gute Nacht.«

5

Die immerwährende Identitätskrise hat natürlich keine Bedeutung, außer im Sinn der Charakterisierung...

Vielleicht sollte ich sagen, daß die Identitätskrise *alle* Bedeutungen hat – daß sie in Wirklichkeit *totale* Bedeutung ist. Aber Identität ist eine Frage des Selbst, und hier gibt es *ipso facto* kein Selbst, wo es kein Sein gibt. Nur Ego.

Wer bin ich?

Gewiß nicht Harker Lee, der in die letzten Winkel seiner verrückten Nichtwelt gesprengt wird. Hier gibt es keinen Harker Lee, weil hier nur das ist, was Harker Lee ist, und der Name wird bedeutungslos. Ich kann nicht Harker Lee sein – ich bin eine Figur in Harker Lees Traum, und ich muß eine zu spielende Rolle finden, eine Figur, die ich sein kann.

Es ist nicht die Figur, die im Schauspieler Wirklichkeit wird, sondern der Schauspieler, der in der Figur unwirklich wird. Es ist also ein Vorrecht, Zugang zu einer unwirklichen Bezugsstruktur und einem Erfahrungskontext zu bekommen, denn das gibt uns einen Standpunkt, von dem aus wir uns selbst sehen könnten, wenn wir nicht mit der subjektiven Existenz, befleckt von unserem objektiven Selbst, verflucht wären. Durch die Charakterisierung werden wir frei, um zu *agieren*, um zu wissen, was es heißt, in einer Welt ohne *wahres* Sein ein Wesen-in-der-Welt zu sein.

Ich bin hier und wohne mit den Sternen im Inneren dessen, was einmal Harker Lee war und jetzt ein Universum ist.

Ich bin im inneren Raum, dem inneren Raum des Ichs. Vielleicht könnte ich meine Position besser klarstellen, wenn ich fragte: Wer bist du?

Wer *bist du?*

Nicht reines Ich, noch Es, und gewiß nicht Über-Ich. Woraus besteht ihr, Scherben von Harker Lee? Du bist ein Gott, und ich bin dein Doppelgänger, dein grauer Bruder, dein Schattensohn. Ich bin dein alter Ego.

Ich bin ein Reisender auf dem Antlitz deiner Erde, ein Beobachter und Kommentator. Ich bin dein Richter und deine Jury, aber auch dein Gefangener und dein Opfer.

Ich bin dein Diograph, dein Prophet, dein Freund. Ich bin auch dein Hüter, der dafür sorgen wird, daß du sicher und gesund in deine Existenz zurückkehrst.

Wer bin ich? Was ist mein Name und meine Rolle?

Was kann meine Rolle anderes sein als die Luzifers, Iblis', Beelzebubs?

Nun, das ist die Hölle, noch bin ich von ihr entfernt.

Ich bin der Teufel.

Ich tanze, wie Judas tanzt, zur Tarantella des Irren. Wir sind Verbündete, Judas und ich. Wenn du dir etwas erlaubst, Goodman, bringen wir es dir bei. Sei auf der Hut vor uns, Goodman. Judas und ich, wir sind ein scharfes Team.

Mit deinen Träumen kannst du uns nicht ertränken...

Ihr Haar wirbelt wie Sumpfnebel über ihren Schultern und ihrem Hals. Sein Duft ist kalt und zerbrechlich – ein Hauch von Morgenwind würde ihn mit einer Berührung fortwehen. Ihre ganze Gestalt ist kristallen in der wolkigen Dunkelheit, wie sie nach der Morgendämmerung verweilt, und sie flieht zu ihrem Tageslichtschlummer im Sarg eines toten Baumes in einem reglosen Sumpf.

Sie ist so alt wie die Steine, die ihren Ruheplatz bezeichnen. Eine ganz ferne Welt, längst vergessen, aber nie gestorben, verbirgt sich in den Schluchten ihrer Erinnerung. Sie ist Schwester der Dunkelheit unter der Erde und der lichtlosen Meere und der anaerobischen Feuer.

Du willst, daß ich ihr dorthin folge, zu ihrem Stelldichein mit den Gebeinen von Menschen und den steinernen Abdrücken vom Ablauf des Evolutionsprozesses. Du möchtest, daß ich auf dem zerbrechlichen Gefährt ihrer schwebenden Haarflechten reite oder sie auf meinem breiten Rücken dorthin reiten lasse, wohin sie mich mit ihren Sporen gerade treiben will. Du möchtest, daß ich ihre todesähnlichen Träume und ihre traumähnlichen Tage teile. Du möchtest, daß ich mit ihr zu ihren fernen Schicksalen und ihren makabren Häfen gehe. Du möchtest, daß ich den Tod, der ihr Leben ist, aus denselben gemeißelten Bechern trinke und meine Umarmung weit öffne, um ihre Vielfalt an Formen zu umfassen und sie vor allem Zorn und Schaden zu behüten.

Du weißt, daß ich mich freudig in die schwarzen Tiefen ihrer Nachtschattenexistenz stürzen und in ihrem Meer von Schatten und Schande schwimmen sollte, bei ihr bleiben sollte, ganz gleich, ob sie fliegen darf oder zum Kriechen verdammt ist. Mein Geist könnte die Wahrheit immer erkennen, und von der höhnenden Tyrannei deiner Bestechung könnte ich nicht getäuscht werden. Aber nichtsdestoweniger...

Sie träumt von einer immerwährenden, mondlosen Mitternacht, beleuchtet nur von den stillen, sorglosen Sternen. Sie träumt von einem Schattenmantel, der ihre Zärtlichkeit vor dem grellsten Blitz verbergen könnte. Sie träumt vom Ende aller Zeiten, wenn alles Nacht und Trostlosigkeit ist, und sie ist gleich dem ganzen Stamm der müden Menschheit, und die Sonne ist bloß Nachglut.

Ich werde also an ihr vorbeigehen, nur für einen Augenblick, und vielleicht biete ich ihr kleine Geschenke von Perlen und Diamanten an, schütte sie großzügig in den Ozean ihrer Haare. Sie würde mich dann sogar erkennen, und wir könnten miteinander lachen und in der geschwärzten Ruine, die einst das Universum war, aus unseren Träumen eine Schmetterlingspuppe machen, mit dem Wissen, daß sie, lange, nachdem wir fort sind, auseinanderbrechen und einer neuen monadischen Existenz zur Geburt verhelfen wird.

Inzwischen könnten wir fremdartige Säfte trinken und aus vergifteten Erinnerungen nacherfüllte Ruinenstädte bauen. Und wir würden den zweiten Morgen der Zeit nicht fürchten. Aber während überall Leben ist, besteht unsere Ehe nicht einmal aus dem Stoff der Träume. Sie ist eine nutzlose Verlockung.

Agape...

Ich bin gezwungen, durch eine Stadt zu gehen, die von einer üblen Seuche befallen ist. Ich gehe schnell die schweißbefleckte, tränenbefleckte, blutbefleckte, beschmutzte Straße entlang, den Kragen hochgeschlagen, meine Augen hinter bewachten Lidern eingegraben, meine Lippen zusammengepreßt. Ich bleibe nur einmal stehen, mehr wage ich nicht, als meine Füße schwer werden, und ich beobachte einen jungen Mann, der in den Armen ein schlafendes Kind-Mädchen hält, mit einem Körper, auf dem die Zeichen in Rot und Schwarz sich drängen.

»Erwache«, murmelt der junge Mann in das Ohr der Schläferin und haucht auf ihre pockennarbige Wange. Langsam regt sie sich, und ihre toten Augen blicken in die seinen.

»Ich bin tot«, sagt sie leise und ohne Reue.

»Ich habe dich geheilt«, sagt er. »Ich heile die Toten.«

»Nur die Toten dürfen die Toten heilen, die Toten lieben, mit den Toten tanzen, den Toten ihren Tribut entrichten«, zitiert das Kind. »Bist du tot?«

»Nein«, erwidert der junge Mann, »ich lebe noch eine Weile.«

Aber er stürzt auf die Straße, und das Kind läuft davon, um dem Fahrer des Totenkarrens zu befehlen, daß er seine Fracht hierherbringt, während die Dunkelheit seine Augen verzehrt und sich mit seiner Männlichkeit vollstopft.

Das Kind, das nur eine leblose Bürde gewesen ist, wird wieder dazu, als der Fahrer des Totenkarrens hinuntergreift, um sie zu begrüßen, und der Fahrer spuckt auf den jungen Mann und sagt: »Heiler der Toten, heile dich selbst!«

Wir werden von Masken nie genug haben, du und ich. Sie sind die Züge in unserem Spiel, der Stoff unseres Daseins.

Aber laß mich für einen Augenblick *deinen* Stolz prüfen. Laß mich *dich* in Versuchung führen. Tun wir nicht so, als wäre ich hier ganz ohne Talent, nur weil du die ganze Macht und das ganze Wissen hast.

Denk darüber nach.

Du hast Sterne an deinen Himmel gesetzt, wie Sterne an den unsrigen gesetzt wurden. Kannst du dir vorstellen, daß es ein *zivilisierter* Mensch sein wird, der seine Hände in den Himmel strekken und sagen kann: ›Diese Sterne gehören *mir*‹? Könnte das ein sicherer Mann sein, ein selbstsicherer, ein militärischer, ein Mann des Gesetzes oder... sogar dies – ein Mann Gottes?

Es wird ein Mann mit einem Sturm in seinem Wesen sein, einer *Lust* nach Stolz und Leben, Blut und Herrschaft. Es könnte nie ein Mann sein, der in den Beschränkungen seines eigenen Schädels lebt, der *weiß*, was er sieht und fühlt, und alles, was es bedeutet, der die Natur des Universums und den Betrug falscher Götter *begreift.*

Es wird ein Mann sein, der *außerhalb* seiner selbst lebt, dessen Empfindungen Teil eines unbekannten Musters sind, der seinen *Glauben* bewußt in falsche Götter, müßige Träume und unerfüllbare Wünsche setzt.

Es kann kein Mann sein, der an die Wirklichkeit glaubt, sondern nur ein Mann, der an das Schicksal glaubt.

Wenn es in der Menschheit solche gibt, die die Sterne erobern können – und um die Sterne zu erobern, müssen die Sterne ein Teil ihres Lebens werden – sind es immer Menschen der Qual, Ausgestoßene und Barbaren.

Tänzer im Mimus des Irren...

Du und ich, Harker Lee, wir Bruchstücke von Harker Lee. Sie können uns die Sterne nicht wegnehmen. Wenn wir heimgehen, nehmen wir die Sterne als einen Teil von uns mit. Sie können uns nie mehr in uns selbst zurückstecken, geschweige denn in unseren Käfig. Denk daran, Goodman, und bedenke es auf dem Heimweg...

Der dunkle Käfig

4

Schizophrenie ist nicht etwas, was man bekommt wie die Masern, noch ist sie etwas, was einem zustößt wie ein Verkehrsunfall. Schizoid ist etwas, was man ist.

Was hat es zur Folge, wenn man schizophren ist? Es ist, als sei man ein Arzt oder Held – man kann nicht einfach hingehen und das sein, man muß qualifiziert sein. Das ist nicht etwas, was jeder sein kann. Vielleicht ginge es, wenn man es den Leuten zeigen würde, aber seien wir ehrlich, es ist nicht etwas, was man seinen Freunden empfehlen könnte. Jedenfalls wird ihnen der Weg nicht gezeigt. Man zeigt ihnen einen gänzlich anderen Weg, und man zeigt ihn nicht nur, man zwingt sie an jeder denkbaren Einmündung hinein. Das ist ihnen zur zweiten Natur geworden. Sie haben keine Wahl mehr. Es ist nicht die Wahl, schizoid zu sein, die mir Sorgen macht – es sind die Wahlmöglichkeiten, von denen wir nicht einmal wissen.

Wenn du ein Bettler bist, der seinen Lebensunterhalt damit verdient, daß er mißgestaltet ist, so daß du einen besonders mitleiderregenden Anblick bietest – und das ist keine Hypothese, solche Bettler findet man auf jedem Werbeplakat, in jeder Werbesendung auf der Welt –, dann erscheint es dir wahrscheinlich durchaus sinnvoll, deine Kinder auf dieselbe Weise zu verkrüppeln. Damit es sinnvoll ist, geben sie dir verpackte Vokabulare von Motiven und Gründen. (Das ist das Schlimmste – das Allerschlimmste – an den Werbestrategien, womit wir heutzutage leben. Nicht die kapitalistische Ausbeutung mit Produkten, sondern das Verpacken und Verkaufen von Motiven.) Schizophrenie ist etwas, das jene bezeichnet, die entfliehen. Sie ist ein Kollektivetikett; sie ist nicht irgend etwas Einzelnes allein. Die Männer, die die Spanne ihres natürlichen Lebens in Bau C verbringen, sind die eigentlich Entkommenen. Sie haben die Flucht aus dem menschlichen Sein geschafft. Wie schade, daß das menschliche Sein ein Monopol ist und es für sie keinen Ort gibt, wohin sie fliehen könnten.

Du hast kein Recht, dumme Bemerkungen über Fernseh-Werbesendungen und Werbestrategien zu machen, wenn du so etwas schreibst. Was ist das, wenn nicht ein Werbespot zugunsten des schizoiden Zustandes? Du möchtest doch nicht irgend jemandem die Schizophrenie an den Hals wünschen, oder?

Aber wenn du es genau nimmst, dann weißt du es im Grunde nicht. Du möchtest es nicht deinem Nachbarn wünschen, aber liegt das daran, daß du ihm nicht den Standpunkt wünschen oder weil du ihm nicht den Zorn des menschlichen Seins auf sein unschuldiges Haupt herabziehen willst? Du möchtest nicht erleben, daß er in Bau C verwahrt wird.

Nun, das hängt natürlich davon ab, wer dein Nachbar ist. Aber du siehst, wohin das läuft. Letzten Endes weißt du es nicht. Die ganze Welt ist aus dem Gleichschritt geraten, bis auf Charlie, und wie sieht die Lösung aus? Soll Charlie den Schritt wechseln? Oder die Welt? Soll der ganze gottverdammte Haufen aufhören zu marschieren und vernünftig gehen? Ist es wirklich so wichtig, daß alle im Gleichschritt sind?

Aber wenn du vernünftig bist – nun, das bist du natürlich *ipso facto* nicht –, kannst du nicht einmal behaupten, daß es ungerecht wäre. Du kannst nur behaupten, daß es keinen Sinn ergibt. (Natürlich gibt es keinen. Nicht für dich. Du bist wahnsinnig. Wir nicht.)

In den Augen des gesellschaftlichen Münzautomaten – in unseren Augen – ist der Schizophrene ein Versager. Er hat es nicht geschafft, sich uns anzupassen. Er hat den Kontakt zu seiner Umwelt verloren. Es mangelt ihm an der Fähigkeit zur Perzeption der Wirklichkeit. Das ist alles ein Verlust für ihn. Wir sind ganz, nicht er. Er ist der viereckige Stöpsel, aber wir *wissen*, daß das Loch rund ist, weil wir der gesellschaftliche Münzautomat sind. (Hast du runde Schlitze?) Hast du je ein quadratisches Loch gesehen? Hast du je von einem gehört? Wir wissen, daß die Natur ein Vakuum verabscheut – warum hat sie dann so viel davon gemacht? – und vor allem ein quadratisches Vakuum. Absurd, nicht? Quadratische Löcher sind Ketzerei. Eine Sünde gegen die Symmetrie. Wir leben in einem radialen Universum, nicht in einem radikalen.

Du kannst dich eigentlich nicht aufregen, nicht wahr? Du kannst nicht *uns* die Schuld geben. Es ist nicht unsere Schuld, verdammt. Ich meine, die Sonne scheint eben nun mal aus unseren Ärschen, nicht? Wir haben sie da nicht hingetan, wir nicht. Du weißt, daß das alles deine Schuld ist, und du bekommst, was du verdienst. Wir sagen dazu – was du *brauchst*. Natürlich gefällt es dir nicht, und du nimmst es nicht hin, und du glaubst es nicht. Aber du glaubst ja überhaupt nichts, nicht wahr, du armes, ungläubiges Wesen? Wie kannst du nur ohne Glauben leben? Wir glauben.

Leidenschaftlich.

Vernünftig.

Natürlich.

Wir *können* nicht glauben, daß du nicht glauben kannst. Denn wir sind unfähig, an die Unfähigkeit zu glauben zu glauben. Natürlich. Das ist nur vernünftig, wie du zugeben *mußt*. Du hast keine Leidenschaft; du mußt im Irrtum sein. Das ist Sabotage gegen die Menschheit. Du bist ein Verräter. Eine Schande für die Rasse. Wir empfinden soviel Mitleid mit dir.

Wahnsinn ist ein Maß der Diskrepanz zwischen dir und uns.

Wahnsinn ist ein Maß der Diskrepanz zwischen dir und mir.

Ich bin ein Gläubiger, eine Maske, ein vom gesellschaftlichen Münzautomaten auf dein Gesicht geklebtes Etikett. Glaube ist der wichtigste Bestandteil. Schizophrenie ist eine einfache Entfernungseinheit, wie der Zoll oder das Parsec. Und das ist keine kluge Bemerkung, sondern eine buchstäbliche Feststellung der Wahrheit. Schizophrenie ist eine Maßeinheit entlang eines Kontinuums – eine Dimension, wenn du willst –, das es im realen Raum gibt. Es ist das, was zwischen hier und dort, zwischen dir und mir liegt. Zwei Schizophrenien würden mich doppelt so weit entfernen. Ich bin nicht sicher, ob du mich dann noch sehen könntest. Vielleicht wäre ich zu weit weg. Vielleicht wäre ich tot. Aber das Wichtige, was ihr wunderbaren Leute da draußen euch alle merken müßt, ist, daß ihr *gar nichts* über Raum und Entfernung wißt. Ihr habt noch nicht einmal angefangen, euch davon eine Vorstellung zu machen.

Hier bin ich.
Da seid ihr.
Ich kann euch sehen, und ihr könnt mich sehen.
Aber wir glauben nur an mich. Wir glauben nicht, daß es dich gibt.
Ich glaube nicht an dich.
Du brauchst gar nicht zu glauben. Niemand zwingt dich.
Du machst dir keine Sorgen darüber. Das brauchst du nicht.
Aber ich habe ein Problem.
Und wenn ich ein Problem habe, hast du auch ein Problem.
Probleme bringen die Menschen um den Verstand.
Ich möchte dich um meinen Verstand bringen.
Wie fühlst *du* dich?

Was ist so besonders an Harker Lee, der – ich glaube, da sind wir uns alle einig – den Verstand nicht verloren hat? Die Person, die man fragen muß, ist Jenny Segal. Sie ist diejenige, die dir die Kopie der Antwort übergeben soll. Sie ist diejenige, die dafür bezahlt wird, zu begreifen. Sie ist die Heldin, die sich allein und unerschrocken in die Höllen und Unterwelten und das Fegefeuer – ja, sogar in den Tartarus – wagt, um die drakonischen Psychosen aufzusuchen und dem feurigen Atem ihres Nicht-Sinns standzuhalten und ihre vielfarbigen stählernen Rüstungen mit ihrem goldenen Schwert des Begreifens und ihrer Lanze der Erklärung zu durchbohren. Sie ist die Heilige, die ihr Leben der Ritterlichkeit und der Suche nach dem Gral des gesunden Geistes geweiht hat.

Und sie begreift. In Grenzen. Stets in Grenzen. Wer hat je von Verstehen ohne Grenzen gehört? Die Grenzen ihres Glaubens. Verstehen ist eigentlich nur außerhalb der Grenzen des Glaubens möglich, aber wir versuchen es. Wir akzeptieren dieses letzte Argument natürlich nicht. Ganz und gar nicht.
Wir glauben, du redest mit dem Hintern.
Wir halten dich für bekloppt.
Wir begreifen *nicht*.
Und wir sind verdammt stolz darauf.
Wie fühlst *du* dich?
Das ist es, was Jenny sagt:
Ein Schizophrener ist ein Heuchler. Er gibt vor, zu sein, was er nicht ist, nämlich ›wirklich‹ im Zusammenhang des Glaubens der Gesellschaft. Ein Schizophrener leidet an einer Lücke zwischen

seiner inneren Erfahrung von sich selbst und seiner äußeren Wahrnehmung der Welt nur, weil er vorgibt, zu sein, wofür die Welt ihn hält, nämlich wirklich, obwohl er weiß, daß er es nicht ist. Die Unterscheidung ist eine des Kontexts. Das Selbst, das in seinem eigenen Kontext der Wirklichkeit existiert (im Weltkontext nicht wirklich), ist ein und dasselbe wie das Selbst, das im Weltkontext wirklich ist (aber unwirklich in seinem eigenen), aber es scheint von ihm verschieden zu sein (und kann auch der Außenwelt so erscheinen; daher der Mythos von der ›gespaltenen Persönlichkeit‹).

Alles das ist einfach nicht klar. Es muß geflickt werden. Es muß einfach und leicht verständlich werden.

Aber es ist nicht leicht zu verstehen. Das ist es ja. Eben weil es nicht leicht zu verstehen ist, wird niemand es jemals auch nur versuchen. Sie müssen Alternativ-Erklärungen finden, ›rationale‹ Darstellungen dessen, was sie nicht verstehen. Deshalb haben sie den Wahnsinn erfunden. Das ist eine Tarnung.

Dann mußt du auch eine Tarnung verwenden. Benütze raffinierte Tricks und ein paar ausgefallene Vergleiche. Jenny sagt, Schizophrene täten so, als ob. Tu also so, als ob. Tu so, als könntest du dich rechtfertigen. Tu so, als als sei eine Rechtfertigung möglich und notwendig.

Kann nicht.

Versuche es.

Ich zitiere:

»Harker«, sagt Jenny, »Sie haben das Gefühl, daß der Harker Lee, den die Welt sieht (etikettiert), unwirklich ist. Die Welt hat das Gefühl, daß der Harker Lee, der so empfindet, *ipso facto* unwirklich und eine Halluzination ist. Hier besteht eine grundlegende Meinungsverschiedenheit. Alle anderen ergeben sich daraus. Die Welt wird den Standpunkt, von dem aus Sie Harker Lee als wirklich betrachten, nicht als gültig ansehen, und umgekehrt. Es ist nur zu leicht, die Tatsache aus den Augen zu verlieren, daß wir nur über eines sprechen; es scheint so viel leichter zu sein, so zu tun, als gebe es zwei Dinge. Wenn es zwei gibt, ist das Problem einfach: Welches ist das wirkliche? Aber es gibt nur eines, und das Problem ist daher so viel komplizierter: Welcher *Kontext* ist wirklich?

Sie bestreiten das Vorhandensein von Emotionen in sich. Das ist keine Beobachtung, sondern es ergibt sich aus der ursprünglichen

Dichotomie. Sie können das Vorhandensein von Emotionen nicht akzeptieren, weil Sie das Gefühl haben, daß sie ein Attribut der falschen Ausgabe von Ihnen wären. Wenn Sie Ihrem wahren Ich Emotionen zuschrieben, würde die Welt ihre Gültigkeit bestreiten. Es ist eben einfacher, ganz ohne sie auszukommen, so zu tun, als existierten sie nicht. Das ist die Strategie, die auf beiden Seiten des Konflikts angewendet wird, um mit den verschiedenen Streitfragen fertig zu werden. Wenn man im Zweifel ist, bestreite man einfach ihre Existenz. Das ist die Strategie, die sowohl Sie als auch die Welt anwenden.«

Eigentlich simpel.

Es beginnt sinnvoll zu erscheinen, daß bestimmte Fürwörter in diesem Dokument auf ungewohnte Weise verwendet werden. Jeder, der geglaubt hat, das sei nur Affektiertheit, hat das noch nicht verstanden. Der Gebrauch der Fürwörter soll etwas mitteilen. Es ist ein Kniff zur Verständigung. Wirkt er?

Wirkt überhaupt etwas?

Man nehme den Titel der Autobiographie ›Das Leben Harker Lees aus zweiter Hand‹. Aus zweiter Hand? Nein, das ist nicht einfach ein Gag. Es bedeutet, daß das darin dokumentierte Leben von der Welt draußen hergeleitet wird und nicht in Harker Lee entspringt. Jeder, der glaubt, daß er sein Leben aus erster Hand lebt, ist geistig normal. Jeder, der glaubt, daß sein Leben soundso oft hin- und hergetauscht worden ist, ist verrückter als ich und hat meine Glückwünsche und meine Bewunderung.

Weitere Dinge, die Jenny über mich sagt und die ein bißchen nützlich sein, ein Quentchen mehr Einsicht bringen könnten:

Jenny sagt: »Sie spielen sehr gut Poker, weil das Ihre Vorstellung von der Wirklichkeit stützt. Poker sind Sie und nicht das falsche Sie, das die Welt in ihren Berechnungen verwendet. Sie gewinnen zum Teil deshalb, weil Sie gänzlich frei von dem falschen Glauben an Glück sind, zum Teil, weil Sie völlig frei von dem falschen Glauben an die Absolutheit der Karten in Ihrer Hand sind. Wenn ein anderer setzt, dann sagt er entweder die Wahrheit über den Wert seiner Karten, oder er lügt. Für Sie gibt es keine solche Unterscheidung. Für einen normalen Menschen ist ein Bluff eine Lüge; für Sie ist Bluff Wirklichkeit, die Lebensweise. Die Konditionierung der Gesellschaft kann einen Menschen nur behindern, wenn er sich in den Mikrokosmos eines Pokerspiels begibt. Eine solche Behinderung kennen Sie nicht.«

Jenny sagt: »Sie tragen eine dunkle Brille, um Ihre Augen zu verbergen. Sie ist eine Verkleidung, die Sie beim Diskutieren und allen direkten Beziehungen zu anderen Menschen verwenden. Die dunkle Brille verbirgt die Tatsache, daß das Selbst, das an solchen Beziehungen teilnimmt, seinerseits wieder bloß eine Verkleidung für eine völlig andere Vorstellung von Harker Lee ist. Ihr ständiger Sarkasmus ist eine ähnliche Neuverkleidung. Sie tarnen die Absicht all dessen, was Sie sagen, indem Sie dafür sorgen, daß alles unaufrichtig klingt. Das können Sie gleichermaßen mit wahren wie mit falschen Behauptungen tun, weil der Unterschied – für Sie – völlig irrelevant ist.«

Jenny sagt: »Sie tun absichtlich das, was man von Ihnen nicht erwartet, um die Nicht-Wirklichkeit der Erwartungen zu betonen, die andere Leute hegen.«

Und Jenny sagt: »Sie können sich für geistig normal ausgeben. Vor allem in dieser Zeit, wenn die bewußte und fortwährende Mißachtung gesellschaftlicher Erwartungen an sich eine anerkannte und wirksame gesellschaftliche Strategie ist. Sie können die Leute dazu bringen, Sie als wirksame Einheit in der Gesellschaft zu akzeptieren. Sie sind, von ihrem Standpunkt aus, gesellschaftlich anpassungsfähig. Sie können Sie einfügen. Das verleiht Ihnen Vorteile, über die Schizophrene gewöhnlich nicht verfügen. Sie haben eine sehr starke Persönlichkeit und sind hochintelligent. In dieser Zeit, wo die Welt so kompliziert ist, daß die Menschen sogar davon ausgehen, daß sie nicht begreifen *können*, erwecken Sie in anderen weniger Feindseligkeit und Furcht, als das in jeder anderen Geschichtsperiode der Fall gewesen wäre. Sie können sich als normal ausgeben. Und während Sie das tun, können Sie sich mit der Gesellschaft auf eine Weise verbinden, die sonst nur wenigen Schizophrenen offensteht. Hätten Sie nur nicht...«

Ja, nun, ich habe.

Na bitte.

Eine große Gelegenheit versäumt? Das ist es allein, wie Jenny es sieht. Man muß bedenken, daß Jenny als berufsmäßige Nußknackerin sehr voreingenommen ist.

Aber du mußt zugeben...

Harker, das bist du.

Wie fühlst *du* dich?

Okay.

Du dankst Jenny für das, was sie erreicht hat. Du möchtest

Jenny für das lieben, was sie ist und was sie dir bedeutet. Aber du kannst nicht. Das Leben ist hart.

Das ist ein Nachtrag.

Du glaubst, daß du ein Selbst und einen Körper hast. Der gesellschaftliche Automat erklärt, daß der Körper das Selbst *ist*, daß das Selbst *im* Körper ist.

Du bist anderer Meinung.

Dein Selbst ist nicht in deinem Körper. Dein Selbst hat keinen Körper. Dein Selbst ist niemand.

Dein Körper ist in der Welt wirklich. Er hat kein Selbst; er muß von der Welt eines bekommen. ›Ich‹ bin selbst, nicht eigentlich ein Selbst, sondern eine Erweiterung des Körpers ins Selbst.

Dein Selbst existiert *anderswo*, in einem Raum, in dem Schizophrenie eine Einheit der Entfernung ist. Das ist der ganze Raum (vieldimensional). Der Weltraum (so genannt) ist nur dreidimensional und ein Auszug vom Allraum.

Und?

Das ist ein Anhang, genannt Anhang A. Ich werde ihn in meinem Papierkorb lassen, weil ich weiß, daß Major Chalk hereinkommen und ihn bei der ersten Gelegenheit durchsuchen wird, weil ich weiß, daß er nicht wagen wird, etwas anderes zu tun, als dieses Stück Papier an die richtige Stelle in meiner Akte zu befördern – nämlich an das Ende des interssantesten und verwirrendsten aller Dokumente: ›Das Leben Harker Lees aus zweiter Hand‹. Ich hätte große Lust, es auf dem Rost zu verbrennen und Major Chalk die Mühe zu machen, es bis zum letzten Wort wiederherzustellen. Ich wünsche mir, daß es einen Weg gäbe, das Blatt Papier zum Kreml zu schaffen, so daß er hingehen und es zurückholen müßte, wobei er vielleicht festgenommen, verhört und erschossen werden würde. Seien wir ehrlich, man würde es ihm nie glauben, wenn er sagen würde, er suche nur einen Anhang zur Autobiographie eines Wahnsinnigen. Anhang Zwei wird vermutlich im WC hinuntergespült gefunden werden. (Das ist übrigens eine Lüge – Anhang Zwei wird an einer ganz anderen Stelle sein, aber ich weiß ganz genau, daß die Vorschriften, da ich das nun einmal geschrieben habe, Major Chalk zwingen werden, in den Abflußrohren nachzusehen.) Wie geht es Ihnen, Major Chalk? Immer lächeln.

Hier beginnt Anhang Eins.

Mein Paß trug ein Lichtbild, und ich dachte, es könnte nützlich sein, mir ins Gedächtnis zu rufen, wie ich aussehe, weil ich eine weite Reise mache und nicht sicher bin, daß dort, wo ich hingehe, die Spiegel funktionieren. Ich vergewisserte mich dadurch, daß ich den Paß dem Spiegel zeigte.

Ich schreibe das übrigens, kurz bevor ich mit TITAN ins Nichts geschossen werde. Dieser Anhang befaßt sich in erster Linie mit Ratschlägen für Schizophrene.

Ich klappte den Paß auf, um zu prüfen, ob ich wirklich der war, als den man mich bezeichnete, und erfuhr, daß mein Name fast sicher Harker Lee war, und daß die Beschreibung in fast jeder Beziehung dem Lichtbild entsprach (bis auf die Größe, die in Wirklichkeit ungefähr drei Zentimeter beträgt, die Farbe, die von monotonem Grau ist, und keine besonderen Kennzeichen, weil da ein sehr auffälliger weißer Rand ist. Bitte sich darum zu kümmern, hohe Behörde!)

Alles wird in Ordnung gehen.

Eine Sache von höchster Einfachheit.

Nun zu den Ratschlägen. Was man immer bedenken muß, ist folgendes:

Alle Wahrheit ist bedingt.

Das, was für wahr gehalten wird, ist das, was beweisbar wahr ist – das heißt, das, was wahrgenommen werden kann – nicht von dir, von jemand anderem, der dir recht gibt – oder das, was durch einen Prozeß unangefochtener Logik bewiesen werden kann.

Aller Beweis und alle Wahrnehmung beruhen auf Prämissen. Beweis ergibt sich aus der logischen Synthese von Ideen. Wahrnehmung ergibt sich aus der gewohnheitsmäßigen Synthese von Ideen. Sowohl Wahrnehmen als auch Beweisen sind schöpferische Prozesse.

Wenn alle Blumen leben und eine Rose pinkfarben ist, dann folgt daraus logisch, daß eine Tulpe eine Pflanze ist. Es ist von äußerster Wichtigkeit, die Grundsätze zu erfassen, die das Fundament dieser Argumentation bilden, weil sie ständig in Gebrauch sind.

Es ist gleichermaßen wahr, daß wenn eine Katze neun Leben hat und die Neugier der Tod der Katze war, die Neugier eine der tödlichsten Kräfte ist, die es gibt, und ich rate euch allen, nicht damit zu spielen.

Das entscheidende Wort in diesen beiden logischen Konstruktionen ist das Wort ›Wenn‹. Zu behaupten, eine Schlußfolgerung sei wahr, weil die Prämissen wahr sind, ist der FEHLER der Festlegung durch den Glauben. Ich würde darauf besonders achten, weil wir alle Fehler machen.

Es ist nur wahr, daß der Himmel blau ist, wenn ich richtiggehe in der Annahme, daß der Himmel blau ist, woraufhin ich es beweisen kann. Alle Sinneswahrnehmung ist so bedingt wie die logische Analyse, und auf dieselbe Art und Weise.

Es gibt keine absolute Wahrheit.

Aber selbst ohne die Wahrheit gibt es immer noch die Wirklichkeit, die nicht bedingt ist. Die alberne Idee, daß etwas wahr sein müsse, um wirklich zu sein, oder umgekehrt, ist der Fluch der modernen Gesellschaft.

Eine Lüge, eine Illusion, eine Halluzination täuscht. Eine Lüge ist eine Lüge, weil sie täuscht, und aus keinem anderen Grund. Eine Lüge mag unwahr sein, aber es gibt keinen vorstellbaren Grund, warum sie es sein müßte. Eine Lüge kann nicht der Gegensatz einer Wahrheit sein, weil eine Wahrheit bedingt ist und eine Lüge nur zu täuschen vermag, wenn sie unbedingt ist.

Eine Wahrheit kann eine Lüge sein, wenn sie täuscht. Sie täuscht, und das tun praktisch alle Wahrheiten, durch stillschweigendes Folgern.

Die Aussage ›Diese Aussage ist eine Lüge‹ ist nur eine Lüge, wenn sie wahr ist. Sie *ist* eine Lüge, weil sie täuscht. Deshalb ist sie wahr. Sie täuscht, weil sie ein Paradox impliziert, das keine Realität besitzt. Alle Paradoxa entstammen Irrtümern dieser Art. Man möchte glauben, das bloße Vorhandensein von Paradoxen würden den Leuten klarmachen, daß ihre Art, die Dinge zu betrachten, nicht real ist, so wahr sie auch sein mag, aber das ist leider nicht der Fall.

Es gibt in der Wirklichkeit keine Polarität.

Gegensätze existieren nicht.

Cogito ergo sum ist eine Lüge. Es ist eine Lüge, weil es Logik unterstellt, wo keine ist. Das ist ein Beispiel dafür, wie die Logik sich ihre eigenen Fallen stellt. Vorsicht vor der Logik. *Cogito* unterstellt *sum*. (Für die Interessierten könnte man auch darauf hinweisen, daß *sum* [Wort] *cogito* [durch Wort beschriebener Begriff] unterstellt und deshalb das Ganze wechselseitig sich selbst trägt, so daß *ergo* [a] überflüssig und [b] ohnehin ein falscher Begriff ist.

Glaube ist Festlegung. Glaube an eine Aussage, an einen

Grundsatz oder an eine Wahrheit weist von Natur aus die Möglichkeit zurück, daß es gegensätzliche Aussagen, Grundsätze oder Wahrheiten geben könnte. Dabei ergibt sich der Begriff der Gegensätze selbst aus der Infrastruktur des Glaubens. Glaube ist Widerspruch in sich selbst. Alle Wahrheit ist bedingt, deshalb ist jeder Glaube absurd. Der Glaube bestreitet die Bedingtheit der Wahrheit.

Aller Glaube täuscht. Aller Glaube ist Lüge.

Glaube kann mir nur schaden.

Ich weise ihn zurück.

Ihr werdet es ebenso leicht finden, ihn zurückzuweisen, wenn ihr jede Emotion abweist. Emotion ist die Quelle des Glaubens. Ohne Emotion kann man den Glauben leicht abschütteln.

Der einzige Grund, weshalb ich den TITAN-Flug überleben kann, ist der, daß ich nicht in die Falle, die Wirklichkeit zu bestreiten und sie damit zu verlieren, gezwungen werden kann.

Das Ganze ist ein Spiel. Das einzige Spiel ist, die Figur im Spiel zu halten (*nicht* zu gewinnen).

Die Figur bin ich. Identität, Person, Wesen.

Ich werde aus dem Hyperraum zurückkommen.

Ich kann und ich will.

Anhang Zwei. Diese letzte Behauptung sollte ich wohl lieber rechtfertigen. Jedenfalls erklären. Ich muß immer alles erklären. Nun, wir haben alle unser Kreuz zu tragen. Ich will so tun, als wären Sie schwachsinnig. (Chalk, das ist für Sie.)

Man stelle sich ein Stück Papier vor, dreimal zwei Einheiten.

Das Papier wird durch eine Linie in zwei gleiche Hälften geteilt. Die Linie ist zwei Einheiten lang.

Die Linie bewegt sich seitlich über das Papier. Sie teilt das Papier noch immer in zwei Teile, aber die Teile sind nicht mehr gleich groß. Die Linie ist aber immer noch zwei Einheiten lang, und sie wird es bleiben, bis sie den Rand des Papiers erreicht, an welcher Stelle die zwei Teile der Fläche noch sechs Quadrat- bzw. null Quadrateinheiten betragen.

Die Ausdehnung der Flächen, die diese Linie trennt, kann durch die Kenntnis von der Länge der Linie *nicht* bestimmt werden (Mitteilung des Autors).

Man dehne das Modell nun auf drei Dimensionen aus. Wir haben jetzt eine Fläche, die einen Würfel teilt. Lassen wir die Gleichseitigkeit – wir haben eine Fläche. Er trennt sein inneres Wesen von der Welt, die ihn enthält. Es ist gleichermaßen richtig, zu sagen, daß er die Außenwelt von dem inneren Wesen trennt, das sie enthält. Wir operieren jetzt in insgesamt vier Dimensionen: Die menschliche Fläche selbst besitzt drei, so wie die den Würfel teilende Fläche zwei und die das Stück Papier teilende nur eine hatte.

Das Entscheidende ist dies: Wenn wir die Dimensionen eines Menschen messen, können wir niemals hoffen, etwas über die relativen Dimensionen seines inneren Seins und des äußeren Raums zu erfahren, nicht einmal etwas über ihre tatsächliche Größe (das Stück Papier von vorhin hätte ein unendlich langer Streifen sein können, auf dem die Trennlinie doch nur zwei Einheiten lang war).

Entweder inneres Wesen oder äußerer Raum oder beide könnten unendlich sein. Entweder inneres Wesen oder äußerer Raum oder beide könnten unmeßbar klein sein. Wir wissen es nicht. Wir können es nicht wissen. Unsere Beobachtungen beruhen nur auf unseren Annahmen.

Um schneller als das Licht zu sein – um in die Bereiche des äußeren Raumes vorzudringen – müssen wir der Masse ausweichen und damit der Materie-Phase. Wir müssen uns also in eine Tachyon-Phase begeben, in einen Zustand, wo die Beziehung zwischen Materie und Beschleunigung anders und manipulierbar ist.

Um uns aber in eine Phase zu versetzen, die uns Zugang zum Weltraum ermöglicht, müssen wir uns durch diese Versetzung auch Zugang zum inneren Wesen verschaffen. Über beide wissen wir sehr wenig. Wir könnten sehr überrascht sein, festzustellen, dort die Gebiete zu finden, die der Erforschung wirklich zugänglich sind, statt derer, die wir dort eigentlich erwarten.

Überlichtgeschwindigkeitsversetzung in die Tachyon-Phase ist ihrer Natur nach schizophrene Erfahrung. Ich habe eine Vorstellung davon, wie das sein wird. Ich habe eine Vorstellung davon, wie man damit fertig werden kann. Die Männer in den anderen TITAN-Schiffen hatten keine.

Was den anderen Raumfahrern zustieß, war dies: in der Tachyon-Phase fanden sie sich in einem neuen Kontext der Wirklichkeit wieder. Sie fanden sich, zum erstenmal, in ihrem eigenen inneren Wesen. Sie waren in keiner Weise auf das vorbereitet, was sie dort fanden. Sie waren im Grunde in einem Kontext, von dem ihr ganzer, gesellschaftlich bedingter Glaube sagte, daß er unwirklich sei und nicht existieren könne. Jeder befand sich allein in einem Modus der Wirklichkeit, der ihnen von den Bedingungen ihrer irdischen Existenz verboten worden war.

Man konnte nicht von ihnen erwarten, daß sie sich anpassen würden.

Jeder von ihnen wurde zum Gott. Es ist beileibe nicht einfach, ein Gott zu sein. Ihr Glaube kam nicht zurecht damit.

Ihr Selbst zerfiel.

Abgesehen von Lindquist. Lindquists Selbst überlebte.

Aber es kann nicht zurückkommen.

Ich kann es. Du kannst es.

Eine Anmerkung. Wahrscheinlich die letzten Worte, die diese Autobiographie mir je abringen wird.

Ich durfte das Schiff taufen. Ich hätte nicht geglaubt, daß sie das tun würden – nicht für einen armen Verrückten, der bei diesem Spiel mehr Opfer als Held ist. Aber sie haben es wirklich getan. Es ist wirklich mein Schiff.

Ich habe das Schiff ›Canaan‹ getauft.

Versteht sich.

Der Tanz des Irren

6

Menschenmengen kommen in meinen Träumen nicht oft vor; Menschenmengen sind immer schwer zu bewältigen. Aus diesem Grund fühle ich, wenn die Mengen doch auftauchen, stoßend und drängend und ihre leeren Gesichter in kaleidoskopische Kreise pressend, den Druck um so stärker. Ich habe immer eine Art Horror davor gehabt, beobachtet zu werden, und die Tatsache, daß die Zuschauer keine Gesichter haben, nur Augen, macht das Entsetzen wirklicher.

Während der Mob drängt und schiebt, läßt der Mann in der Totenmaske, der in der Menge immer gegenwärtig, aber nie ein Teil von ihr ist, mit einer kunstvollen Geste seiner vermodernden Finger eine Rose verdorren. Die in einer knochigen Hand zerquetschten Blütenblätter fallen wie Steine auf den Boden. Der Mann in der

Totenmaske lächelt mich an, und ich senke bestätigend den Kopf.

Die Menge ist entsetzt.

»Wie kann der Tod dein Freund sein?« fragt ein Mann in der Menge – Cain Urquhart, glaube ich, obwohl ich keine Gewißheit habe, weil ich ihn nicht sehen kann.

»Warum nicht?« frage ich zurück. »Wir können zusammenarbeiten. Ich glaube, wir stehen auf derselben Seite.«

Dieser Gedanke mag gefährlich sein, aber nur, wenn er falsch ist. Tod und Teufel sind oft schon von weiseren Visionären als mir als Partner gesehen worden. Auf die Aufforderung hin, den Teufel und alle seine Werke zu verleugnen, erwidert der Sterbende: In diesem Augenblick darf man sich keine Feinde machen. So soll es sein. Hinter der Maske könnte Judas stecken. Oder Mastervine. So oder so...

»Ich begreife nicht«, sagt die Stimme in der Menge. Auf keinen Fall Urquhart, der Meister des Begreifens. Madoc? Petrie? Chalk?

»Wir kollaborieren«, sagte ich zu ihm (ihr?). »Wir haben gleiche Vorstellungen und gleiche Ansichten. Wir sind Zwillingsprismen, die nur deshalb ihr Licht in verschiedene Richtungen streuen, weil die Lichtquelle so unendlich variabel ist. Wir haben dieselben Potentiale.«

»Hast du keine Angst?« Die Menge kommt näher und erstickt mich mit ihrer Aufmerksamkeit und Neugier. Nur der Mann in der Maske des Todes hat Raum, sich zu bewegen.

Ich antworte nicht.

»Wir winden uns in Qualen unter dem Schatten seiner Skeletthand«, sagen sie zu mir. Ich kann nicht entscheiden, ob sie mich warnen wollen oder meinen Mangel an Angst bestaunen.

»Diese Hand hält jeder«, erwidere ich. Aber die Menge begreift nicht – sie glaubt mir nicht einmal. Wo ist Dalquier? Oder Cannon? Oder Mastervine? Es ist doch gewiß so, daß die...

Der Mann in der Totenmaske greift mit seinen Händen in die Menge und beginnt die Schädel der Menschen zu zerquetschen, und die Knochenstücke fallen wie Rosenblätter, und wir lachen, den Scherz mit unserem geteilten Selbst gemeinsam genießend.

Die Menge stiebt auseinander.

Ich folge den Leuten, lasse den Mann in der Totenmaske hinter mir, damit er aufräumt. Ich rufe, weil es mir plötzlich sehr wichtig erscheint, daß sie begreift, der Menge zu: »Ich lehre euch, Übermenschen zu sein. Ich lehre es durch das Beispiel. Wir sind Übermenschen. Der dunkle Käfig ist eine Schranke, die man zerbrechen muß, und das ist der Weg, sie zu zerbrechen.«

Jetzt bin ich einsam. Die Menge umgibt mich noch, aber die Menschen sind jetzt nicht mehr als flüchtige Schatten, vor der Macht meines Blickes verblassend, sich verbergend vor dem Echo meiner Worte.

»Wir *haben* etwas über euch hinaus geschaffen«, sage ich ihnen, obwohl sie fast alles versuchen, um nicht zuhören zu müssen. »Die große Flut wird nie verebben. Wir werden uns nicht auf die Ebene des Tieres abschieben lassen. Wir werden den Menschen transzendieren. Wie der Affe für den Menschen nur ein Ding der Schande ist, so ist der Mensch für TITAN nur ein Ding der Schande...

Wir haben den Weg vom Wurm zum Menschen zurückgelegt, und wir tragen in uns das ganze Vermächtnis des Wurms, wie wir das Vermächtnis des kriechenden Reptils und des kletternden Affen tragen. Wir sind zusammengesetzt aus Pflanze und Phantasma, aber trotzdem sind wir Titanen...

TITAN ist der Zweck der menschlichen Rasse. Wenn wir nur sagen wollten: TITAN *wird* der Zweck der menschlichen Rasse sein...

Bleibt der Erde treu, aber tragt mit mir meine außerirdischen Träume. Wenn dies Gift ist, dann nehmt dieses Gift in eure Körper auf. Als Gott für tot erklärt wurde, hörten die Lästerungen dieses Gottes auf. Jetzt ist die Sünde, die des Menschen Seele bedrückt, die Lästerung des Menschen, des Lebens, des Wissens.

Wenn eure Seelen mit Verachtung auf den Leib eines Menschen geblickt haben, habt ihr dann je *wirklich* gezweifelt, ob ihr recht habt? Daß die Seele den Leib mager, häßlich und schlecht versorgt verläßt, war das Bösartigkeit oder Wirklichkeit? So suchte die Seele Leib und Erde zu entkommen, und haben wir das nicht erreicht? Könnte man je unsere Seelen einsperren? Könnten die Käfige unsere Seelen auslaugen?

Sind eure Seelen schwach, abscheulich und weisheitshungrig? Seid ihr eine Verschmutzung auf dem Antlitz der Erde? Muß der Aftermensch ein Meer der Befriedigung und Verachtung sein, um solche Verschmutzung aufzunehmen und sich vor Schuld zu zerstören?

Nicht, wenn *wir* das nicht wollen. Die Stunde der Verachtung braucht nie zu kommen. Für den Erben des kriechenden Reptils ist Raum unter den Sternen im Himmel...

Wir sind TITANEN ...«

Sie fliehen vor meinen Worten in alle Ecken, die der Zufall ihnen auftut. Um mir zu entkommen, flüchten sie sogar zurück zu den Armen des Mannes in der Totenmaske, der sie mit einem Lächeln begrüßt... ich lache nicht mehr mit ihm. Ich könnte weinen, aber es ist nicht nötig. In einer anderen Zeit, in den Käfigen, werden sie zuhören, und selbst wenn sie sich zu glauben oder zu begreifen weigern, werden sie nehmen, was sie müssen. Judas Dancer wird ein Schiff zu den Sternen befehligen; Sam Mastervine wird es steuern; Luis Dalquier wird den Kurs berechnen; Nathan Petrie und Steve Cannon und Manny Madoc und Con Radley und Cain Urquhart werden die Besatzung sein. Bedbug wird die Maschinen pflegen, und ich werde das Schiff im Himmel erwarten.

Ich lasse die Menge von mir weg ins grelle Licht stürmen. Ich bleibe.

Ich gehe durch die seidige Luft, und die Leichtigkeit meiner Füße führt mich auf einen Berggrat. Ich stoße auf einen kleinen Mann, dessen Schultern sich unter einem bunten Bündel beugen.

»Darf ich dir mit deiner Last helfen?« frage ich ihn. Mein Herz ist kalt und starr, wie in einer Granithöhle eingemauert, aber ich kann es nicht ertragen, die furchtbare Krümmung seiner Schultern zu betrachten. Mir wird übel dabei.

Der kleine Mann schüttelt den Kopf und sagt: »Du kannst diese Bürde nicht tragen.«

»Ist sie so schwer?« fragte ich ihn, mit einem Lachen auf den Lippen.

»Es ist das Himmelsgewölbe«, erwidert er leise.

Und er lächelt.

5

Man wollte mich nicht allein zu Mike Sobieski lassen, obwohl Jenny sich freundlicherweise dafür einsetzte. Ich brachte es fertig, Major Hurst mit seinem frischen Gesicht – er ist mein Zweit-Kindermädchen – zu sagen, er möge sich zum Teufel scheren, aber Sobieskis Arzt – auch vom Militär – wollte dabeisein, um sich zu vergewissern, daß ich keine Giftpfeile auf seinen Patienten spucken würde. Als ich jedoch, gefolgt von dem Arzt, das Krankenzimmer betrat, sagte Mike zu ihm, er möge verschwinden und uns in Frieden lassen.

»Natürlich beobachtet er uns dann eben durchs Glas«, erklärte Mike und zeigte auf den Spiegel, »aber der Teufel soll mich holen, wenn ich ihn um mich herumschweben lasse wie den Todesengel.« Ich zog einen Stuhl heran und stellte ihn genau zwischen Mike und den Spiegel.

Er hörte sich nicht so gut an. Es war nicht die Schwäche seiner Stimme oder etwas in dieser Art – nur eine bestimmte Betonung, die Enttäuschung und Bitterkeit verriet.

»Wie fühlen Sie sich?« fragte ich.

»Wie soll ich mich schon fühlen?« gab er zurück. »Betäubt. Nur eine Hälfte von mir ist in dieser Welt – die andere Hälfte ist abgehackt und päckchenweise in Morphia oder sonstwo gelagert. Sie töten den Schmerz und mich damit. Es wundert mich, daß sie mir meinen eigenen Kopf lassen. Aber Morphium ist eine gute Sache – wenn ich nachmittags schlafe, habe ich wunderbare Träume. Sehr lebendig.«

»Sie schlafen nachmittags nicht«, sagte ich.

»Verraten Sie denen das nicht«, bat er. »Aber am mangelnden Willen liegt es nicht. Man rationiert mir die reale Zeit, und mit der, die sie mir stehlen, kann man nichts tun, als schlafen und träumen. Wenn ich kann. Mehr Traum als Schlaf, fürchte ich. Aber wie gesagt, sehr lebhaft. Entspannen Sie sich doch, Herrgott noch mal. Sie erschrecken mich zu Tode, wenn Sie so dasitzen.«

Ich entspannte mich. Er hatte damit zu tun, Atem zu holen.

»Werden Sie es tun?« fragte er plötzlich.

»Habe ich eine Wahl?« Das war die falsche Antwort. Ich hatte vergessen, daß man zu verschiedenen Leuten nicht dasselbe sagt. Man zeigt nicht jedem denselben Harker Lee. Man muß sich wandeln. Ich bedauerte den Fehler.

»Ich hoffe nicht«, sagte er, von meiner Bemerkung nicht beleidigt. »Wenn Sie gezwungen sind, zu wählen, geht es Ihnen schlecht.«

»Es geht mir auch schlecht«, sagte ich, aber leise, um dem Satz die Spitze zu nehmen. »Aber ich mache es. Natürlich mache ich es.«

»Gut.«

Nun war er an der Reihe, sich zu entspannen. Aber er erschlaffte nur ein bißchen. Er hatte die Anspannung, sich meiner Antwort direkt zu stellen, nicht aufbringen können.

»Verdammte Kissen«, sagte er. »Sollte doch möglich sein, mich so liegen zu lassen, daß ich wie ein Mensch aussehe, statt wie ein Wurm herumzuschlappen.« Er versuchte sich im Bett höher hinaufzuschieben. Ich vermutete, daß das der Arzt gerade nicht wollte. Ich konnte nicht entscheiden, auf welcher Seite ich stand, aber ich hielt ihn zurück, damit der Arzt sich nicht zu sehr aufregte, wenn er dahinterkam.

»Sie wissen wirklich noch nicht, worauf Sie sich einlassen?« fragte er.

»Nein. Hartner wird mich über die TITANs informieren. Im Beisein von Hurst, der auf geheimes Material und dergleichen zu achten hat. Jenny wird natürlich das Psychische übernehmen – mich geistig fit machen, mir zeigen, warum ich überleben werde und so weiter. Dann wird es ein Körpertraining geben, nehme ich an. Aber nein, viel weiß ich bis jetzt noch nicht darüber. Es kommt mir immer noch absurd vor.«

»Sie glauben, daß Sie es schaffen können?« fragte er. Ich wußte, daß er mich nur ja sagen hören wollte, aber mich sollte der Teufel holen, wenn ich ihm nachgab wie einem Idiotenkind.

»Ich weiß es nicht. Ich will es versuchen. Sie müssen gute Argumente auf dem Papier haben, sonst wäre ich nicht hier. Aber auf Papier wird alles mögliche festgehalten. Papier bedeutet gar nichts. Jenny hat ein Abbild von meinem Gehirn und eine Computerentschlüsselung. Aber ich habe auch ein Gehirn. Das ist ein großer Unterschied. Sie wissen es.«

»Sie haben mitgeholfen, das Abbild herzustellen. Das Abbild hält sich. Wir haben es mit allem, was wir über den Hyperraum wissen, im Computer getestet.«

»Fein. Es ist mein Abbild. Ich glaube daran. Aber es ist eine Analog-Analyse, und Sie wissen sehr gut, daß das Analogon nur die Eigenschaften des Originals ersetzt. Es kopiert nicht. Und was Sie wirklich über den Hyperraum wissen, könnte man leserlich auf einer Postkarte unterbringen. Das Abbild hält sich im Computer. Das ist gut. Aber der Harker Lee, den Sie in Ihren Unterlagen haben, ist nur ein Papierfrosch, der springt, wenn er am Hals gekitzelt wird. Ich respektiere die Arbeit, die Sie geleistet haben, aber nichts wird mir Vertrauen geben. Ich mache es, wenn ich kann. Aber keine Versprechungen. Wir müssen abwarten.«

»In Ordnung«, sagte er. »Das ist Ihre Seite. Ich möchte, daß Sie auch die meine hören.«

»Deshalb bin ich hier.«

»Genau. Jenny könnte sie Ihnen erklären, oder Fred Jacobson oder Andy Machen. Aber sie würden es mit falscher Stimme tun, bemüht, es in meiner Art auszudrücken, für mich. Das ist schlecht. Alles, was Sie von denen hören würden, sind ihre eigenen Ideen, nicht die meinen. Also werde ich Ihnen die meinen selbst erklären.«

Ich nickte.

»TITAN läuft nun schon lange«, fuhr er fort. »Man kann nicht einmal sagen, wo oder wann alles angefangen hat. Das hat sich einfach so ergeben. Ich stieg ein bißchen spät ein, für das Schwitzen und Suchen – ich kam direkt aus dem Lehnstuhl, wo ich geträumt hatte. Das Projekt begann eigentlich, als alle Fäden zusammengefaßt waren, aber Sie wissen, wieviel weiter zurück die Überlegungen reichen. Ich kam direkt durch die Korridore der Macht, mehr dank dem Ruf als der Einfallskraft, als es Zeit wurde, die kleinen Bruchstücke aufzusammeln und ein Ganzes daraus zu machen.

Sie wissen vermutlich nicht, was für ein Chaos sich ergibt, wenn fünfzig Mann, die an fünfzig Aspekten von fünfzig Dingen gearbeitet haben, alle zusammengewürfelt werden und erfahren, daß sie in Wirklichkeit alle an derselben Sache arbeiten und gefälligst dafür sorgen sollen, daß sie auch wirklich entsteht. Die Arbeit gerät völlig durcheinander. Die Leute geraten durcheinander. Alle streiten. Niemand mag das Militär und die Geheimdienste. Niemand ist damit zufrieden, wie seine Dusche gebaut ist. Man muß diese Nebensächlichkeiten *Monate* ertragen. Es dauert lange, die Leute erst einmal wieder an den Start zu bringen. Und wenn sie einmal da sind und loslegen, muß alles überstürzt gehen, weil man Zeit vergeudet hat und das Geld nur so davonströmt.

Aber irgendwann gibt es dann doch einen Funken, und man bekommt hier und dort Kettenreaktionen. Männer, die sich Wochen zuvor nur aus tiefstem Herzen gehaßt haben, werden plötzlich enge Freunde, und sie füttern sich mit den Daten und ihrer Perspektive, womit das Ganze weiterläuft. Es gibt einen plötzlichen und großartigen Ausbruch der Begeisterung, der alles ansteckt, von der Dusche bis zum Messing auf der Mütze des Colonels. Wenn Sie Glück haben, besitzen Sie zu der Zeit, in der diese Begeisterung selbst wieder zur Routine wird, etwas, an dem Sie arbeiten: ein synthetisches, zusammenführendes, synergistisches Ziel, auf das die Bemühungen aller gerichtet sind. Ihr Schweiß, Ihr Denken, Ihr Leben richtet sich nur noch auf dieses Ziel

Damals, als ich noch nicht ganz auf der Spitze der Pyramide saß, sah ich TITAN als *den Zweck.* Wissen Sie, daß ich mir nicht einmal den Glauben gestattet habe, es könnte wirklich funktionieren? Ich nahm dieses Problem als einen Ersatz für das Leben. Es war mein Antrittsgeschenk – meine unsterbliche Seele. Es schien noch zwanzig, dreißig Jahre vor sich zu haben – genug, damit ich, wenn es fertig war, still in mein Grab gleiten konnte, damit meine Seele mit dem ersten Schiff hinausfliegen konnte. Aber dafür ging alles zu schnell. Es hatte durchaus keine zwanzig oder dreißig Jahre vor sich. Zuerst gab es Dringlichkeit, dann Panik. Dann Wahnsinn. Sie waren draußen, als die ersten starteten, nicht wahr?«

»Ich arbeitete gerade mit Jenny. Es war die große Nachricht.«

»TITAN EINS flog. Es flog hinauf, tat, was man ihm geheißen hatte, und kam zurück. Ich lebte noch. Meine unsterbliche Seele hatte es nicht gebraucht.

Es war großartig. Der Blamierte war Einstein. Kein Ärger, keine Mühe. Der Antrieb funktionierte. Vom Stehstart bis zum Hundertfachen der Lichtgeschwindigkeit. Es klappte, genau wie unsere Mathematiker und Physiker vorhergesagt hatten. Aber sogar sie waren ein bißchen überrascht. Die Gleichungen Einsteins hatten wie ein Damoklesschwert über ihren Köpfen gehangen, seitdem sie versucht hatten, ein neues Modell dessen aufzubauen, wie alles läuft. Sie hatten nie mehr als halb daran geglaubt, verstehen Sie. Das Dogma sprach gegen sie. Sie hatten nur mit halbem Herzen gewagt, sich einer wissenschaftlichen Ketzerei zu widmen – auch wenn es ihre eigene war. Selbst jetzt, sieben TITANs später, gibt es Mathematiker und Physiker, die glauben, daß ÜLG unmöglich sei und die FMB nicht funktionieren könne. Es gibt Leute, die behaupten, egal, wo ZWEI hingeflogen sei, es sei nicht Proxima gewesen, und DREI könne nicht Barnards Stern umflogen haben. Sie wollen es nicht glauben.

Aber ich glaubte es, und jeder hier im Stützpunkt glaubte es, jeder einzelne. Während Andy und ich TITAN EINS heruntersprachen, als sei das unser heimkehrender eigener Sohn, waren wir schon im Himmel. Was ich auch den ganzen Tag und eine Woche danach sagte und tat und dachte, da war ein Bild, das mich nie verließ. Jemand sagte immer und immer wieder: Das ist es. Wir sind draußen. Der große, riesige dunkle Käfig, der uns umgibt, ist aufgesperrt; wir haben das Universum besiegt. Ich kam mir vor, als wären wir vor den Gesetzen der Physik vor Gericht gestanden und freigesprochen worden. Wir waren frei und konnten hinaus. Überallhin.

Von dem Augenblick an, als dieses TITAN-Schiff zurückkam, spielte nichts anderes mehr eine Rolle. Ich vergaß meine Seele und mein Lebenswerk und meinen würdevollen Abgang. Ich vergaß die ganze Verschwendung und die Vergiftung und die Zerstörung und die miserablen Menschen – sie hatten ihre Bedeutung verloren. TITAN EINS hatte in einem einzigen, plötzlichen, erflehten, aber trotzdem *unerwarteten* Augenblick die ganze Arena der menschlichen Existenz von der Oberfläche einer Erde, die zu reparieren schon zu kostspielig war, in die Gesamtheit eines grenzenlosen Kosmos versetzt.

Ein Tag hat das bei mir bewirkt, Harker. Ein einziger Tag. An einem Tag vom erdgebundenen, kriechenden Nichts zum Bürger der Galaxis. Ich konnte hinausgreifen und eine Million Sterne berühren. Bis zu diesem Tag waren meine Träume nur ein So-tun-als-ob gewesen. Ich dachte an mein Leben, an meine Arbeit und plante meine Existenz, als handle es sich um eine Schaufensterdekoration. Überhaupt kein echter Traum. Dann öffnete TITAN die Tür des menschlichen Käfigs.

Vielleicht haben Sie selbst ein bißchen davon mitbekommen, als Sie an jenem Tag die Zeitungen gelesen haben. Vielleicht waren Sie nur zusätzlich verbittert, weil Sie sich immer noch in Ihrem Käfig befanden. Ich weiß nicht, ob Sie aus dem Fenster in die Unendlichkeit geblickt haben, oder nur durch den Korridor in eine andere Zelle, und ich will auch nicht, daß Sie mir das sagen. Bei mir trug der Adrenalinstoß, der mich emporgetragen hatte, mich für immer empor. Es war der *wirkliche* Augenblick meiner Geburt.

Natürlich kamen sofort die Vorbehalte. Eine Maschine – TITAN EINS war schließlich nur ein Roboter – ist kein Mensch. Sie hatten nicht dieselbe Affinität mit EINS wie ich. Woher auch? Eine Fahrt mit dem Bus kostete immer noch dasselbe, der Wasserhahn tropfte, und die Computerkarten hatten sie immer noch im Griff. Sie waren keine Maschinenanhänger. Bevor sie Größeres über die Menschheit dachten, wollten sie, daß ein Mensch von den Sternen zurückkam, mit einem hübsch schmalzigen Drehbuch in der Hand. Nun, das gehörte alles dazu. Ich wollte das auch.

Wir konnten es nicht bieten.

Jahre sind vergangen, und kein Mensch ist von den Sternen heimgekommen. Die Drehbücher haben wir alle vorbereitet – schon seit Jahren – und, mein Gott, wie hat es uns gejuckt, sie zu verwenden, gejuckt, zu lügen. Vielleicht werden wir es eines Tages tun müssen. Aber vorerst stehen wir noch im Ring und kämpfen.

Können Sie sich vorstellen, was das inzwischen für mich bedeutet, für uns alle hier? Können Sie sich vorstellen, was es für den Mann bedeutete, der geopfert wurde, weil ihm ein Übermaß an zuversichtlicher Publizität ins Gesicht explodierte? Wir hatten die Sterne in unsere Obhut bekommen und verloren sie. Sie können es sich nicht vorstellen, ich weiß es. Sie noch viel weniger als sonst jemand. Wie kann ich wissen, wie es in Ihrer Welt immerwährender Dunkelheit ist? Wir stehen an entgegengesetzten Enden des Spektrums menschlichen Ehrgeizes, Harker. Aber wir brauchen jemand von Ihrem Ende, damit wir das unsere erreichen. Wissen Sie, für die zeitunglesende, fernsehglotzende Öffentlichkeit war es einfach eine Nachricht, als Mason nicht zurückkam. Man war eine Minute lang traurig, zuckte die Achseln, verfolgte die Werbesendungen, und das Leben ging weiter. Wir dachten, es würde Schwierigkeiten geben, TITAN aus dem Blick der Öffentlichkeit zu ziehen, weil wir so laut geschrien hatten. Aber die Öffentlichkeit merkte nichts. Es gab keine Menschenmengen, die lärmend wissen wollten, was mit FÜNF oder SECHS geschehen sei. Die Menschen leben durch ihre Fernsehapparate, Harker, und sie nehmen, was ihnen geboten wird. Wir müssen ihnen jetzt harte Nachrichten liefern, Harker. Um der Sicherheit willen, vielleicht um unser aller willen, müssen es wahre Nachrichten sein. Ich glaube, das ist lebenswichtig. Wenn dieser Mann beschließt, die nächsten

Wahlen durch Lügen zu gewinnen, indem er den Leuten erklärt, wir hätten die Sterne, obwohl wir sie nicht haben, dann werden wir sie nie haben. Das Projekt wird abgewickelt und totgemacht. Die Berufslügner werden es übernehmen. Es wird ein riesiger Reklamefeldzug werden. Das könnte ich nicht ertragen. Nicht einmal dieser Mann will das, wenn wir wirklich einen Mann hinausschikken und ihn zurückbringen können. Es wird auch eine Lüge sein – wir werden lügen, was den Mann angeht. Auf dem Umschlag vom ›Time‹-Magazin wird nicht Ihr Bild sein. Aber es besteht ein Riesenunterschied zwischen der einen Art Lüge und der anderen, verstehen Sie? Die eine verwirkt die Sterne, die andere läßt sie uns, wenngleich zu ihrem Preis.

Sie sehen jetzt, was ich sehe, nicht wahr? So verschwommen es auch sein mag, Sie sehen es...

Sie wissen jetzt, was TITAN NEUN bedeutet. Wir müssen aus dem dunklen Käfig ausbrechen. Es ist mir gleichgültig, ob das hundert Mann das Leben kostet – wir haben keine Wahl. Aber wir müssen einen Lebenden neben unsere hundert, unsere tausend Toten setzen können. Wir brauchen einen Gewinn, um im Spiel zu bleiben. Wir brauchen Sie jetzt, Harker. Sie sind der einzige, der uns noch Grund zur Hoffnung geben kann. Es hat starke Männer das Leben gekostet, gute Männer, geistig gesunde Männer. Wir brauchen einen Halbmenschen, einen Überlebenden, einen Menschen, der mit dem Wahnsinn lebt und sich ihm nicht unterwirft. Das ist der einzige Weg, wie wir weiterleben können.«

»In Ordnung, Mike«, sagte ich. »Es wird alles in Ordnung gehen.«

Ich sagte das nicht, um ihn zu beruhigen. Ich schwöre, daß ich es ernst meinte.

Ich konnte sein Bedürfnis nicht spüren, sein leidenschaftliches Feuer. Ich konnte es einfach nicht.

Aber was konnte ich sagen?

»Ich komme zurück«, sagte ich. »Wir sprechen uns.«

5

Ich möchte von Nathan Petrie erzählen. Ich glaube nicht, daß er wichtig ist für Ihr Verständnis der Natur von Bau C und der Ereignisse, die mit meinem Leben als sein Insasse verbunden sind, aber ich möchte Ihnen trotzdem von ihm erzählen. Es ist Ihnen vielleicht aufgefallen, daß die Dinge, die ich von den Leuten erzähle, die ich dort gekannt habe, zu meiner Einschätzung des Ortes nicht wirklich etwas beitragen. Ich erzähle davon, weil ich es will. Weil ich, so nehme ich an, sie nicht von meinen Gedanken über den Ort trennen kann. Die Leute, die ich dort kannte, waren so sehr die Umwelt wie die Schlösser, die Treppenabsätze und die Anti-Selbstmord-Netze. Wie alles andere, war Nathan Petrie ein Teil meiner Erfahrungen in Canaan.

Petrie war ein Dussel.

Das möchte ich klarstellen. Kein Kretin, kein Schwachsinniger, kein Trottel.

Ein *Dussel.* Ein Einfaltspinsel. Einer, von denen jede Minute einer geboren wird. (Verzeihung, das ist überholt – heutzutage müssen es zehn in der Minute sein, wenn nicht tausend.)

Damit meine ich natürlich, daß es wichtig ist, zu begreifen, daß Petrie entschieden Intelligenz besaß, aber sehr saumselig war, sie anzuwenden. Das gehört zu den Dingen, die ungeheuer lustig oder tragisch sind, je nachdem, wie einer aussieht und auf welcher Seite von ihm man sitzt. Die meisten anderen waren entschieden gegen Petrie – seine Tragödie –, aber ich glaube, ich war auf seiner Seite – jedermanns Tragödie. Wenn er dick und albern gewesen wäre, hätten alle über ihn gelacht und ihn vielleicht nicht gemocht, aber man hätte ihn in Ruhe gelassen und ihn notfalls sogar verteidigt. Wäre er mittelgroß und gutaussehend gewesen, dann hätten die Leute ihn gemocht, ihn ein wenig aufgezogen, und die Mädchen wären verrückt nach ihm gewesen, hätten ihn geheiratet und aus seinem Versagen ein Elend für ihn gemacht. Aber Nathan war mager und klein, alle haßten ihn, und es war alles ganz scheußlich.

Innerlich war Nathan Petrie ein *Knoten.* Ein Knoten, der von jedem, der ihn jemals kannte, immer noch ein bißchen enger gezogen wurde. Niemand war sich bewußt, Nathan Petrie zu quälen.

Niemand haßte ihn mit solcher Wut, daß er ihm in der offenen Wunde das Messer herumgedreht hätte. Niemand empfand soviel für ihn, daß er ihn mit Güte oder Großzügigkeit oder Freundschaft oder Hoffnung oder irgendeiner der anderen Waffen verletzte, die tödlich werden, wenn sie *abgemessen* werden. Bei Nathan wären sie bis auf den letzten Zentimeter abgemessen worden.

Bedauerlich, denn wenn es je einen Mann gegeben hat, der einen Kilometer davon brauchte, dann war es Nathan.

Es war alles zufällig und beiläufig, wo er betroffen war – und ich meine wirklich *alles*. In ihm und außerhalb. Zufällige Begegnungen, beiläufige Worte, unüberlegte Handlungen. Das war Nathan, zusammen mit dem Universum. Schiffe, die sich in der Nacht begegnen, so daß einer der armen Hunde von der Bugwelle des anderen überschwemmt wird und der andere nicht einmal etwas davon weiß.

Der arme Nathan.

Sie könnten nicht einmal anfangen, zu begreifen, was für ein Leben er führte, oder was für ein Leben ihn führte. Wenn Sie verstehen können, warum Nathan Nathan war, sind Sie wahrscheinlich gar nicht so weit davon entfernt, selbst Nathan zu sein. Manchmal frage ich mich, wie häufig er vorkommt. Wenn das hier wirklich zu Ihnen dringt, wenn Sie wirklich mit Nathan fühlen, dann würde ich an Ihrer Stelle nicht weiterlesen. Lassen Sie die Badewanne vollaufen und schneiden Sie sich die Pulsadern auf.

Er störte nie jemanden. Und sosehr man es auch versuchte, der starke Arm des Gesetzes und noch stärkere Methoden der Überredung konnten ihn lange Zeit überhaupt nicht in den Griff bekommen. Nathan war ein schlichter Mensch. Er hatte seine Pläne und seine Gewohnheiten. Recht viel mehr war an ihm nicht dran.

Er beschwor von dem Augenblick an, als sie ihn festnahmen, bis zu dem Augenblick, als sie ihn mit uns zusammen in Canaan einsperrten, daß er es nicht getan habe, daß er zu der Zeit nicht in der Nähe des Ortes gewesen sei und es selbst dann nicht getan hätte, wenn er dortgewesen wäre. (Übrigens verstoße ich hier gegen eine Regel und verrate Ihnen, wofür er saß – es gibt besondere Umstände, die das erforderlich machen; man wird es gleich verstehen.) Gewiß, er sei dem Mädchen ein paarmal bis nach Hause gefolgt und sei verwarnt worden. Gewiß, er habe genau gewußt, wo sie zu dieser Zeit sein würde. Gewiß, ihr Freund habe ihn verprügelt, und gewiß, sie habe seinetwegen mehr als einmal die Polizei gerufen. Aber zu der fraglichen Zeit habe er im Bett gelegen und geschlafen. Nein, Zeugen gebe es keine. Wer sonst noch dort wohne? Wie das Messer in seine Abfalltonne geraten sei? Er habe nicht die geringste Ahnung – irgend jemand hätte es da hineingelegt, um ihn zu belasten. Ob er wohl so dumm wäre, eine Mordwaffe mit Blut daran in seiner eigenen Abfalltonne zu verstecken?

Ja, entschied der Juroboter. Und ob er das tun würde.

Tatsächlich – und das ist keine Vermutung, denn die Gerüchte erreichten sogar Canaan –, falls jemand interessiert sein sollte, Nathan Petrie hat es nicht getan, weil er in dieser Nacht zu Hause war. Er ist zum Sündenbock gemacht worden, und ich weiß, wer es getan hat. Das halbe Gefängnis wußte es. Aber niemand kümmerte sich darum.

Das Interessante dabei ist aber dies: Nathan war keine Spur anders als die übrigen im Bau C. Viele Mörder sind nette Leute. Aber in Canaan, im tiefen Käfig, kann man das einfach nicht unterscheiden. Auf keine Weise.

Der Tanz des Irren

7

Der Gewitterregen flutet tränengleich aus den schwarzen Augen am Himmel. Die Helligkeit der Kindheit wird vom Dickicht im dunklen Wald des Alters bedeckt. Die Zweige an den ängstlichen Bäumen sind ohne Laub und zerschmettert, ihr Grün schon lange auf den Aschenboden gefallen. Die Last des Lebens hängt schwer an ihrem spröden Gerüst. Die Täler und die Grasweiten sind in ihre eigene Vorzeit geglitten, verloren, ohne die Gesellschaft selbst von Schatten. Die klagende Nacht senkt sich auf ihre hohlen Weiten, heulende, eisige Winde und kreischendes Sternenlicht. Das todgezeichnete Gesicht der Zeit, die Züge halb zerschmolzen, halb zu Schaum erstarrt, hat längst die Straßen der Existenz in das Schreien der Geier und das Summen der Fliegen geholt.

Die Leichenwache des Menschen ist von Trauernden leer.

Die Flüsse und die Sümpfe liegen fadentief in uralten, abgelegten Träumen, die die hinausgreifenden Weiden nicht mehr von den

Oberflächen der gekräuselten Seen pflücken dürfen. Was getan ist, ist abgeschlossen, und die Welt ist gänzlich, wahrlich, völlig menschlich.

Und so tot wie eingeschlossene Gebeine und grabtiefer Rost und Staub.

Die Silberstädte sind vermietet an Katzen und Ratten und Fratzen, und auch sie hinterlassen nur die Fußabdrücke von Gespenstern. Die Welt wartet nur auf den immerwährenden Sonnenuntergang und den träumenden Schatten der Ewigkeit, um wiederzuerwachen...

...Der rauchverhüllte Boden, der vor mir abfällt, während unter mir ein halbes Hundert Männer in knöcheltiefem Schlamm sich rutschend abmüht, ein riesiges Maschinenteil bergauf zu schieben. Seine Riesenräder rotieren nutzlos und finden in der fließenden Erde keinen Widerstand. Andere Maschinen – nicht zwei sind gleich – erleuchten das Halbdunkel mit Streifen blauer Flammen, und wo die Streifen Bögen werden, flammt der Boden und hinterläßt ein Glühen.

Die Maschinen sind eindrucksvoll, aber ich weiß genau, daß nur die Männer wichtig sind. Sie arbeiten unermüdlich zu Tausenden und Zehntausenden, um ihre Herren unter den fürchterlichsten Bedingungen zu bewegen und betreiben. Wo die Maschinen nicht alleine hinkönnen, sind die Männer eifrig bemüht, sie zu schieben und zu tragen. Sie füttern die Kolosse mit Treibstoff, den die Maschinen im Zorn nach irgendeinem verborgenen Feind unter ihnen, im Schüssel-Tal, und über ihnen, in den Bergen, ausspucken. Die ölige Rauchwolke verbirgt die Aufstellung der gegnerischen Kräfte vor meinen brennenden Augen.

Eine halbe Meile entfernt fährt ein großes Fahrzeug mit dicken Raupen und einer Doppelkuppel schwankend auf einen Kamm. Zwei Stäbe aus poliertem Metall, die aus den beiden Hauben ragen, oszillieren wild, aber welche Wirkung das haben mag, entzieht sich meinem Blick. Plötzlich stürzen Männer aus ihm heraus, hetzen wild bergab und werfen sich flach auf den Boden, als der Tank in Schleiern rosig-getönten Rauchs explodiert. Ich kann nicht sagen, wie viele Männer noch in dem Leviathan oder in der Nähe der Zerstörung gewesen sein mögen. Es scheinen Tausende zu sein, die sich aufraffen, aber das kann nicht sein. Vielleicht zehn oder zwölf.

Ein Ziel wird ausgemacht; entlang einer unregelmäßigen Linie quer über den fernen Hängen entsteht ein Vorhang von Explosionen, bis eine Blüte zorniger roter Blumen in der Düsternis entsteht, und es gibt eine kurze Pause, fast augenblicklich beendet von ursprungslosen Flächen aus Blitzen, Flammen und scharlachrotem Strömen, und Männer brodeln mit Feuer und Furie aus dem Boden, und ihre verbrannten und gebrochenen Glieder baumeln im Strom der Druckwellen.

Die Strategie ist völlig unberechenbar. Position. Feuer. Lauf. Immer in Bewegung, und schließlich Verschwinden in einer wimmernden Feuerflut. Nichts gewonnen, alles verloren; die eine oder andere Seite siegt, aber ich kann nicht sagen, welche.

Ein Mann rast an mir vorbei, Unverständliches schreiend, und eine kleine, mobile Maschine hüpft munter auf mich zu. Ich laufe eine kurze Strecke bergab, seltsam furchtlos, und springe in einen Graben. Sekunden später prallt eine große Masse ein wenig rechts von mir in den Graben. Ich höre schweres Atmen, einen Anfall von brustzerreißendem Husten, dann ist sie wieder fort.

Ich bin beteiligt, aber ich kann mich kaum als einen in dieser grenzenlosen Pygmäenhorde sehen, die so nutzlos arbeitet, um ihre schrecklichen Maschinen zu bedienen. Ich bin allein und abseits. Ich steige aus dem Graben. Heiße Luft umgibt mich und krallt nach meiner Kleidung, aber ich stehe fest.

Ein Silberfaden fliegt von einem Gipfel weit rechts von mir und wickelt sich in hohem Bogen quer über die ganze Mulde auf. Wölkchen von zornigem Rot hüllen ihn in Rauch, und ein weißes Zucken schluckt den Kopf des Flatterbandes, aber am Ende des Regenbogens landet etwas, und bruchstückhaft fauchen bunte Flammen auf. Das Glühen eines Begleitanhangs von Explosionen beleuchtet eine große, schattenhafte Masse. Bevor das Nachbild verblaßt, blubbert es feurig auf und erbricht große Klumpen rosig-geschmolzenen Hagels.

Der schwarze Gipfel, von dem das Geschoß gekommen ist, wird zum Brennpunkt von tausend flackernden Feuerwerken, und das massive Gestein wird schnell zu Staub und Rauch abgetragen.

Ein Regen von Silberraketen schießt in die fernen Berghänge. Die Erde bebt, als die Berge unter dem Beschuß erdröhnen. Mehrere Hänge rutschen mit dumpfem Grollen abwärts, das die gebrechlichen Proteste von hunderttausend Männern übertönt, deren Körper in den Kaskaden zermalmt werden.

Dann brechen rings um mich die Hänge auf, Flammenwände und ein ungeheurer Tumult, der platzt und sich immer weiter ausdehnt, unerträgliche Hitze und rennende Männer vermischen sich rings um mich zu einer fließenden Masse von Bildern, deren Gefüge von der Zeit zerfetzt und zu blutigem Chaos zerschmettert wird.

Die Überlebenden – scheinbar Tausende, aber nur zehn oder zwölf – laufen bergan, die Maschinen hinter ihnen verlassend, immer noch ihre Wut und ihren Ekel hinaustrompetend, immer noch ohne Unterlaß feuernd.

Brennende Männer schwärmen aus und zur Ebene hinunter, zerstreuen sich.

Schwarze Asche erfüllt die Luft, erstickt mich und zwingt mich würgend auf die Knie, wo ich verzweifelt nach Atem ringe.

Die Bombardierung endet mit einem letzten Geschwader zylindrischer Geschosse auf weißen Flammenkegeln, die in flachen Bahnen zum Fuß der Berge ziehen.

Und dann der Angriff und die Verfolgung: Hier kommen die Maschinen, aus dem Rauch, auf Rädern mit dicken Speichen springend und rasend, auf ihren Raupenfüßen tanzend, mit Hupen und Pfeifen und knirschenden Getrieben ihr Kriegsgeschrei ausstoßend. Über die zernarbten, mit Kratern übersäten Flächen schlurft Horde um Horde der Eroberer, mit harten, gegliederten Körpern wie riesige Metallheuschrecken, mit Zyklopenaugen und Fühlern aus Gummi und Stahl.

Ich stehe allein gegen ihren karriolenden Vormarsch, und sie ziehen an mir vorbei.

Ich bin ein Held.

Ich entdecke am Strand vor einer blassen, glasigen See einen alten Mann. Er gießt Wasser aus einer Schüssel, und die trägen, schlaffen Wellen, die sich von dem Guß ausbreiten, sind der einzige Makel auf der Oberfläche des Ozeans.

Sie verlieren sich bald.

»Wer bist du?« frage ich ihn, überzeugt davon, daß ich seine Gesichtslosigkeit durchdringen kann, wenn er mir nur einen *Hinweis* gibt.

»Mein Name ist der Name des Ozeans«, erwidert der alte Mann.

»Wie alt bist du?« frage ich.

»So alt wie der Ozean«, erwidert der Alte, und seine Augen rollen wie gigantische Wellen, um ihre brandungsgeleiteten Blicke von ihrer Betrachtung der See zum zeitdünnen Anblick meines seichten Gesichts zu stemmen.

»Wird diese Schüssel niemals leer?« frage ich und staune über den fortwährenden Sturz kristalliner Flüssigkeit aus dem Tongefäß.

»Ich hoffe es«, flüstert der alte Mann mit stiller Müdigkeit. »Ich hoffe es.«

Ich glaube, ich gewöhne mich an die Unendlichkeit.

Sie hat drei Haupteigenschaften:

Vergänglichkeit.

Vielförmigkeit.

Alternativität.

Ich glaube, ich kann es mir leisten, einen Geschmack für Verwüstung zu entwickeln – oder einem Geschmack nachzugeben, den ich schon erworben habe. Da ist keine Falle zu fürchten. Die Gefahr liegt dort, wo ich Fallen fürchte. Was immer ich in mir zu verschließen versuche – das ist es, was droht, mich zu zersprengen.

Titan Neun

6

Ich schrieb Briefe nach Canaan, und sie waren alle falsch. Ich wagte kein Wort zu sagen. Ich konnte sagen, daß es mir nicht gefiel und ich mir seltsam vorkam, aber ich konnte kein Wort über TITAN sagen, über Jenny, über Hurst. Ich konnte ihnen nicht erklären, warum ich so empfand, wie es der Fall war, und das entwertete die ganze Idee, ihnen mitzuteilen, *was* ich empfand. Aber ich wußte, daß ich schreiben und wieder schreiben mußte, Briefe an alle Leute, die ich in Bau C kannte, absenden mußte. Es war das einzige, was ich für sie tun konnte – das, was sie von mir erwarteten, das, was sie von mir brauchten, wenn ich in ihren Gedanken weiterleben sollte. Und sie brauchten mich, ganz ohne Zweifel. Jede Kleinigkeit, die in ihren Gehirnen lebte, statt zu sterben, war kostbar für sie, notwendig für sie. Ich schrieb an Sam und an Cain und an Manny und an Luis. Alles kurze Briefe, aber nicht dieselben, alle eigen, alle bedeutend, was ich nur in sie hineinsetzen konnte.

Zehn Tage im Stützpunkt TITAN, und ich hatte noch immer keine Antwort. Das fand ich seltsam. Ich weiß, wie unendlich lange die Post braucht. Ich weiß, durch wieviel klebrige Finger sie mußte, bevor sie mich erreichte. Aber Sorgen machte ich mir trotzdem. Ich wußte, daß sie bei der ersten Gelegenheit geschrieben hatten, die sich ergab. Jedenfalls Judas, und Luis – die, denen ich am meisten bedeutete. Sie würden auch vorsichtig gewesen sein. Kein falsches Wort, bis die Verbindung hergestellt war. Sie konnten Risiken eingehen und mit dem Zensor Spielchen treiben, sobald sie die Gewißheit hatten, daß wir auf einer Wellenlänge lagen. Die ersten Briefe würden sich streng an die Vorschriften halten. Sie würden mich erreichen, so schnell das menschenmöglich war, wenn man alle die Hände, durch die sie gehen mußten, der Bezeichnung ›menschlich‹ für wert hielt.

Ich hatte einen schönen Stapel Briefe vor mir, alle adressiert, alle frankiert, und ich war eben dabei, einen weiteren zu schreiben. Aber die Versuchung überfiel mich, die Sorge brachte mich dazu, nach dem Telefon zu greifen und Henneker anzurufen.

Genau wie meine Briefe mußten auch meine Anrufe durch viele Hände gehen, bevor sie hinkamen, wo sie hinsollten. Es war mühsame Arbeit, Leute an der Spitze zu erreichen. Aber ich hatte den Einfluß, es schließlich doch zu schaffen.

»Was gibt es?« fragte der Colonel.

»Es handelt sich um meine Briefe«, sagte ich.

»Na, hören Sie«, sagte er, »Sie wissen, daß das nicht mein Gebiet ist. Ich bin nicht der Zensor und nicht der Postbote.«

»Sie sind der Chef«, sagte ich.

»Wollen Sie sich beschweren?«

»Ich bitte um eine Gefälligkeit.«

»Ich kann aus dem Lager hier überhaupt nichts herauslassen, das nicht durch die Kanäle geht, und das wissen Sie.«

»Ich will nichts hinausbefördern«, erklärte ich geduldig. »Es handelt sich um eingehende Briefe. Ich möchte wissen, wo sie stekkenbleiben. Das ist alles. Erkundigen Sie sich für mich. Beim Gefängnis, bei Ihren Leuten. Ich möchte die kostbaren Kanäle nicht stören. Ich möchte nur wissen, woran die Stockung liegt. Stellen Sie das für mich fest, ja?«

»Das ist nicht meine Aufgabe«, entgegnete er. »Fragen Sie Hurst.«

»Machen Sie sich nicht lächerlich«, sagte ich. »Sie wissen so gut wie ich, daß einer ohne Rang keine Antworten bekommt. Ich verlange nicht viel. Nur ein paar schäbige Minuten. Sie sollen nur *fragen*, mehr nicht.«

»Okay«, sagte er. »Ich werde fragen. Aber kommen Sie nicht auf den Gedanken, daß Sie mich jederzeit anrufen und ersuchen können, für Sie herumzutelefonieren. Sie haben Hurst. Er hat seine Kanäle.«

»Fein«, sagte ich. »Das merke ich mir. Aber die Sache ist wichtig. Ich brauche eine Antwort, ja?«

»Okay«, sagte er und legte auf.

Eine Viertelstunde später hatte ich das unschätzbare Vergnügen, zum erstenmal Major Chalk zu begegnen.

Chalk war ein großer, stämmiger Mann mit breiten, stumpfen Zügen und babyblauen Augen. Er sah aus wie King Kong, wenn er sich rasiert hätte. Jawohl, bis hin zur flachen Nase und dem *großen* Maul.

»Ich dachte, ich komme lieber mal vorbei«, sagte er. Heiter. »Um ein bißchen Klarheit zu schaffen.«

»Auf welchem Gebiet?« fragte ich.

»Auf dem Gebiet Briefe«, sagte er.

»Ach, auf dem«, sagte ich. Ich machte die Tür weit auf. Ich lud ihn ein, hereinzukommen. Ich freute mich, ihn zu sehen. Ich hatte keine Ahnung.

Er versuchte gar nicht, sich zu setzen. Er griff in seine Innentasche und gab mir einen Brief. Ich dachte, er sei für mich, von Bau C. Aber als ich ihn öffnete, ohne einen Blick auf den Umschlag geworfen zu haben, las ich: ›Lieber Judas, ich schreibe dir diesen Brief, weil …‹

»Sie können ihn nicht wegschicken«, sagte er.

»Was heißt, ich kann ihn nicht wegschicken?« fragte ich, noch ganz ohne Angriffslust. Aber noch bevor er antwortete, wußte ich verdammt genau, was er meinte, und ich wunderte mich eigentlich gar nicht. Mir war nur übel.

»Ich meine, daß ich nicht zulassen kann, daß er das Lager verläßt.« Er hielt ihn hoch wie eine tote Klapperschlange, als ich ihn ihm, ohne nachzudenken, gab. Ich ergriff ihn, um ihn wieder an mich zu reißen. Ich bekam ihn zu fassen, aber er ließ ihn nicht los. Wir standen da und hielten ihn fest wie beim Tauziehen.

»Sie wollen ihn umgeschrieben haben«, sagte ich.

»Ich will ihn überhaupt nicht geschrieben haben«, erwiderte er. »Sie können Briefe an jedermann außerhalb der Strafanstalt schreiben – an jeden auf Ihrer amtlichen Liste zugelassenen Briefpartner, heißt das. Aber die Liste können wir nicht erweitern. Sie haben immer noch Ihre Strafe zu verbüßen, wissen Sie. Sie sind nicht frei.« Er hatte ein unangenehmes Funkeln in den Augen. Er hatte vor, mir etwas wirklich Übles zu servieren. Er war selbst gekommen, statt einen Boten zu schicken, statt es einfach Henneker zu sagen, damit Henneker es telefonisch weitergeben konnte. Ich konnte mir sein Gesicht vorstellen, als Henneker ihn angerufen hatte. Ja, Sir, ich erledige das, Sir. Ja, Sir, ich gehe selbst zu ihm, Sir. Ja, Sir, ich erkläre es ihm, Sir. Wußte Henneker überhaupt, wie die Lage war? Hatte er die Macht, sie zu ändern? Ich sah Chalk an und wußte, daß er sie nicht hatte. Chalk strahlte sein Jetzt-hab-ich-dich-du-Schweinehund aus. Chalk trug die Verantwortung, und er gebrauchte sie.

»Was ist mit den eingehenden Briefen?« fragte ich tonlos.

»Es gibt keine eingehenden Briefe. Die Armee und die Gefängnisbehörden waren übereinstimmend der Meinung, daß es für die Sicherheit am besten sei, wenn wir uns an den Buchstaben der Strafvorschriften halten und weder Ihnen noch den Leuten im Bau C erlauben, die Liste der zugelassenen Briefpartner zu erweitern. Es gibt eine Klausel …«

»Die Vorschriften kenne ich«, unterbrach ich ihn.

»Nun, dann sehen Sie selbst, daß uns die Hände gebunden sind.«

»Von wegen«, sagte ich. »Ich habe immer noch meine Strafe zu verbüßen, wie Sie sagen. Selbst dann bin ich berechtigt, mit meinen Mitgefangenen Verbindung zu halten. Das können Sie mir nicht nehmen. Das können Sie *ihnen* nicht nehmen.«

»Wir werden leider müssen. Wenn es um Sicherheitsfragen geht –«

»*Sicherheit!*« fauchte ich. »Wollen Sie mir weismachen, die Leute in Bau C seien ein Sicherheitsrisiko? Leute, die in einem beleuchteten Grabmal ihr Leben verbringen? Was, zum Teufel, hat Sicherheit damit zu tun? In dem Brief steht kein Wort von geheimen Dingen, und Sie wissen das auch. Jede gottverdammte Zeile ist sauber und harmlos. Das *wissen* Sie.«

»Es tut mir leid«, sagte er, auch wenn es nicht stimmte. »Wir können Briefe zwischen Ihnen und der Strafanstalt einfach nicht zulassen. Es gibt Vorschriften. Es handelt sich um Angelegenheiten äußerster Geheimhaltung. Ihre Anwesenheit hier ist geheim. Wenn man einen Ihrer Briefe abfangen würde, wäre allein die Unterschrift schon genug.«

»Guter Gott, wenn Sie wollen, unterschreibe ich mit ›Ein Freund‹. Aber Sie müssen mich etwas schreiben lassen. Sie müssen die anderen antworten lassen.«

»Nein.«

»Sie Schweinehund.«

»Befehl ist Befehl«, sagte er.

Ich griff nach dem Stapel auf dem Tisch.

»Nichts als Makulatur«, sagte ich.

»Leider«, erwiderte er höflich.

Ich hätte die Briefe gern in seinen Hals gestopft. Er wartete darauf. Er war doppelt so groß wie ich, und ich konnte sehen, wie es ihn in den Fingern juckte. Hurst stand keine drei Meter entfernt, hinter der noch offenen Tür. Er lauschte, entschlossen, einzugreifen, falls sich irgendwelche Schwierigkeiten ergeben sollten.

Ich lächelte. Ein richtiges Irrengrinsen.

»Sie mögen mich nicht, wie?« sagte ich freundlich zu Major Chalk.

»Ich habe keine persönlichen Gefühle«, versicherte er mir. »Ich tue nur meine Pflicht.«

»Und Ihre Pflicht ist es, mich zu schützen. Mich völlig abzudekken. Dafür zu sorgen, daß die Welt und ich nicht zusammentreffen, nicht einmal für einen Augenblick.«

»Sie können an Ihre zugelassenen Briefpartner schreiben«, sagte er. »Vorausgesetzt, Sie erwähnen nichts von...«

»Das meine ich nicht, und Sie wissen es genau«, sagte ich und ließ etwas Leierndes in meine Stimme einfließen, um die Worte von der ätzenden Bösartigkeit zu befreien, die sie sonst vielleicht gehabt hätten. Major Chalk hätte sich darüber nur gefreut.

Er zuckte die Achseln.

»Kann ich meinen Brief wiederhaben?« fragte ich.

»Ich habe ihn mitgebracht, um ihn Ihnen zu zeigen«, sagte er. »Ich muß ihn wieder mitnehmen. Vorschrift.«

»Hat er die Vorschriften erfunden, Hurst?« fragte ich.

Die Tür ging einen Spalt weiter auf.

»Ich weiß nicht«, sagte Hurst von draußen.

»Kommen Sie herein, Sie blöder Kerl, und machen Sie die Tür zu«, rief ich.

Aber Chalk trat zurück und griff mit der Linken danach. Seine Rechte umklammerte immer noch den Brief.

»Ich muß jetzt gehen«, sagte Chalk.

»Werde ich Sie je wiedersehen?« fragte ich höflich, ohne loszulassen.

»Wahrscheinlich«, sagte er. »Ich habe Ihre Akten durchgesehen und entdeckt, daß Sie Kartenspieler sind. Ich spiele selbst ein bißchen. Ich möchte herausfinden, ob Sie so gut sind, wie Sie meinen.«

Mein Unterkiefer klappte herunter. Ich bin es nicht gewöhnt, verblüfft zu sein. Zuerst hielt ich ihn für einen Narren. Dann kam er mir eher wie ein gehässiger Schweinehund vor, der mich einfach überall geschlagen sehen wollte.

»Ah, aber gerne«, antwortete ich genießerisch. »Sehr gerne. Jederzeit. Bringen Sie Ihre Freunde mit.«

Er lächelte und zerrte stärker am Brief. Ich riß ihn an mich. Er riß auseinander, aber nicht in zwei Hälften. Er hatte den größeren Teil, ich nur einen kleinen Fetzen. Er starrte ihn an, wie ein Adler eine Ratte betrachten mag.

»Das Stück können Sie behalten«, sagte er. »Es scheint nicht beschrieben zu sein.«

Und er ging.

Hurst kam herein und schloß die Tür. Er hatte meine Größe, war aber jünger. Frisches Gesicht, aufgeweckt, glücklich.

»Hurst«, sagte ich, »der Mann haßt mich. Aus tiefstem Herzen. Er haßt mich wirklich. Wie kann denn das sein, hm?«

»Ich glaube, wir haben zu tun«, erwiderte er.

»Spielen Sie Poker?« fragte ich.

»Nie«, sagte er.

»Sie sind ein richtiger Diplomat«, sagte ich. »Ein echter amerikanischer Diplomat. Wie haben wir ohne Sie nur unser asiatisches Reich verloren?«

Wir gingen und taten, was wir zu tun hatten.

8

Ich gehe den Abhang einer riesigen, blasenförmigen Senke hinunter. Die Schüssel des Tals ist von düsterem Grau, vom bleiernen Himmel nicht erhellt. Die Szene mag anderen Augen trist erscheinen, aber mir kommt sie feindselig und aggressiv vor. Die andere Seite des Kraters scheint nicht einfach grau getönt zu sein, sondern von einem häßlichen, seelenzermürbenden Chaos ersterbender Farbe.

Mitten in der Senke verspüre ich Angst. Ein Teil stammt von mir, ein Teil ist dem Schauplatz eigen, aber real ist sie ganz.

Die verwüstete Landschaft des Schädels vom TITAN-Schiff ist nicht weniger und nicht mehr wirklich als die verwüsteten Landschaften, die mein Geist in der Zerstörung jener anderen Welt wahrgenommen hat. Das ist die Hölle, und ich habe sie auch noch nicht hinter mir. Freiheit ist eine Lüge. Eine Welt existiert nicht in den gesetzlosen Grenzen einer anderen, aber es gibt sowohl Welten außerhalb wie Welten innerhalb. Während ich unter den kalten Wänden und den wolkenbedeckten Gipfeln wandere, träume ich, aber die Angst in mir bleibt dieselbe.

In der Mitte des Riesenrades ist ein weißlicher Fleck, der nach schmutzigem Schnee oder geschmolzenem Kerzenwachs aussieht. Es ist vielleicht eine kleine Brandblase auf der schmutzigen Oberfläche der Senke, hervorgehoben durch die Schwärze des Bodens ringsum.

Abrasierte Gipfel umschließen den Krater, und von dem cremefarbenen Buckel strahlen Adern von rotgefärbtem Erz überall hinauf. Die heller gefärbten Elemente spalten die graue See wie rote Blitze. Die Felsblöcke am Rand des Beckens scheinen beinahe nach einem Muster angeordnet zu sein. Es ist, als habe man sie mit unendlicher Sorgfalt und Präzision hingelegt, aber Wind und Regen haben einige davon verschoben. Zwischen dem Mittelpunkt und den ersten Steinen befindet sich eine Vertiefung aus zähem, grauem Schlamm, glatt und konkav.

Schuppen von Flechten greifen mit dünnen Fingern zwischen die roten Narben. Ich meide sie und trete statt dessen auf den weich quellenden schwarzen Boden.

Die Grube ist wie ein schlafendes Tier, grau vor Alter, von den Jahrzehnten zermürbt. Sie erstickt im klumpigen Schleim des Lehms. Ihre schlaffe, gefurchte Haut hängt an den Backen herab, und das kranke Weiß ihres Zypklopenauges ist blicklos auf das graue Firmament gerichtet.

Ich kann den Flügelschlag deiner Todesengel hören.

In der Dunkelheit einer sternenlosen Nacht höre ich beim Gang zwischen den Steinen Stimmen, aber ich suche vergeblich nach ihrem Ursprung. Die Geräusche kommen aus der Erde oder aus den Monolithen oder aus der toten, regungslosen Luft.

»Es tut mir leid«, ruft die erste Stimme, süß und tief.

»Es tut mir leid«, kommt die Antwort, flach und tot.

»Bitte, antworte mir«, sagt die erste Stimme nach einer hoffnungslosen Pause. »Bitte, antworte mir.«

»Ich liebe dich«, schreit die erste der Stimmen angstvoll, als würden die Worte aus einer unwilligen Kehle gerissen.

»Ich liebe dich.« Die Antwort.

»Wo bist du?«

»Wo bist du?« Die Antwort.

Ich gehe meinen Weg, ohne Geräusch, während meine Füße leise in den Schlick treten, und die Stimmen ersterben hinter mir im schwachen Wind, und ich vergesse sie.

Ich fühle, daß ich mich mit dem prophetischen Gift der Pythia vergifte. Mein Herz schwelt mit der ätzenden Säure in meinen Adern. Ich werde zu seltsamen Formen verzerrt, verzehrt von Durst und gestochen von Korkenzieherdornen. Ich leide, allein, aber nicht abseits der Hölle, deren Feuer nicht nur die Ungerechten und Unreinen heimsuchen.

Ich bin ohne Forderung und ohne Belohnung.

Ich bin arm im Geiste, und kein Reich erkennt mich als das seine.

Ich trauere und bin nicht getröstet.

Ich bin sanftmütig und erbe Trauer und Verzweiflung.

Ich bin barmherzig, und niemand erweist mir Barmherzigkeit.

Ich bin rein im Herzen, und ich bin blind.

Ich habe in Ewigkeit ertragen, und ich habe die Qualen abgestreift, die zu ertragen ich vorgesehen war. Meine Angst und mein Leiden werden aufgelöst in den Schweiß, der von meiner Stirn gefallen ist, um meinen Weg unter den Sternen zu bezeichnen.

Die Matten meiner Wanderung verblassen in der Dunkelheit, erblühen mit Meerfenchel und Nachtschatten, und die einzigen

Vögel, die in den nackten Bäumen nisten, sind die Aaskrähen.

Laß sie kommen, flehe ich dich an, das Ende unserer Flucht aus der Vergessenheit, und den Beginn unserer Flucht in die Hölle.

Ich bin bereit. Nenn mich weder Feigling noch Held.

Ich habe ertragen, wie das grüne Gras, das noch in den Ritzen des Römischen Reiches wächst.

Ich habe weder gewonnen noch verloren.

Ich habe weder Erfolg gehabt, noch bin ich gescheitert.

Ich war auf Reisen und muß zurückkehren.

Mein Körper ist bereit, zu meiner Seele zurückzukehren. (Wer kennt den Geist des Menschen, der aufwärts zieht, und den Geist des Tieres, der abwärts zur Erde geht?)

Ich muß diese Ewigkeit verlassen, wo Tod und Zeit und Ich keine Bedeutung haben, und in den abgeschlossenen, klaustrophobischen dunklen Käfig zurückkehren, aus dem ich heraustreten wollte. Eitle Eitelkeit, habe ich entdeckt, eitle Eitelkeit, alles ist eitel.

Alles ist eitel und Plage des Geistes.

Mein Körper muß sich wieder mit meiner Seele vereinen.

Ich lasse Freunde, die ich vor *langer* Zeit gehabt haben mag, im zeitlosen Morgen zurück. Ich fühle mich zu einer der ganz wenigen Zeiten frei. Ich werde hoch aus den Tiefen gehoben.

Ich habe kein Gewicht. Freie Massenbeschleunigung!

Schnell bewege ich mich.

Der Berg zerkrümelt zu einem Boden aus glühender Asche. Die Posaunen der Sonne tönen wie Flammenglocken.

Mitternacht!

Ich bemitleide die arme, suchende See, die mit ihren Wellen nicht an die Ufer der Einsamkeit des Himmels schlagen kann, weil es keine irdischen Ufer gibt, die unbekannt und unerweckt sind.

Am Tag der zweiten Hochzeit der alten Götter leuchtet die Sonne blutrot am brustgenährten Himmel und läßt milchige Wolken auf die Lippen der wogenden See tropfen. Die Posaunen tönen und tönen und tönen.

Und Mitternacht könnte ewig dauern.

Die Trompetenstöße rufen einen vierten Tag herauf, und einen siebten und einen zehnten; ihre Stöße hallen in den Schamhaardschungeln des Heißlandes vibrierend nach.

Der Berg erhebt sich wieder in den tastenden Schatten eines flüchtigen Zwielichts, aber – Liebe nicht fehlend, noch auch Vergangenheit vergessend – er sinkt wieder in seine stumme Vergessenheit, verschwunden mit Memphis und den bunten Türmen Trojas.

Sein Vergehen ist weniger als nichts, in dieser eisigen Morgendämmerung der Zeit, die, als Mitternacht, nicht einmal ein Tag oder der nächste ist. Die Sternschnuppen glückloser Tage dürfen nun triumphieren, die Triumphe werden von den Uhrzeigern der Fabriken der Zeit nicht gesehen. Der Staub geheiligter Erinnerung darf sich regen und tausend Millionen Gespenster in die Stille und das Nichts heben.

Die Herolde ruhen einmal und nur dieses eine Mal auf ihren Wappenschilden, und jetzt und nur jetzt dürfen meine Vorfahren durch die Grabgewölbe meiner Kinder wandern.

Und ihr Tod ist nur ein anderes, vergehendes Erwachen.

Ich muß einen schrecklichen Weg gehen, in den dunkelsten Ekken der Büchse Pandoras, wo nur das letzte und verhaßteste aller Übel als mein Begleiter übrigbleibt.

Alles Entsetzen, aller Schmerz sind in die Welt geflossen, wo der Himmel weit klafft, um die Sterne aufzunehmen, und die Türen unseres dunklen Käfigs gegähnt haben.

Und trotzdem quälen uns noch tausend Schmerzen, und unsere Leiber bluten, seiner nicht schlimmer als der meine, trotz seiner Fäulnis. Gift und Sturm und Eiseskälte verschwören sich, um unseren Fortschritt aus den Tiefen der Büchse in den sternerfüllten Himmel zu verhindern.

»Ich bin die Hoffnung!« schreien wir *gemeinsam*, versüßen unser Flehen mit katastrophaler Täuschung.

Ich versuche aufzuschreien und den Himmel zu bitten, mich zu nehmen, statt meines dunklen Begleiters, aber ich habe vergessen, wer ich bin, und warum.

6

Ich kämpfte dagegen.

Ich glaube, ich habe gewonnen. Durch K.O. in der dritten Runde.

Das schleicht einen an. Man bemerkt es nicht einmal, aber es ist da, und eines Tages dreht man sich einfach um, betrachtet sich, und es starrt einem ins Gesicht. Selbst dann ist man nicht sicher, wie man es eigentlich entdeckt, oder was es eigentlich ist. Es ist einfach da, und eines Tages weiß man es.

Ich zerbrach mir den Kopf.

Es ist nicht so, daß man eines Morgens aufsteht und so für sich denkt: ›Hallo, ich scheine von der Welt mehr als üblich getrennt zu sein, und meine Beziehungen scheinen mehr als üblich gespannt zu sein, ergo muß ich an irgendeiner Art Kommunikationszusammenbruch leiden.‹ Es wäre einfach, wenn man davon ausgehen dürfte, weil man sich dann leichter an die Situation herantasten könnte.

Was du zuerst bemerkst, ist wohl die Angst. Ein beachtliches Quantum Angst liegt natürlich immer in der Luft, aber das ist keine besondere Sorte Angst, und sie ist auch nicht übermäßig stark. Sie ist nur unvernünftig. Du hast Angst, und es gibt überhaupt nichts, wovor du Angst haben müßtest. Du fragst dich, wovor du Angst hast. Du siehst Dinge, vor denen du vielleicht Angst haben könntest, sehr genau an. Du fängst an, nach Dingen zu suchen, vor denen du Angst haben könntest, damit du dich vor dir selbst rechtfertigen kannst.

Et cetera.

Damit meine ich: Das geht so weiter. Es ist ein Prozeß. Ein Syndrom. Selbstspeisend. Wenn du erst einmal drinsteckst, bist du da.

Et cetera.

Du fängst damit an, dich um dich selbst zu drehen. Das macht nervös. Du beobachtest andere Leute mit einem leicht argwöhnischen Blick. Du machst dir nicht so sehr Sorgen um sie, als um deine Einstellung zu ihnen. Die Beziehungen geraten durcheinander. Du kannst die Dinge nicht so sehen, wie sie sind. Andere Leute werden verzerrt. Du fängst an, in einem anderen Licht zu betrachten, was sie tun und sagen. Du weißt nicht, was, verdammt noch mal, los ist. Du bist verwirrt. Du nimmst diese oder jene Person ganz grundlos auseinander; harmlose Gespräche neigen dazu, verbal gewalttätig zu werden. Du verletzt die Leute mit dem, was du sagst.

Damit geht es abwärts, und du erkennst nun wirklich eine Situation, in der du dich befindest, von der du aber nichts weißt. Du hältst plötzlich ein und sagst: ›Herrgott noch mal, was ist denn? Was mache ich, und warum mache ich es? Woher kommt das?‹

Und dann fängst du an, vorsichtig zu sein. Du wagst nicht, mit anderen Leuten scharf zu reden. Du wagst nicht, zornig zu werden. (Du hast Glück, wenn sie noch mit dir reden, und du sorgst dafür, daß sie keinen Anlaß mehr finden, aufzuhören.) Und ab und zu, ganz selten, sagst du etwas, was du nicht sagen wolltest, was unvermeidlich ist, gleichgültig, wie vorsichtig du bist, nur wirst du, so, wie die Dinge stehen, dir Gedanken über die Selbstbeherrschung machen, und ob sie nachläßt.

Et cetera.

Auch das setzt sich fort.

Du fängst an zu brüten. Du machst dir Sorgen um dich. Du stellst fest, daß du nicht glücklich wirst, wenn du trinkst, sondern nur tiefer und tiefer in schwarze Dunkelheit versinkst. Dich zu betrinken, führt nicht mehr zur Trunkenheit. Es führt dich dorthin, wo niemand sein will. Du gibst das Trinken auf. Wenn du klug bist.

Nichts läuft richtig. Die Welt hat sich gegen dich verschworen.

Du siehst dich nach zweierlei um:

1. Du brauchst einen Sündenbock.
2. Du mußt etwas dagegen *tun*.

Wenn du auch nur einen Funken Verstand hast, suchst du die Schuld bei dir selbst. Wenn du anfängst, die Roten zu beschuldigen oder den radioaktiven Niederschlag oder die Nachbarin oder den Teufel, dann verschaffst du dir Anspruch auf eine Freikarte in die Klapsmühle. Du hast verloren. Runde eins, und du bist am Boden. Angenommen, du hast den Verstand, dein eigener Sündenbock zu sein, dann bist du in der konstruktiven Gemütsverfassung, Punkt zwei in Angriff zu nehmen. Du mußt das kleine zusätzliche Bißchen irgendwo finden, das dir hilft, dich nicht zu weit in der Schuld-Masche zu verirren. Das Selbstmitleid kannst du nicht vermeiden. Die Depressionen kannst du auch nicht vermeiden. Sie gehören beide dazu. Aber zwischen einer Party und einer Orgie liegen anderthalb Schritte, und es sind anderthalb Schritte, die nicht zu gehen du dir alle Mühe gibst. Wenn du stillstehen und die Verzweiflungsanfälle und die Weinkrämpfe überstehen kannst, ohne darin zusammenzusinken, bist du auf halbem Weg zurück ins Land der Lebenden. Nicht zu einer Heilung, und das möchte ich betonen. Nicht auf dem Weg, es loszuwerden, aber dahin, dich so weit zu bringen, daß du damit leben kannst. Das ist dein Ziel – friedliche Koexistenz, nicht Krieg. Wenn du dich für Krieg entscheidest, verlierst du. Selbst wenn du gewinnst. Das ist wie Poker ohne Gegner.

Du hast dir also die Chancen geschaffen (wollen wir unterstellen).

Du mußt sie immer noch ergreifen.

(Selbstverständlich ist das alles schwer. Nichts ist dabei leicht. Gar nichts.)

Abwarten ist großartig. Wenn du im Zweifel bist, zögere. Laß dich nicht beirren. Wenn du einmal drin bist, ist es leichter, unterzugehen, als hochzusteigen. Bleiben, wo du bist, ist positiv. Das hilft dir. Deine erste Priorität ist, dich nicht beirren zu lassen. Danach fängst du an, nach einer Methode zu suchen, um dich herauszuziehen.

Da fangen die fixen Ideen an, an dir zu nagen. Für jedes ehrliche Aspirin gibt es ein Dutzend Zuckerpillen, und sie schmecken besser. Du hast keinerlei Schwierigkeiten, Lösungen zu finden, dich von Lösungen erregen zu lassen, dich in Lösungen zu verlieben. Du liegst nachts im Bett. (Du *kannst* nicht schlafen – und wenn du es noch so viele Stunden versuchst. Das gehört zur positiven Rückkopplung der Situation – ein Mensch ohne Schlaf ist kein vernünftiger Mensch.) Du kommst auf etwas, das gut aussieht – oberflächlich. Eine simple Tat. Ein Entschluß. Wenn du nur dieses eine tun kannst, wird alles gut sein. Zu Beginn sind die Taten ganz einfach – sie zu tun, wird kein Problem sein. Ein Problem ist die Art, wie sie durch dein Gehirn gehen und wieder gehen und wieder und wieder und wieder...

Et cetera.

Das Schlimmste und so weiter von allem. Wieder und wieder und wieder...

Und du kannst diese eine verdammte Idee nicht loswerden. Das ist wie eine Schallplatte, bei der die Nadel hängenbleibt. Ein Endlosband, das ewig spielt. Ein tropfender Wasserhahn, den du nicht abdrehen kannst, gleichgültig, wie fest du drehst. (Was dich verrückt machen kann, macht dich verrückt.) Du kannst *wissen*, daß die verdammte Idee eigentlich gar nicht so gut ist. Du kannst hundertprozentig sicher sein, daß sie dich nicht heilen wird. Du kannst sehr wohl wissen, daß du nicht logisch – oder geistig gesund – bist.

Aber es hört nicht auf.

Der Gedanke hämmert einfach weiter. Du wiederholst ihn und kannst einfach nicht mehr aufhören. Er hält dich wach. Du kannst hundemüde, erschöpft sein, und er macht weiter. Du kannst im Rausch sein, durch die Beharrlichkeit dieser Idee, dieser *einen* Idee, zu geistiger Unterwerfung betäubt, und sie macht weiter.

Du bist besessen von dieser Idee.

Schließlich mußt du einschlafen, aus physiologischer Notwendigkeit. Psychologisch gibt es keinen Augenblick Ruhe. Wenn du träumst, träumst du diesen Endlos-Gedanken. Nichts anderes. Dein Gehirn ist festgefahren. Es besteht eine schreckliche und fortwährende Versuchung, diesen Gedanken auf die eine oder andere Weise loszuwerden. Wenn du ihn nicht von dir trennen kannst, kannst du versuchen, dich von ihm zu trennen. Tu so, als gehöre er einem anderen. Mach ihn zu dem eines anderen. Tu es nicht. Das ist die Niederlage. Behalte den Gedanken. Halt ihn fest, gleichgültig, wie sehr du ihn haßt.

Und du wachst auf, glaubst, daß überhaupt keine Zeit vergangen ist, und *er ist immer noch da.*

Das macht dich fertig.

Da weißt du endlich, daß du wahnsinnig bist.

Wieder ein Augenblick, in dem du Ruhe bewahren mußt. In dem du dich nicht beirren lassen darfst.

Du stehst auf und tust etwas. Ganz normale Dinge. Die große Versuchung ist natürlich die, das zu tun, woran du denkst. Und du wirst es tun. Nicht einmal, sondern ein dutzendmal. Du wirst diese Ideen jagen. Sie hetzen dich, bis du nicht mehr kannst. Es hat keinen Zweck, zu sagen, daß du keinen Millimeter zurückweichen wirst. Du wirst. Du wirst einen Kilometer zurückweichen. Aber jeder Gedanke, den du tötest, bekommt Ersatz, und das lernst du. Du lernst, dich davor zu fürchten, und das ist der Punkt, wo du nicht nachlassen darfst. Du darfst nicht anfangen, dich für die wenigen Minuten gesegneten Friedens zwischen den fixen Ideen zu verkaufen. Du darfst diese Augenblicke des Friedens nie so hoch schätzen, daß du ein Automat wirst – fixe Idee, Nachgeben, fixe Idee, Nachgeben, Rettung, Aktion, Reiz, Reaktion. Das ist die Niederlage. Das heißt, innerlich sterben.

Du tust ganz gewöhnliche Dinge. Du kämpfst gegen die Besessenheit, um sie zu zwingen, daß sie dir auch *gegen* ihren Willen ein paar Augenblicke Frieden gönnt. Du arbeitest. Du gehst einkaufen. Du fährst mit dem Autobus und gehst durch Straßen. Du liest ein Buch, wenn sie dich läßt, oder fügst Puzzles zusammen oder bastelst Flugzeugmodelle oder malst Bilder. Du redest mit jemandem, wenn du kannst.

Das letztere ist das beste. Es ist außerdem verdammt schwer. Du glaubst nur, daß es leicht ist, wenn es sich von selbst versteht. Es kommt die Zeit, wo du es brauchst, und du kannst dir die Fingernägel bis zu den Knöcheln abbeißen, weil du dir wünscht, daß jemand mit dir redet, weil du dir wünscht, daß da jemand wäre, zu dem du gehen kannst, um mit ihm zu reden. Zum erstenmal in deinem Leben entdeckst du, daß die Menschen nicht wissen, wie man sich unterhält. Zum erstenmal in deinem Leben kommst du dahinter, daß *du* nicht weißt, wie man miteinander redet. Denn du kannst dich nicht einfach hinsetzen und es tun. Du mußt dich an die Rituale und Formeln halten. Du kannst nicht einfach an irgendeine Tür klopfen und sagen: »Hallo, ich bin verrückt.« Du mußt dich an die Spielregeln halten. Du mußt es nach dem Turnus der erlaubten Arten, zu fühlen, und erlaubten Arten, jemandem zu sagen, wie du dich fühlst, und erlaubten Arten, dir antworten zu lassen, und erlaubten Arten, sie so tun zu lassen, als begriffen sie, machen. Und zum erstenmal in deinem Leben kommst du dahinter, daß in Gesprächen gar nichts enthalten ist als diese Rituale und erlaubten Ausdrucksweisen und Kodes, und plötzlich wird die Sprache, die du dein ganzes Leben gebraucht hast, etwas Nutzloses, Totes, was die Verständigung betrifft, und nichts enthält Sinn, und du kannst nicht sagen, was du zu sagen hast, und wenn du es versuchst, können sie dich nicht verstehen, und sie liefern immer wieder nur diese albernen Rituale, diese Klischees, und die vielen Einrichtungen des Gesprächs, die sie vor der Verständigung schützen, vor dem Denken, vor dem Fühlen, sogar davor, in der Welt irgendeines anderen mehr zu sein als ein aus Pappkarton ausgeschnittenes *Ding*.

Und das ist schlimm.

Du mußt stillhalten. Wenn du schreist, verlierst du. Sie liefern dich ein.

Schließlich stirbt die Besessenheit, wenn du alles gut machst und wenn du Glück hast, ohne daß du nachgeben mußt. Es ist ein stolzes Gefühl, deine erste Besessenheit überstanden zu haben – aber Vorsicht bei diesem Selbstgefühl – denn schon kommt die nächste. Es *ist*, entgegen dem allgemeinen Glauben, möglich, zu gewinnen, indem man seine Besessenheit überdauert. Aber einmal zu gewinnen, oder drei-, oder viermal, genügt nicht. Du mußt immer weiter gewinnen, und, wie jedermann weiß, kann man nicht alles gewinnen. Manchmal verliert man. Du mußt also nicht nur gewinnen und weiter gewinnen, du mußt auch die Niederlagen dazwischen verarbeiten.

Einfach ist es nie.

Und wobei du auch noch vorsichtig sein mußt, wenn du diesen Besessenheiten nachgibst, ist der alte Spruch, lieber der Teufel, den du kennst, als der, den du nicht kennst. Die bloße Tatsache, nicht zu wissen, wie übel, wie albern, wie unnütz, wie absolut *wahnsinnig* der nächste Kurzschlußgedanke sein wird, ist eine zusätzliche Belastung für dich. Das Schicksal kann dir keinen gemeineren Streich spielen als die fixe Idee, das zu tun, was du einfach nicht tun kannst. Das ist das Gemeinste – die, die du überstehen *mußt,* weil du einfach keine Wahl hast. Da steckst du in einer dreifachen Klemme. Tust du es nicht, leidest du in jeder Beziehung, die ganze Zeit. Tust du es oder versuchst du es, dann liefern sie dich ein, sperren dich ein, bringen dich um, oder es bringt dich um. Komisch, wie? Oder du bringst dich selbst um, versteht sich. Aber tu das nicht. Du verlierst.

Was tust du dann?

Wie stellst du es an, wieder aufzutauchen?

Ja, ich meine, wieder, denn jetzt bist du, ob du es glaubst oder nicht, voll und ganz und total *da*.

Nun, noch einmal, ob du es glaubst oder nicht, beim erstenmal kann dich fast alles wieder auftauchen lassen.

Beim erstenmal.

Schon zu erkennen, wie schlecht du dran bist, es zu begreifen, zuzugeben und zu analysieren (die letzten beiden sind schwierig und beinahe Wunder, in dieser Reihenfolge), kann genügen. Sollte genügen. Schon zu wissen, daß etwas nicht in Ordnung ist, und eine Vorstellung von der Struktur dieser Unordnung zu haben, von der Logik der Unordnung, kann es erleichtern, aufzutauchen. Ein Punkt für die Psychiatrie, Selbstbehandlung oder gegen Bezahlung. Aber ein Punkt, und nur einer. Das eine, was du nicht glauben darfst, ist, daß du gewonnen hast. Du mußt weiter gewinnen. Nicht einmal, zweimal oder dreimal, sondern immer.

Du mußt gewarnt sein.

Du mußt dich vom erstenmal – bis zu einem gewissen Grad – gegen das zweitemal wappnen lassen.

Tage können vergehen. *Gute* Tage, glückliche sogar, erfüllt von gesegneter Erleichterung. Vergeude diese Tage nicht! Sobald du von dem Syndrom ergriffen bist, fällt die Qualität des Handelns im menschlichen Bereich der Existenz um etwa achtzig Prozent. Deine Arbeit leidet darunter. Deine Freizeit. Du leidest. Wenn du also diese Tage hast, an denen du etwas tun kannst, *tu* es. Richte dir ein Loch ein, zu dem du laufen kannst, wenn die nächste Krise kommt. Du sagst es jemandem. Du bittest um Hilfe. Du sorgst dafür, daß beim nächstenmal, wenn die fixen Ideen dich im Griff haben, jemand da ist, der Tee und Sympathie zu bieten hat. Vor allem Sympathie. Bezahlte Seelenpfuscher sind eine Antwort; es ist besser, wenn du eine Antwort finden kannst, ohne dazu deine Zuflucht zu nehmen.

Solange du kannst, baust du dir unter den Menschen eine Position auf, die du zu halten vermagst. Nur ein Narr glaubt sich nach einem ersten Sturz außer Gefahr. Nur ein Narr sorgt nicht für den Fall vor, daß er wieder stürzen könnte. Wenn du ein Narr bist, verlierst du. In den Tagen zwischen Anfall eins und Anfall zwei genügt es *nicht*, stillzusitzen, durchzuhalten, eisern zu bleiben. Du bekommst wenig Gelegenheiten genug, voranzukommen, du *mußt* sie ergreifen.

Wenn es wiederkommt, spürst du es. Du weißt, womit du zu rechnen hast. Du kannst einen Sprung voraus sein.

Was es nicht leichter macht.

Tatsächlich ist es meistens schlimmer.

Und es zu wissen und nicht fähig zu sein, es aufzuhalten, macht es noch schlimmer. Auch das weißt du.

Et cetera.

Und diesmal gibt es *wirklich* einen Grund für die Angst, und du hast wirklich Anlaß, dir in die Hosen zu machen. Das ist der *Wahnsinn*, der nach dir greift, und wenn du so weit gekommen bist, *weißt* du es. Und gleichgültig, wie du dich wehrst, es vermindert sich nicht. Es ist immer da, viel größer als lebensgroß.

Inzwischen kennst du das Muster. Die langen nagenden Stunden. Die *Unfähigkeit*, dich auf so etwas wie einer sinnvollen Grundlage zu verständigen. Aber wenn du klug bist, hast du jetzt eine Abwehr, etwas, das man dir nicht nehmen kann. Es ist nicht viel – es ist nicht Kommunikation, ganz gewiß nicht Begreifen. Es ist nur Tee und Sympathie. Aber, bei Gott, es ist etwas wert. Du hast jemanden, mit dem du zusammensein kannst, jemanden, der zuhört oder auch nur dein Schweigen erträgt.

Irgend jemanden.

Ohne das bist du fast mit Sicherheit verloren. Jedenfalls in einer entsetzlichen Klemme.

Es braucht nicht einmal eine wichtige Person zu sein. Es reicht, wenn du sie leiden kannst, und wenn sie dich leiden kann. Aber selbst das ist nicht erforderlich. Einfach eine *Person*. Ein menschliches Wesen. Du brauchst sie vielleicht sogar nie mehr wieder, nach dem ersten- oder zweitenmal. Sie braucht in deinem Leben keine große Rolle zu spielen. Sie muß nur da sein, wenn du jemanden brauchst. Sie braucht es nicht einmal zu wissen.

Diesesmal, beim zweitenmal, können die fixen Ideen sich nicht mehr ganz so fest einnisten. Du hast Übung. Du bist im Training. Du hältst es aus. Es tut weh, jedesmal, wenn sie kommen, und du weißt inzwischen, daß es *niemals* leicht ist, aber *sie* werden dich nicht kriegen, nicht beim zweitenmal, vorausgesetzt, du hast dich auf sie vorbereitet.

Aber du kannst trotzdem am Morgen mit dem großen Zittern erwachen und es eine Stunde oder länger nicht loswerden. Körperliche Dinge jetzt – vor allem das große Zittern. Manchmal die Sehstörungen, manchmal die Übelkeit. Vor allem das große Zittern. Du kannst zwei Gläser trinken, und deine Augen werden wild, und du bist bereit, die ganze Bar zu demolieren. Und das Schlimmste, du kannst jetzt vorausblicken und dir denken: diesmal kann ich es aushalten und früher oder später wieder auftauchen. *Aber beim nächstenmal?*

Und das ist brutal. Der Rückblick schützt. Der Vorausblick entwaffnet. Die beiden können sich gegenseitig aufheben, wenn du das zuläßt. Wenn das passiert, verlierst du.

Du *tauchst* wieder auf. Du stehst es durch, würgst es ab, wie beim letztenmal. Aber jetzt *weißt* du, daß es wiederkommen wird. Du weißt, daß du nicht frei davon bist. Du weißt, daß du im Krieg bist, und du weißt, daß du die Verluste auf deiner Seite nicht ewig hinnehmen kannst. Mit der Zeit wird das große Zittern dich zu Tode oder zur Verzweiflung schütteln. So oder so verlierst du.

Du mußt also die freien Tage wieder nutzen. Du mußt dich zusammennehmen und sagen: Das ist er. Der Testfall. Diesmal setzen wir alles auf eine Karte. Diesmal halten wir nicht still. Diesmal schlagen wir mit allem zu, was wir haben. Diesmal greifen wir *an.* Und selbst dann mußt du bedenken, daß du, wenn du verlierst, wieder auftauchen und es noch einmal machen mußt. Das ist eine Schwierigkeit. Du brauchst alles, was du hast, um anzugreifen; du darfst nicht einmal an die Möglichkeit einer Niederlage denken, aber für alle Fälle mußt du fähig sein, das Scheitern zu ertragen, umzugruppieren und erneut anzurücken. Nicht leicht. Das ist ein schmales Balancierbrett. Wenn du scheiterst und alles für den einen Angriff einsetzt und er nicht erfolgreich ist, verlierst du.

Beim drittenmal ist es bei jedem Schritt dasselbe, und du kannst es immer noch nicht aufhalten, immer noch nicht *verringern.*

Du kannst die Kraft dieses Treibsandes spüren, und er erschreckt dich wirklich. Du hast noch nie solche Angst gehabt. Du kannst die Unerbittlichkeit, die Massivität, das Heimtückische, du kannst das Ganze in seiner vollen Energie spüren. (Gib den Roten die Schuld, der Nachbarin, ergib dich dem Selbstmitleid und der Verzweiflung, misch die Barbiturate zusammen, steck den Kopf in den Ofen, zerbrich, verbrenn, schlag zu, zermalm, zerschlitz...)

Et cetera.

Da stehst du dann auf dem Geländer der Brücke, wiegst den Tod in einer deiner Hände, schaust hinab in das brodelnde Wasser...

...Und verhöhnst die verkrüppelten Finger der Dunkelheit.

Du steigst hinunter, entfernst dich und gehst heim.

(Oder du verlierst.)

Da rollst du dich dann in deinem Lieblingssessel zusammen und spielst Embryo. Da führst du in katatonischer Ekstase dein Lieblingsritual vor. Da wachst du in der Eispackung auf und füllst dich mit psychotropen Stoffen, und da verfolgen sie dich mit dem gefürchteten, entsetzlichen *Etikett.*

Du weist ihnen die Tür und wirfst sie die Treppe hinunter. Du stehst aus deinem Sessel auf und sagst nein. Kein Biegen. Kein Brechen. Der Abgrund ist nur unter deinen Zehen. Deine Fersen stehen auf festem Gestein. Du brauchst nicht zu stürzen, auch wenn du hineinschaust.

Vielleicht hilft es, von da an die Schuld ein wenig zu verteilen. Aber du mußt sie an den richtigen Stellen verteilen. Gib der Überarbeitung die Schuld. Dem Streß. Den traumatischen Erlebnissen in deiner Kindheit, wenn du davon etwas hältst. Aber schieb die Schuld nur auf Dinge, die ungreifbar sind. Gib vor allem nur den Dingen die Schuld, denen du sie geben kannst.

Was am meisten hilft, sind die Menschen. Was dich am Ende aus dem Sumpf zieht, sind die Menschen. Sie brauchen keine Ärzte oder Samariter oder Verwandten zu sein. Sie können Buschauffeure und Verkäufer und Sekretärinnen und Prostituierte sein. Aber nicht in ihrer beruflichen Eigenschaft. Nur als Menschen. Als Menschen handelnd. Einer kann genügen. Zwei sind besser. Eine ganze Menschenmenge kann wunderbar sein.

Manches muß zu deinen Gunsten ausschlagen. Das meiste läuft gegen dich, aber jeder, der behauptet, daß das für alles gilt, ist ein Lügner und ein Verlierer. Manches schlägt zu deinen Gunsten aus. Es muß nichts Großes sein, aber du mußt es gebrauchen. Du mußt dir auch selbst Vorteile schaffen. Es gibt keine glücklichen Zufälle. Das Glück ist manipulierbar. Von dir.

Du spielst die Karten, wie sie ausgeteilt werden. Aber bei jedem Pokerspiel gibt es eine Karte, die du verdeckt spielst, und diese Karte mußt du als blinde Karte spielen, obwohl du weißt, was es für eine ist. Das ist nicht leicht. Es ist Poker. Aber man kann es schaffen. Ein guter Pokerspieler gewinnt. Nicht jedesmal, aber er schluckt seine Verluste. Auf die Dauer gewinnt ein guter Pokerspieler.

Gib nie, niemals den Karten die Schuld, die ausgeteilt werden.

Wenn du das tust, verlierst du.

Inzwischen hättest du gewinnen müssen. Wie fühlt man sich, wenn man ein Held ist? Unbesungen, versteht sich.

Es gibt aber etwas, das von der ganzen Sache zu erben du nicht verhindern kannst, und das ist eine tiefe und ständige Angst. Keine sich duckende, feige Angst, sondern eine weniger-als-angenehme Gewißheit, daß du immer wieder abrutschen könntest, daß es dich jederzeit wieder erwischen kann, daß du nicht ein für allemal gewonnen hast, daß du immer weiter gewinnen mußt. Jetzt und in alle Ewigkeit.

Es wird mit jedem Mal schwerer.

Du mußt dir eine gute Arbeitsordnung suchen und dich regelmäßig einer Inspektion unterziehen und dich mit einem gewissen

Maß an Vorsicht und guten Manieren behandeln. Du mußt bedenken, daß dich irgend etwas irgendwo zerbrochen sehen will, und daß es gleich hinter dir steht, wo du auch sein magst. Du mußt es bloßstellen und kennen und eine Grundlage für Verhandlungen damit schaffen. Du mußt das tun, während du geistig gesund bist, denn während es unten in der Grube mit dir ringt, hast du keine Gelegenheit dazu.

Es sind geistig gesunde Leute, die Seelenpfuscher brauchen.

Es gibt *keine* Heilung, nur Koexistenz.

Mut und gesunder Menschenverstand können dich *nur trotz allem* aufrecht halten.

Von Gewinnen kann eigentlich gar keine Rede sein. Aber es ist der einzige Gewinn, den es in diesem Spiel gibt.

Der Tanz des Irren

9

Ich erinnere mich, mein gesichtsloser Freund, daß alle diese Qualen von unseren stahlumkleideten Händen geschaffen worden sind, sogar das Herz dieses infernalischen Sommers, wenn der dünnste Wind mich wie Vitriol versengt und Steine am Weg wie Salamander in der schrecklichen Gewalt der vielen Sonnen glühen.

Ich erinnere mich, und ich *werde* mich erinnern.

Immer.

Erinnere dich an die brüchig-schwarze Leiche auf einem Bett von Sandkieseln, mit ihren Gliedern wie vom Feuer verbogene Zweige – aschfahle, gespenstische Formen, die der geringsten Frage erliegen.

Erinnere dich an die giftigen Dämpfe, die ihre nackte Gestalt umhüllen, und an die unerträgliche Schwere der Luft, die um sie herumwandert.

Erinnere dich an den dünnen Staub, den die Vibration unseres mühsamen Vorbeizugs aus dem toten Ding gemacht hat, es augenblicklich in die Erde zurückgebend, aus der seine Vorfahren ihren ersten Samen gezerrt haben. Und selbst der schwarze Staub brennt, so fein zerteilt er sich, und der Rest des Kadavers wird in den geringeren Stoff der Luft verwandelt.

Erinnere dich an das Geräusch der schwebenden Fliegen und marschierenden Käfer, qualvoll über die Totalität eines Todes aufschreiend, der sogar die Aasfresser ihrer gewohnten Rolle beraubt. Selbst der alles erobernde Wurm kann seine heroische letzte Szene in dem schrecklichen Manuskript nicht spielen, das du für jeden Akt des Stückes mit dem Namen ›Mensch‹ geschrieben hast. Der Tod ist grausam und unnachgiebig in allen deinen Tagen und Nächten, und selbst die Aasfresser werden hungrig und können nicht schlafen.

Erinnere dich an die Gräser, die die Reiche Roms und Babylons erobert haben, seufzend und selbst dunkelhäutig geworden, die Halme tief am Boden kriechend, wie flüchtende Schlangen. Der Wind seufzt nicht in den Baumwipfeln, weil die Bäume ihr angestammtes Reich abgetreten und ihr Kleid außerhalb der Jahreszeiten abgeworfen haben.

Erinnere dich an die Echsen im Gestein und die Kakerlaken und die bemalten Frösche, vom Feuer erstarrt, mit marmorierten Augen Zorn und Vorwurf aus ihren versteinerten Häuten funkelnd.

Erinnere dich. Ich tue es und werde es. Ich überlebe.

Du kannst mich alles vergessen lassen, außer dem Weg nach Hause. Es gibt ein zweites Ufer, weißt du, auf der anderen Seite… eine andere Welt.

Du kannst mich nicht töten. Ich bin du.

Dieser völlig verzehrte Auswurf, ohne jedes Vermächtnis an ein Leben, das er weitergeben könnte, selbst an die Würmer, ist das Ziel, das du den Erwählten von Canaan versprichst. Nicht Verlust des Lebens, sondern Verlust des Seins. Nicht Vernichtung, sondern Vertilgung. Dieses Ziel ist das Vorrecht all jener, die du mir in Canaan zur Gesellschaft gegeben hast – die Gesichtslosen und Verlorenen, die hoffnungslos Wahnsinnigen, die Bilder des Anti-Menschen, die Idole und Dämonen, die in mein Gesicht blicken, auch wenn ich nur eine Maske bin. Die Augen ohne Gesicht, hinter der Maske, die ich bin, erinnern und bewahren diese Spiegelungen meines grellbemalten Gesichts, meiner falschen und heuchlerischen Seele. Ich erkenne dies als das, was es *ist* – nicht die Hölle, sondern ein versuchter Exorzismus, der mir sogar das bestreiten wollte. Aber gleichgültig, welche Eigenschaften der Barmherzigkeit du aufgibst, gleichgültig, wie absolut, gleichgültig, wie rachsüchtig dein Geist ist, du kannst diese Maske, die ich selbst bin, nicht fortwerfen. Du kannst sie nicht verbrennen, so wenig, wie du sie zersplittern oder in Säure auflösen kannst.

Erinnere dich, mein gesichtsloser Freund, daß, wenn die Maske alles ist, was ich bin, sie auch alles ist, was *du* bist. Bedenken Sie das, Goodman. Wenn ich der Dunkelheit die Ehre erweise, die Vergessenheit umarme, bist du es, der am Abgrund der Nicht-Existenz zittert.

Töte mich, und nichts bleibt übrig.

Überlege, mein gesichtsloser Freund, welche Dinge dieser Art von deinen stahlumkleideten Händen geschaffen werden müssen, und welche besser ungeschaffen bleiben. Es wird dir oder mir nichts nützen, zu sagen: verzeiht ihnen, denn sie wissen nicht, was sie sind. In der Architektur dieser Wirklichkeit haben sie keine Existenz und hinterlassen kein Vermächtnis.

Nicht einmal als Gespenster dürfen wir den verseuchten Kuß und die Seligkeit des Verfalls schmecken.

Sie sind nichts, und es ist nichts, was du aus uns machen würdest, wenn du uns zu einem Teil von ihnen machtest.

Ich *werde* mich erinnern...

Diese Kraterwelt, genannt Yrilene, ein zersprengter, seidiger Schädel, wo das Herz, das in der Kammer schlug, noch immer schlägt, ein ewiger Puls von Kraft und Versprechen.

In einem Traum, genannt Yrilene, werden Kirchenglocken aus im Meer versunkenen Städten zum Tönen gebracht, und die reichste Pracht schmückt den Mythos. Die Glocken läuten und läuten wieder, um die Hochzeit von Harker Lee mit seiner Schattenschwester zu feiern.

Die vergoldeten Sterne blicken herab, und die geheiligten Bilder von Vater und Großvater und den Söhnen der Vorväter bekommen Leben durch das züngelnde Leben Yrilenes und lächeln ihren mürrischen Segen.

Hinter den Bergen kann ich Atemzüge süßer Nokturnes hören, den Duft von Lavendel, und die Träume des Amarants. Die Ziegengesellschaft und die Schlangenwanderer der Nacht haben sich zur ewigen Ruhe gelegt, und die buckligen Admirale des Bösen sind im Vorbeigehen der sturmschwarzen Nacht erstarrt. Die Alchimie Yrilenes hält uns umfaßt, für einen Augenblick, und wir saugen aus ihren blutgefüllten Zitzen, um den Tod von Mördern und Märtyrern hochleben zu lassen.

Ich trage meinen Mantel aus vielen Farben, und ich halte die Hand von Harkers Schattenbraut. Es gibt kein Entkommen. Es gibt kein Nachlassen im Druck der Existenz.

Der Marionettenspieler gebietet mir zu tanzen.

Tanzen wir alle. Es ist ein Fest – ein Karneval. Harker tanzt, und jeder Mann in der Menge hat eine eigene Schattenbraut, bis Mitternacht, wenn die Kirchenglocken schweigen und die große Glocke tönt und alle Bräute sich in Staub verwandeln und der Zeremonienmeister uns die Demaskierung befiehlt.

Wir tragen *alle* Masken.

Aber darunter haben wir keine Gesichter.

Titan Neun

7

Fred Jacobson, der stellvertretende Leiter, erzählte mir die Geschichte von TITAN, wie sie wirklich war. Ich glaube nicht, daß sonst irgend jemand es wagte, mit streng geheimem Material so frei zu verfahren.

FMB steht für Freie Massenbeschleunigung. Es sieht so aus, als hätte Einstein, trotz seiner heroischen Bemühungen, das Leben in Gleichungen zu übertragen, nicht ganz recht gehabt. Nicht, daß er sich wirklich *geirrt* hätte, wohlgemerkt, aber er neigte eben dazu, ein bißchen zu stark zu vereinfachen. Das passiert den Besten von uns. (Und den Schlimmsten – viel öfter den Schlimmsten.) Die Einsteinsche Theorie hatte eigentlich sehr wenig über schnellere Bewegung als das Licht gesagt, außer, daß das eindeutig absurd sei. Die Vorstellung von der tachyonischen Phase – worin Dinge nur schneller als Licht sein konnten und wonach Unterlichtgeschwindigkeit zu einer Absurdität wurde – tauchte erstmals in der fruchtbaren Phantasie irgendeines Menschen auf. Aber es regte die Leute zum Nachdenken an, selbst ohne Beobachtungen, die ihre Meinung gestützt hätten.

Einstein war anscheinend eher Fundamentalist. Er vermochte die gräßliche Komplexheit der Realität nicht ganz richtig einzuschätzen. Er glaubte, Masse sei Masse, und es gebe nur eine Form der Energie. Laut Jacobson gibt es Masse und Masse. Gebundene Masse, freie Masse und energetische Masse. Und wo ist der Unterschied? Man frage mich nicht, ich arbeite hier nur. Der Mann machte sich buchstäblich kaputt, um zu versuchen, es mir auf die simpelste Weise zu erklären, aber das ist einfach nicht mein Gebiet. Ich beherrsche den Jargon nicht ausreichend. In die ferneren Gefilde des Abstrusen vermochte ich ihm nicht ganz zu folgen.

Die Gesamtsumme der Theorie sah so aus: Durch geschickte Manipulation der Kontramasse kann die effektive Masse auf Null reduziert werden. Sobald die Masse gleich Null ist, braucht man sich das hübsche Köpfchen nicht mehr über Nebenfragen wie Schwerkraft oder elegante Gleichungen zu zerbrechen, die einen in die Rätsel der Unendlichkeit hineinziehen.

Daher TITAN EINS. Eine Blechbüchse, vollgestopft mit Geräten. Sie schickten sie hinaus und brachten sie zurück. Sie flog ein wenig weiter als bis zur Pluto-Bahn und brachte gute sechzig Stunden in drei Stößen bei Überlichtgeschwindigkeiten relativ zur Erde zu. Der Zweck des Fluges war schlicht und einfach der, zu beweisen, daß das ging. Man nahm keine Messungen vor, man gewann keine nützlichen Daten. Es war einfach eine Ja-Nein-Frage, und das Universum lieferte die richtige Antwort.

Das Schönste an dem Projekt zu diesem Zeitpunkt war vielleicht, daß es so billig war. Keine Raketen. Keine Verschwendung. Kein Treibstoff. TITAN EINS flog mit derselben Art Energie, mit welcher man sein Haus heizt. Das ganze Zeug kam unbeschädigt zurück und landete auch noch weich.

Es war der Traum des technologischen Buchhalters. Eine Fahrkarte zu den Sternen für den Preis eines Hamburger und einer Tasse Kaffee. Es war auch Mike Sobieskis Traum, oder es wurde sein Traum – die Flucht aus dem, was er den dunklen Käfig nannte. Man baute ein zweites – viel größeres Schiff, das später einmal Personen und jede Art von Ausrüstung aufnehmen sollte – Laboreinrichtung und betriebsbereite Anlagen. Dieses Schiff wurde TITAN ZWEI, und man schickte es auf einen programmierten Flug, der es einmal um Proxima Centauri herum und wieder heimführen sollte.

Inzwischen wurde das erste Schiff wieder aufgemöbelt – es hatte keinen Sinn, es gleich in ein Museum zu schaffen – und umgebaut, damit es wieder starten und ein bißchen mehr leisten konnte. Es war jedoch immer noch bloß als Raumsonde gedacht. Man schickte es auf einen Rundflug zu Barnards Pfeilstern. Beide Sonden kamen zurück, und die Menschheit hatte die Sterne berührt, wenn auch nur mit mechanischen Fingern. Was wir durch diese Sonden erfuhren, war keine Überraschung.

Über die beiden Sterne war bereits ziemlich viel bekannt, einschließlich der Tatsache, daß sie keine Planeten besaßen. Aber durch TITAN erfuhren wir, daß beide Sterne ein Gefolge von Staub und Brocken verschiedener Dichte und Zusammensetzung besaßen. Viele Leute betrachteten das als Hinweis darauf, daß mit nur geringen Veränderungen darin, wie die Dinge waren, beziehungsweise hätten sein können, die Sterne Planeten hätten besitzen *können*, und andere Sterne fast mit Gewißheit darüber verfügen würden.

Und so wurde das zweite Schiff zu TITAN VIER umgerüstet und wieder hinausgeschickt. Diesmal hatte es einen Namen – der ›Botschafter‹ – und einen Piloten. Der Pilot hieß Doug Mason, und er und sein Schiff waren Objekt eines der größten Werbefeldzüge der Geschichte. Mason war ein erfahrener Luftwaffenpilot, der zu seiner Zeit mit genügend Raketen herumkutschiert war.

Die Presse befaßte sich ausführlichst damit. Millionen und Abermillionen Wörter wurden darüber gedruckt, was das Ganze für die Menschheit bedeute. Die Öffentlichkeit erfuhr im Grunde nicht viel über TITAN – nur, daß VIER an dem und dem Tag abheben und nach der und der Zeit zurückerwartet würde. Aber sie erfuhr unglaublich viel über Mason und die große, wunderbare Galaxis.

Doug Mason und TITAN VIER verschwanden einfach aus dem menschlichen Gesichtskreis. Sie traten nach Plan in die tachyonische Phase über, und das war das letzte, was die Welt je von ihrem Botschafter zu den Sternen hörte.

Man kann sich vorstellen, was geschah. Bei TITAN Panik, Angst und Exekution. Auf der Welt nicht sehr viel. Doug Mason war nur ein Zelluloid-Held mehr, auch nur ein Produkt der Einbildung der Medien. Wen kümmerte es? Wen hatte es je gekümmert? Die Öffentlichkeit war der Wirklichkeit hinter den Schlagzeilen gegenüber praktisch immun geworden. Niemand berichtete ihr vom Scheitern TITANs, und man regte sich nicht auf. Aber die Käfigtür, die offiziell für geöffnet erklärt worden war, hatte sich wieder fest geschlossen. Es hatte einfach keinen Sinn mehr, schon vorher Feste zu feiern, um die Helden auf den Weg zu schicken.

TITAN starb in den Medien und machte im stillen weiter. Die Journalisten und die Kameras kamen, um Starts zu verfolgen, kamen, um sich auf Rückkehr-Schlagzeilen vorzubereiten, aber nichts ging hinaus. Nichts würde hinausgehen, bis einer heimkam. Wenn man das nächstemal die Öffnung der Käfigtür groß herausstellte, dann mußte sie wahr sein.

Es gab absolut nichts, was irgend jemand darüber wissen konnte, was mit TITAN VIER geschehen war – oder geschehen sein mochte. In dem Augenblick, wo Mason das Schiff in die tachyonische Phase überführte, verschwand es aus der menschlichen Wahrnehmung. Die Signale, die es abgeschickt haben mochte, konnten einfach nicht zurückgelangen. Sobald ein TITAN verloren war, war er es für immer. Und TITAN VIER war verloren.

Mike Sobieski hatte mir die emotionelle Bedeutung des Verlustes bereits klargemacht, und das war im Grunde viel bedeutsamer als der Verlust für die Wirtschaft.

Das neue Schiff war größer, besser und sicherer als der ›Botschafter‹. Nicht, daß das erste Schiff nicht seinen Anteil an Sicherungen, Hilfsaggregaten und Doppelsteuerungen gehabt hätte. Dem ›Botschafter‹ hätte nichts zustoßen dürfen. Aber man kann sich stets noch mehr absichern. Man kann das Restrisiko immer noch mehr abbauen. Jacobson war, wie Mike und viele Leute im Projekt, immer der Meinung gewesen, versagt habe nicht der ›Botschafter‹, sonder sein Pilot, und den setzte man deshalb auch doppelt ein.

TITAN FÜNF – das ›Schicksal‹ – trug Patrick Bowen und Michael Janusson. Janusson sollte sich um das Schiff kümmern. Bowen sollte sich um Janusson kümmern. Alles, was einen von ihnen ausfallen ließ, würde beide ausfallen lassen müssen.

Jedermann wußte jedoch, daß es eines gab, was Janusson und Bowen brauchen mochten und vielleicht nicht bekommen konnten, nämlich Zeit. Die tachyonische Blechbüchse konnte nicht so einfach mit Unterlichtgeschwindigkeit zurückgebracht werden. Es gab keinen Schleudersitz. Die Bremsen konnten nicht einfach für eine Notbremsung sorgen. Sie wurden hinausgeschickt mit der Anweisung, sich so nah an das magische c zu halten, wie es angebracht erschien, aber selbst so stand die Zeit nicht wirklich auf ihrer Seite. Die Phasenverschiebung war eine delikate Sache – es war nicht so, als bräuchte man nur einen Schalter zu drehen. Wenn an Bord der ›Schicksal‹ wirklich etwas schiefging, würden weder Janusson noch Bowen zurückkommen.

Und sie kamen nicht wieder.

Man mußte jetzt Ideen finden, und zwar gute, trotz des fast völligen Mangels an Daten. Beim Projekt gab es Meinungsverschiedenheiten darüber, was schiefgegangen war, was man tun könne, um weitere Mißerfolge zu verhindern. Das Militär gab den Technikern die Schuld, die Techniker den Piloten, und die PR-Leute haßten alle, weil das öffentliche und politische Image des Projektes ruiniert war. Bei den PR-Leuten wußte man nicht, wer die Schuld trug, aber ganz gewiß nicht man selbst.

Es war eine schlimme Zeit. Aber Mike Sobieski überstand sie. Die Absetzung des ersten Leiters war ein Ritual gewesen. Es hatte keinen Sinn, sich gegenseitig anzuklagen. TITAN mußte jede Chance bekommen, sich wiederzufinden. Mike war der Ansicht, daß es nur einen Weg gab, das Problem zu betrachten. Die Schiffe kamen leer von selbst wieder zurück. Wenn sie mit Menschen an Bord nicht zurückkamen, dann stimmte etwas mit den Menschen nicht.

Die wissenschaftliche Methode lieferte einen logischen Schritt. Das nächste Schiff mußte ohne jede Einrichtung für Handsteuerung hinausgeschickt werden. Eine Roboter-Blechbüchse mit einem Sarg. Im Sarg – ein Passagier.

Man baute eine neuere, bessere Version der ersten Robotersonden. Man verwendete dieselbe FMB, die TITAN EINS und DREI sicher heimgeführt hatte. Man vertraute ihr. Man kleidete sie in Stahl und brachte die Robotersteuerung in einem versiegelten Winkel unter. Die Wohnkabine war einfach eine Blechbüchse in einer zweiten – ein Käfig in einem Käfig, genau wie in Bau C. TITAN SECHS sollte Proxima bei hoher Geschwindigkeit umrunden und nach Hause fliegen. Der Antrieb hatte bereits eine längere Strecke genauso schnell zurückgelegt.

Trotzdem war die Proxima-Umrundung vielleicht ein bißchen ehrgeizig. Alles in allem sollte das Schiff mehrere Tage mit Überlichtgeschwindigkeit fliegen. Warum nicht ein paar Stunden? Warum nicht ein paar Minuten, nur zur Probe? Aber es gab so etwas wie ein paar Minuten oder ein paar Stunden nicht. Die Phasenverschiebung nahm mindestens zwölf Stunden in Anspruch. Das war die Mindestzeit, die das Schiff zur Vorspiegelung brauchte, ein für die tachyonische Existenz geborenes Wesen zu sein.

Der ›Pilot‹ von SECHS war Kel Furin. Er hatte keinerlei Verbindung zum Militär, auch wenn er alle Prüfungen bestanden hatte, die das Militär zu erfinden vermochte, um seine Eignung – in ihren Augen – für die Mission zu testen. Furin war Physiker – ein persönlicher Freund von Sobieski.

Das neue Schiff erhielt den Namen ›Hoffnung‹. Ich weiß nicht, wer den Schiffen die Namen gab, aber die Reihenfolge der Namen verriet beinahe schwarzen Humor. Die Leute, die diese Schiffe bauten und hinausschickten, meinten es aber völlig ernst. Von ihrem Standpunkt aus war am Namen ›Hoffnung‹ überhaupt nichts komisch. Das Schiff trug wirklich ihre Hoffnung. Zu der Zeit, als TITAN SECHS in die tachyonische Phase eintrat, gab es im Stützpunkt keinen, der nicht schon mit dem Verdacht Bekanntschaft gemacht hatte, die Menschheit könne die Sterne vielleicht nie erobern, ob man sie nun zu erreichen vermochte oder nicht.

Bei TITAN SECHS wurden überhaupt keine Presseverlautbarungen herausgegeben. Die Tatsache, daß ein vierter Mann in die Tiefen des Weltraums geschickt wurde, fand überhaupt keine Erwähnung, so als sei es schlechtester Geschmack, auch nur daran zu denken.

Und dank der Diskretion aller Beteiligten gab es keine Schlagzeilen, als SECHS genau nach Flugplan wieder auftauchte. Es gelang nicht, Funkkontakt mit Furin herzustellen.

Er war tot. Er hatte sich durch einen Stromstoß getötet.

Jedermann im Projekt wußte, daß er das nicht aus irdischen Gründen getan hatte. Irgend etwas dort draußen hatte ihn dazu getrieben. Irgend etwas dort draußen stand menschlichem Leben feindselig gegenüber. Die Eroberung des Weltraums würde keinesfalls ein Spaziergang sein. Der Weltraum wehrte sich.

Dann kamen die Psychologen, in Legionen. Jenny arbeitete bereits am Projekt mit, aber erst als SECHS zurückkehrte, wurde sie eine maßgebliche Figur. Sie hatte Kel Furin auch gekannt.

TITAN SIEBEN wurde von Grund auf neu gebaut. Man wußte, daß man sich keine Gedanken um Schaltungen und Stromkreise mehr machen mußte, aber man ließ nicht das Geringste aus. Man ging noch mehr auf Nummer Sicher als jemals zuvor.

Diesmal war die Kapsel nicht so sehr eine Haftzelle wie eine Mini-Krankenstation. Wieder setzte man zwei Männer ein: Cartland und Napier. Cartland war ein vorsichtiger, kluger junger Mann mit dem Ruf absoluter Stabilität. Und nicht nur mit dem

Ruf. Die Gehirnwäscher hatten sein Gehirn praktisch auseinandergenommen, um sich zu vergewissern, daß es genauso zusammengesetzt war, wie sie es sich gewünscht hätten, wenn sie ihn selbst konstruiert hätten. Ich kann mir vorstellen, wie angestrengt sie nach Cartland gesucht haben müssen. Er gehörte zum technischen Personal des Projekts – ein Uhrenbeobachter und Knopfdrücker, in der Hierarchie ziemlich weit unten. Aber er war, was die Situation – damals – zu fordern schien. Napier war Cartlands Wachhund. Er war Psychiater – und vielleicht deshalb ein ungünstiges Risiko. Die logische Überlegung, ihn einzusetzen, war die, daß er, falls etwas schiefging, wenigstens fähig war, es zu beschreiben. Er war dabei, um Daten zu sammeln, um dafür zu sorgen, daß man Anhaltspunkte hatte, wenn SIEBEN zurückkam.

Es gab Kameras, die Cartland und Napier beobachteten, jeden Augenblick ihrer Zeit an Bord von SIEBEN. Es gab zahllose Instrumente, manche für fortwährende Messungen, andere, die in zeitlichen Abständen angewendet werden mußten.

Bei der Anzahl von Instrumenten, die zur Datenbeschaffung vorhanden waren, kam es nicht in Frage, Cartland und Napier die Mittel zu verweigern, sich umzubringen, wenn sie das wünschen sollten. Sie wußten das und akzeptierten das Risiko. Es wurde ihnen nicht leichtgemacht – man gab ihnen keine Messer mit – aber alle Betroffenen wußten, daß Selbstmord im Bereich des Möglichen lag.

Genauso kam es. SIEBEN – ›Glücksgöttin‹ genannt – brachte sie zurück. Tot.

Im Projekt wußte man wie und wann. Aber man wußte nicht, warum. Cartland und Napier hatten sich nicht die Mühe gemacht, ihre Gründe oder Gedanken niederzulegen. Sie hatten überhaupt nichts *getan*, außer zu sterben. Sie hatten sich von ihren Betten nicht erhoben – Stromstöße, wie bei Furin. Sie hatten nur zwei Stunden und einige Minuten Hyperraum überlebt. (Ihr Tod trat nicht gleichzeitig ein, aber Cartland – der wegen seiner Stabilität ausgesuchte Mann – überlebte Napier nur um sieben Minuten.)

Alle Tonbänder, alle Filme, alle Monitoren verrieten TITAN überhaupt nichts, was man hätte verwenden können.

Und damit: Lindquist.

Man beschloß, daß Lindquist sich auf keinen Fall würde töten können. Man baute ihn in eine Maschine ein. Er war völlig bewegungslos. Die Maschine atmete für ihn, fütterte ihn, führte seine

Abfallstoffe ab und würde sein Herz für ihn schlagen lassen, wenn er aus irgendeinem Grund vergessen sollte, das selbst zu tun. Man rüstete Johnny Lindquist so aus, daß man ihn fernsteuern konnte. Nicht einmal damit war man zufrieden. Er sollte keinen einzigen Augenblick bei Bewußtsein sein, solange TITAN ACHT sich in der tachyonischen Phase befand. Man schläferte ihn ein. Er würde während der ganzen Fahrt zum Startplatz mit ihnen reden können, und man wollte ihn zu sich bringen, sobald er sicher wieder Unterlichtgeschwindigkeit erlangt hatte. Aber abgesehen davon verlangten sie von ihm nichts, als daß er am Leben blieb, und sie halfen ihm dabei auf mechanischem Weg, so gut das möglich war.

Das waren verzweifelte Maßnahmen. TITAN war ein verzweifeltes Projekt.

Man machte ein Profil von ihm – eine umfassende Aufzeichnung seines Gehirns, wie es sich durch Resonanzerscheinungen darstellte. Man begann mit einer Analyse, genau nach den Bedingungen des Lee-Segal-Handbuches für Gehirnsondierer. Man ließ ein Montierband laufen, um seine Gehirntätigkeit zu überwachen, während er sich im Hyperraum befand.

Mike Sobieski bestand immer noch auf Proxima. Es war nutzlos, ihn auf eine Blitztour um Pluto zu schicken. Es mußte Proxima sein. Die Sterne waren das Ziel des Projekts, und Mike bestand darauf, sich mit den Sternen zu befassen.

Lindquist war Freiwilliger. Er war vom Militär, aber ich glaube nicht, daß das eine Rolle spielte. Er war einer von zweihundert Freiwilligen im Stützpunkt. TITAN ACHT war eine einfache Fahrkarte zur Hölle, und das wußten alle, aber trotzdem gab es zweihundert Freiwillige. Ich weiß nicht, wie man Lindquist ausgewählt hatte. Wahrscheinlich durch Los. Alle liebten Johnny. Außerhalb des Stützpunkts war er nichts und schien auch nie etwas werden zu können. Er hatte einmal eine Rakete geflogen, aber keine wichtige. Aber er war ein prima Kerl.

Die Maschinen retteten ihn natürlich. Auf Maschinen kann man sich verlassen. Maschinen sind nicht menschlich. Sie geben nicht nach. Johnny Lindquist kam zurück. Lebend und in einem Stück. Aber nicht ganz so, wie er hinausgeflogen war. Das Stück sah genauso aus, aber es war nicht mehr dasselbe. Das Stück, das sie hinausgeschickt hatten, war eifrig und ernsthaft gewesen, voller Erinnerungen an Lächeln, Freunde und Jugend. Er hatte geraucht, getrunken und mit Frauen geschlafen. Er hatte viel Leben in sich und jeden Grund, es zurückhaben zu wollen. Bis zum letzten Rest...

Aber er kam in totaler Katatonie zurück. Sein Körper war ganz da, das Herz schlug, er atmete, das Blut strömte, er war wohlgenährt und sauber. Aber sein Geist war fort. Er war einfach nicht mehr da – entweder das, oder er hatte sich bis zur Unkenntlichkeit verändert. Man mußte die Bänder und Monitoren stundenlang studieren, um eine Spur von Johnny Lindquist in seinem Schädel zu finden. Man fand Spuren. Nur Spuren. Lindquists Geist war explodiert, und es gab nur noch Überreste.

Man konnte noch Spuren von ihm in seinem Körper finden. Man konnte es auf den Bändern sehen. Ich habe sie dort selbst gesehen. Die Monitoren liefen und liefen, die zuckenden Zeiger gaben flüchtige Hinweise darauf, daß Johnny Lindquist irgendwo noch existierte. Aber *so* weit weg.

Er war total schizophren. Hoffnungslos wahnsinnig. Sagte man. Aber die Worte reichten für die Beschreibung keineswegs aus. Die Worte waren wertlos angesichts dessen, was das Universum im Austausch für Johnny Lindquist zurückgeschickt hatte.

TITAN ACHT hieß übrigens schlicht ›Reisender‹.

Man fand einen ganzen Schwarm neuer Theorien, um zu erklären, daß Johnny es nicht durchgestanden hatte. Man wußte durch die Monitoren, daß er sich einen Tag oder etwas länger gehalten hatte, bevor sein Zustand sich stetig verschlimmerte. Man wußte, daß es nur eine Frage der Zeit war, aus diesem Tag Tage und dann Wochen zu machen. Wenn man nun das richtige Hirn fand...

Es gab immer noch hundertneunundneunzig Freiwillige. Aber man wählte mich aus.

Der dunkle Käfig

7

Über die menschliche Natur wissen wir sehr wenig. Über die menschlichen Fähigkeiten wissen wir fast gar nichts. Es gibt ein riesiges Feld für Entdeckungen über den Menschen und das, was er tun kann. Die Tatsache, daß es ein riesiges Feld für Entdeckungen gibt, heißt nicht, daß man diese suchen soll oder daß es von Bedeutung wäre, ob und wann sie gefunden werden.

Solche Entdeckungen werden nur punktuell gemacht. Sie haben keine allgemeingültige Bedeutung. Jede Bedeutung, die sie haben, ist rein persönlicher Art.

Ein Mann, der vom Atlantik durch die Vereinigten Staaten zum Pazifik zu Fuß geht, wird mit Beifall und Spott bedacht. Ein Mann, der in einem kleinen Boot um die Welt segelt oder den Ärmelkanal durchschwimmt, wird mit Beifall, aber nicht mit Spott bedacht. Ein Mann, der Jahre auf einer Stange sitzt oder fünfzig Glas Bier schneller trinkt als je einer zuvor, wird mit Spott und spöttischem Beifall bedacht. Die Unterschiede in der Betrachtung dieser Taten durch die Welt sind nicht von Vernunft bestimmt. Sich auf irgendeines dieser Projekte einzulassen, ist nicht besonders mutig. Sie sind alle möglich. In jedem Fall ist die Herausforderung eine innerliche – sich dazu zu überwinden, sich die Mühen und besonderen Strapazen aufzuerlegen. Auch der Erfolg wird nur innerlich gemessen, nach dem Grad, bis zu dem Strapazen akzeptiert, ertragen, besiegt worden sind. In allen Fällen ist die Tat selbst außer in einem inneren Kontext bedeutungslos.

Die Männer, die in Bau C leben, werden weder mit Beifall noch mit Spott bedacht. Sie sind vergessen. Sie begeben sich in ihre Canaan-Existenz ohne Mut, sogar ohne Begeisterung. Für sie sind die Mühen und Strapazen keine angenommene Herausforderung, sondern eine gegebene Situation. Die Zeit der Strapazen ist nicht endlich – einmal im Bau C untergebracht, bleibt der Gefangene dort lebenslang. Die Leistung des Überlebens ist eine größere als die vorhin erwähnten, aber in jedem Kontext außer dem Inneren ebenso bedeutungslos. Es handelt sich nicht einmal um eine Leistung – bloß um das Überleben. Trotzdem bietet dieses Überleben jedem einzelnen ein riesiges Feld für Entdeckungen darüber, was er ist.

Was war Con Radley?

Wenn du Hunger hast, willst du essen. Das ist es, was Hunger bedeutet. Das, sagt die Menge (das ist die gesichtslose Menge, die Beifall zollt, spottet oder vergißt), ist natürlich.

Wenn die Menge sagt, natürlich, will sie andeuten, daß es richtig und angemessen und gottgewollt ist. Was sie aber in Wirklichkeit meint, ist vielmehr, daß sie es entweder so mag oder die Gelegenheit begrüßt, ein tapferes Gesicht zu zeigen und ihre eigene Version des Ausdauer-Spiels vorzuführen. (Deshalb gibt es einen so riesigen Unterschied darin, daß Essen natürlich ist, Kacken natürlich ist und Bumsen natürlich ist.)

Die Abschweifung bitte ich zu verzeihen, aber sie ist wirklich notwendig, wenn wir sinnvoll die Frage diskutieren wollen, was Con Radley ist/war.

Con Radley war ein hungriger Mann. Das war genau dasselbe wie der Hunger, den du so gut kennst. So, wie die Dinge wirklich sind, war es ein völlig natürlicher Hunger. Er spürte ihn. Er war da. Er existierte.

Und die Leute mochten das nicht. Es war nämlich kein Hunger nach Nahrung.

Mehr noch, die Leute begrüßten diese eine Gelegenheit, ein tapferes Gesicht aufzusetzen und das zu akzeptieren, ganz und gar nicht.

Deshalb nannte die Menge das selbstverständlich unnatürlich.

Ansonsten kümmerte sich niemand um Con. Niemand kümmerte es, was er fühlte oder dachte, oder wer er war. Man kümmerte sich nur darum, was man selbst fühlte und mochte und gerne dachte und fühlte. Letzen Endes, wenn man es genau nimmt (sagen sie), bei tieferer Betrachtung (sagen sie), hatte Gott Con zur Welt kommen lassen, damit er Teil ihrer Umwelt sein konnte, und es war doch wohl ihre Sache, zu sagen, was er sein und fühlen und denken und tun sollte. Er selbst hatte damit nichts zu schaffen.

Ich werde nicht im Detail erklären, was für eine Perversion bei Con Radley vorlag. Ich meine, man billigt doch nicht, daß ich über so etwas schreibe, nicht wahr? Man zieht vor, daß es Radley gar nicht geben sollte, vor allem in diesem Dokument, für das er nicht relevant erscheint. Wenn er überhaupt hier auftaucht, dann soll man ihn irgendwo verstecken. Er soll nicht erwähnt werden.

Alles schön und gut. Von diesem Augenblick an, bis er den Weg aller Nebenrollenträger geht, fällt euch nicht einmal auf, daß Con Radley sich in irgendeiner Weise von euch unterscheidet. Er wird nur namentlich erwähnt, wenn überhaupt.

Ihr könnt euch selbst überlegen, wer und was er war, und was euch dazu gebracht hat, ihm eine kostenlose, einfache Fahrkarte nach Canaan zu geben. Wenn ihr nicht wollt, daß ich von solchen Dingen rede, ist es schließlich nur natürlich, daß ich mich daran halte.

Aber das eine möchte ich sagen. Con Radley hatte keine andere

Wahl, als Entdeckungen über die menschliche Natur zu machen – über seine eigene menschliche Natur, die ihr ihm zu stehlen versucht habt, als er hierhergeschickt wurde –, von denen ihr nicht einmal etwas ahnt. Es mag nichts bedeuten, außer für ihn (es spielt keine Rolle, ob ihr Beifall zollt, spottet, vergeßt oder tötet), aber für ihn bedeutet es alles.

Es bedeutet: ihr könnt ihn mal.

Der Tanz des Irren

10

Ich steige in ein langes Landbecken hinab, zulaufend wie eine Speerspitze, die in einer schmalen Enge zwischen zwei Klippen endet. Die Oberfläche ist mit Felsblöcken übersät, als seien die Gesteinswände auf beiden Seiten weggesprengt worden. Ich kann auf den Klippen über mir lange Gestalten in Bewegung sehen, aber das Tal selbst wirkt trostlos und stumm. Einmal bleibe ich stehen, um einen Felsrutsch an der senkrechten Wand rechts von mir herabpoltern zu sehen, der wieder eine schräge Narbe hinterläßt.

Als ich hingelange, stelle ich fest, daß der Paß blockiert ist. Ich kann nicht hoffen, auf diesem Weg hindurchzukommen. Die Barrikade besteht aus lockeren Steinblöcken, und die Ritzen sind mit schlüpfriger Asche gefüllt. Zuerst versuche ich, vorsichtig an dem Felshang hinaufzusteigen, aber ich gleite und rutsche und sinke und komme überhaupt nicht voran.

»Es gibt keinen Weg.«

Ich drehe mich um und sehe einen alten Mann hinter mir stehen. Er ist es, der gesprochen hat.

»Wo bist du hergekommen?« frage ich ihn. Ich war allein, davon bin ich überzeugt.

»Von den Bergen«, erwidert er.

Ich bedenke kurz seine Antwort, dann wiederhole ich die Frage. Ich habe gelernt, daß es sich auszahlt, Fragen zu wiederholen. Die Antworten sind fast nie dieselben.

»Von jenseits der Hänge«, erwidert er diesmal.

»Dann gibt es also doch einen Weg«, folgere ich.

»Nein«, sagt er, »es gibt nur den anderen Weg.«

»Und welcher ist das?«

Der alte Mann geht davon und tritt leichtfüßig auf die fließende Oberfläche. Ich beobachte ihn genau. Aber er hat recht. Es gibt keinen Weg als den anderen. Seine Füße berühren die Oberfläche nicht. Er löst sich in das Gestein auf. Sein Umriß verschwimmt in der klaren Luft, und er gleitet in den Schatten unter der grellen Sonne. Er verblaßt in der Barrikade. Er wird unsichtbar.

Ich hebe meinen Blick zum gezackten Klippenrand, der hoch über mir aufragt, und erkenne eine winzige Silhouette.

Sie winkt.

Trotzdem glaube ich, das Schlimmste hinter mir zu haben. Es ist nicht leicht. Es ist nie leicht. Aber es gibt noch einen anderen Weg. Ich kann umkehren. Ich kann einen Umweg machen. Ich habe alle Zeit, die ich brauche. Wenn ich Sisyphus wäre, würde ich den Felsblock lassen und ohne ihn den Hang zum Gipfel hinaufsteigen. Wenn ich Tantalus wäre, würde ich lieber hungern. Wenn ich Ixion wäre, hätte ich Geduld, weil ich wüßte, daß das Rad eines Tages zurückkehren wird und daß die Existenz nur eine Frage des Wartens darauf ist.

Ich glaube, daß du und ich sich in einem Ruhezustand befinden. Nicht, daß unsere Schwierigkeiten überstanden wären – wir haben sie nur akzeptiert. Weder du noch ich können Wunder wirken. Ich glaube, das hast du endlich akzeptiert. Du begnügst dich damit, ein Zauberkünstler zu sein – du hast deine nutzlosen Bestrebungen aufgegeben, ein *echter* Zauberer zu sein. Wir sind fast sicher auf dem Heimweg. Wir haben den Stern umflogen. Wir sind ihm nahe gekommen und an ihm vorbeigeflogen. Wir zielen auf die Sonne.

Ich bin nicht selbstzufrieden. Ich betrachte den Sonnenaufgang und nenne ihn nicht Morgendämmerung. Es gibt mehr falsche als echte Dämmerungen. Aber ich erinnere mich und halte durch. Die Träume fließen vorbei, verhöhnen mich mit ihren kleinlichen Enttäuschungen, ihren kichernden Gespenstern und ihrem verschleierten Sinn. Ich fürchte mich nicht vor ihnen. Sie versuchen mit ihren gezierten Andeutungen und ihrem grundlosen Beharren auf Gefahr und Bedeutung alles angsterregend zu machen. Aber Träume sind Schäume. Ich weiß es, und du – glaube ich – auch.

Wenn das die Ruhe vor dem Sturm ist, alles gut und schön, laß mich dein Blitzen schmecken. Ich werde es so bitter finden wie immer, aber ich werde es trinken. Ich bleibe ungebrochen. Wir sind ganz.

Wir kehren heim.

An der Kreuzung, wo die Sackstraßen sich begegnen, finde ich einen leeren Meilenstein, ein verwittertes Hinweisschild und eine Vogelscheuche in einer zerfetzten Militäruniform, die ein Kreuz hochhält und zu einer Menge spricht, die stumm vorbeizieht.

»Es kommt mit den Wolken der Nacht«, verkündet sie in anklagendem, prophetischem Ton. »Schattenlos am schwarzen Himmel. Die gute Ernte wird verdorren, und aus dem vertrockneten Land und dem Staub der Großstadtstraßen wird neuer Weizen springen, für die Sache des Ausgleichs.

Und jene, deren Ernte verfault ist, werden laut um Hilfe schreien, aber es wird keiner da sein, an den sie sich wenden können, außer jenen, an die sie in den früheren Jahren ihr Brot verkauft haben. Und diese, die jetzt viel besitzen, werden den Preis zuhöchst setzen und auf die ehemaligen Reichen spucken, im Namen des Ausgleichs.«

Ich erinnere mich, daß in der längst vergangenen Zeit, als ich meine ersten Flügel bekam, mein Vater mich warnte:

»Flieg nicht so hoch, wie deine Träume dich führen mögen.«

Aber ich vertraute meinen Träumen. Woher sollte ich wissen, daß Träume treulos sein können? Woher sollte ich wissen, daß ich beiseite gesetzt war, nach dem Zeichen Tom O'Bedlams, daß Träume für andere Menschen gedacht waren und daß sie für mich nur ein Fluch sein konnten?

Woher?

Ich, Kind der Winde, schwang und faltete meine riesigen Flügel mit einem Gefühl großer Macht, und ich schwebte davon in den schwarzen, brütenden Himmel. Ich flog über den Wolken, badete in luftigen Fontänen und tanzte im Ballsaal der Sterne.

Ich flog zum fernen Mond und kühlte meine Füße in seinen Meeren des Gezeitenstaubs.

Ich flog zur Sonne und glitt durch ihre wehenden Feuerflechten; ich schrie laut, um die Echos durch ihre Wabenhöhlen aus Licht fliehen zu hören.

Ich schmeckte das süße Blut, das aus den vielen Speerwunden des heroischen, unsterblichen Mars rann.

Ich blendete meine Augen in den giftigen Dämpfen des schweren, golddurchwirkten Venus-Leichentuchs und wusch sie in kaltem Sternenlicht rein, das von den Wolken der Milchstraße fiel.

Ich malte ein Porträt im flüssigen, glühenden Gesicht des innersten Merkur und vermochte den Mann hinter dem Gesicht nicht zu erkennen, obwohl ich ihn gut kannte und mich an seinen Namen erinnerte.

Ich warf meine Kleidung in die Wildnis zerklüfteten Gesteins, in riesige Todeswelten auf der arktischen Solarsee. Meine Finger berührten die Ringe des Saturn und wurden von seiner Kälte nicht erfaßt. Ich war nackt und blutete nicht.

Und die Unersättlichkeit meines Blicks reichte noch weiter hinaus und hinaus, dehnte sich mit der Geschwindigkeit des Lichts immer weiter und darüber immer weiter hinaus, sandte eigenes Gleißen in die Pfade der schwebenden Sterne.

Und ich kehrte zurück zu meinem Vater, voll des Triumphes, den ich gegen seine alte Weisheit schleudern konnte.

Aber er erwiderte nur: »Flieg nicht so hoch, wie deine Träume dich tragen mögen.«

Mein Vater berät mich noch immer. Er ist in der Anstalt. Er erinnert sich an Ikarus. Ich erinnere mich an Titan. Ich bin Titan.

Titan Neun

8

Schon seit ich durch das Tor des Stützpunkts TITAN gekommen war, hatte ich nach einer Kartenrunde Ausschau gehalten. Ich war lange nicht mehr am Spieltisch gesessen. Die Spiele in Canaan waren scharf, aber einfach nicht Poker. Das ganze Wesen des Glücksspiels ist Geld. Ohne Bargeld kann man nicht pokern. Ich brauchte etwas, um meine Nerven zu beruhigen, und Poker war das einzige, von dem ich wußte, daß es fähig war, soviel an Druck wegzunehmen, wie sich in meinen Wochen bei TITAN angesammelt hatte. Der Druck dessen, was sich dort Wirklichkeit nannte, war zuviel für einen kleinen Burschen wie mich, um ihn vierundzwanzig Stunden am Tag hinzunehmen, ohne irgendeinen Gegendruck. Ich brauchte eine Weile einen kleineren Arbeitsplatz – den Mikrokosmos eines Kartenspiels. Ich mußte einige Stunden in einer Welt verbringen, wo ich eine ganze und wirksame Existenz führen konnte.

Chalk war Purist. Ein five-card-stud-Mann. Five card stud ist das größte Geschicklichkeitsspiel, das es gibt, ohne jede Ausnahme. Viel bedeutsamer als Schach oder Krieg. Diese Spiele sind *reine* Geschicklichkeit, gewiß, aber ein Spiel dieser Art verlangt nur, daß du deinen Gegner schlägst. Du brauchst nur besser zu sein als der nächste – und das heißt, daß das Geschicklichkeitspotential dieser Spiele nie erkundet worden ist, außer von Computern, die da ohnehin nicht sehr gut sind. Stud ist anders. Bei Stud mußt du nicht nur den Mann schlagen, sondern auch die Karten. Es genügt nicht, ein besserer Spieler zu sein. Der beste Spieler der Welt bekommt Verliererkarten in direktem Verhältnis zur Anzahl der Gegenspieler. Du mußt das Spiel gewinnen, statt einfach nur deinen Gegner zu schlagen. Gegner sind problemlos – hinter den Abläufen des Zufalls steht die Struktur des Universums. Man braucht Geduld, Gedächtnis, Kontrolle, perfektes Verstehen nicht nur der Männer, die man schlagen will, sondern auch der Karten, mit denen man sie schlagen muß. Niemand sieht sich an einem Schachbrett einem solchen Problem gegenüber. Und selbst wenn man perfekt spielt, selbst wenn man der Beste auf der Welt *ist*, kann man nicht alles gewinnen. Niemand hat ein gottgegebenes Recht, bei Stud-Poker zu gewinnen. Das ist das Wesen echter Geschicklichkeit. Man kann sie haben und gebrauchen und trotzdem verlieren.

Ich finde es nicht zu schwer. Ich bin nicht Luis Dalquier, aber ich bin gut. Ich habe Stil. Ich habe Runden gespielt, bei denen ich ins Schwitzen kam, Runden, bei denen ich die Zähne zusammenbeißen mußte. Und ich habe oft verloren. Aber den Stil besitze ich immer.

Ich gestehe, süchtig nach dem Spiel zu sein. Ich brauche das Spiel, weil es das einzige ist, was mich völlig erfassen, was mich aus der feindseligen Außenwelt versetzen und mir eine Zuflucht bieten kann, wo ich wirklich zu *sein* vermag.

Ich genieße Poker nicht. Es macht mir kein Vergnügen, nicht einmal, wenn ich viel Geld gewinne. Eigentlich spiele ich nie wirklich um viel Geld. Ich hatte niemals viel Geld, mit dem ich hätte spielen können. Das Spiel litt darunter in seiner Bedeutsamkeit nicht. Es muß nur echtes Geld sein, und Geld, das du brauchst. Ich spiele um der Regeln und Vorschriften willen, um der Gesetze des Poker-Universums willen. Es ist ein Leben für sich. Aber ich bin dort nicht glücklicher als hier.

Ich brachte Goodman zum Spielen mit – er war recht eifrig, und von Hurst wußte er, was zwischen mir und Chalk vorgegangen war. Chalk brachte nur einen Freund mit – einen Leutnant Hartley. Die beiden waren Geheimagenten aus den Tiefen der Sicherheitsbehörden, statt Spielzeugsoldaten wie Goodman.

Von dem Augenblick an, als wir die ersten Karten aufhoben, erriet ich, daß Chalk vorhatte, mich fertigzumachen, und er *glaubte*, dazu fähig zu sein. Es bedeutete Chalk sehr viel, mich geschlagen zu sehen; ich weiß nicht, warum, aber es gibt ein Dutzend Gründe, die ich verstehen konnte. Chalk war der Typ von Mensch, der ständig darauf aus ist, jemanden fertigzumachen. Ich war das Opfer des Monats, das war alles. Vermutlich hatte er schon einer Anzahl von Leuten, die er fertigmachen wollte, am Kartentisch gegenübergesessen, und die schlichte Logik sagte, daß ihm einige entwischt sein mußten. Aber jetzt war er seiner Sache völlig sicher, er war begierig, und er war zuversichtlich. Das zeigte die Tatsache, daß er gut war, aber es zeigte auch, daß er eine irre Art von Glauben an Schicksal und Glück hätte. Ich war froh, das zu sehen, weil ihn das – letztlich – zu einem Verlierer machte. Ich übertrieb meine Selbstsicherheit nicht, weil ich wußte, daß jeder Verlierer der Welt am Abend wieder gewinnt.

Ich begann mit dem Wissen zu spielen, daß ich verlieren konnte, und mit dem Wissen, daß Chalk dann die Erinnerung bis zum Tag seines Todes als eine kostbare bewahren würde. Es störte mich nicht. Bei den meisten Pokerrunden sitzt mehr als ein Schizo am Tisch, und auch wenn man nicht selbst einer ist, kommt man gewöhnlich bald dahinter.

Wir begannen ruhig und spielten um mittlere Einsätze. Ich hatte das Gehalt von einigen Wochen als Einsatz. In den ganzen Wochen, seit ich bei TITAN war, hatte ich nicht einen Penny ausgegeben – es gab nicht viel Gelegenheit dazu –, und es hatte mich gewundert, zu erfahren, daß sie mich überhaupt bezahlten. Aber sie taten es, und sehr großzügig dazu. Mit Gefahrenzulage. Ich wußte nicht, ob ich je Gelegenheit bekommen würde, es auszugeben, aber sehr nützlich war es trotzdem.

Ich blieb die erste Stunde still und stellte fest, um welche Art von Spiel es sich handelte. Ich setzte nach Wert meiner Karten oder ein bißchen darüber und ließ beim Aufdecken ein paar sausen, nur um zu zeigen, daß ich manchmal empörende Unwahrheiten sagte. Ich verlor nicht viel, aber gleichmäßig. Es störte mich nicht im geringsten – zu Beginn Geld herzugeben, ist beim Pokern ohnehin keine schlechte Strategie, solange man es in kleinen Mengen hergibt. Die anderen Spieler wußten, was sie taten. Wir spielten mit limitiertem Pott, und das nützten sie – sie gaben bei wechselnden Einsätzen nicht viel ab. Sie spielten gemäßigt, aber druckvoll. Sie ließen ihr Geld arbeiten. Ich brauchte einige Zeit, um eine Vorstellung davon zu bekommen, wie hart sie ihr Geld arbeiten ließen. Allen fehlte Phantasie. Spieler, die oft zusammen spielen, tun das oft; ihre Spielweise neigt dazu, stereotyp zu werden. Chalk und Hartley arbeiteten offenbar zusammen, und Goodman war kein Fremder für sie.

Chalk erhöhte oft und hoch. Um mein Blatt zu halten, war ich gezwungen, auch zu erhöhen, mit mehr oder weniger derselben Häufigkeit. Wir waren am Anfang beide noch recht bescheiden dabei, aber wenn ich vier Stunden in die Zukunft sah, konnte ich erkennen, daß echtes Geld fliegen mochte, wenn wir es Ernst werden ließen. Hartley erhöhte kaum, und ich brauchte nicht lange, um zu merken, daß Chalk und Hartley sich, zart ausgedrückt, ›verständigt‹ hatten. Chalk erhöhte meist dann, wenn Hartley hohe Karten aufliegen hatte, und Hartley hielt regelmäßig mit, wenn Chalk erhöhte. Es war offenkundig, daß es Chalk, wenn er sein Geld riskierte, lieber sah, daß es bei Hartley landete, als bei irgendeinem anderen, wenn er es überhaupt verlieren mußte. Goodman spielte klug und gleichmäßig, aber im Laufe der Zeit nahm ihm die Sandwichtaktik von Chalk und Hartley sein Geld tröpfchenweise weg. Er war geduldig genug und wartete auf eine Runde, bei der er sie beide packen konnte, aber das war wie beim Würfeln. Im Laufe eines ganzen Spielabends würde er am Ende eher im Minus statt im Plus sein.

Hartley auf seiner Seite zu haben, war für Chalk eigentlich kein gewaltiger Vorteil, weil Hartley nicht sehr gut war. Das zeigte sich bald einigermaßen deutlich. Er war zu mechanisch, hatte zuviel Zutrauen zum System – er konnte das Spiel im Grunde nicht richtig abschätzen. Er blieb im Geld, etwa bei seinem Einsatz, aber das verdankte er zum größten Teil Chalk.

Wir fingen gegen zehn Uhr an, und nach meinem schwachen Beginn holte ich auf, und bis zwei Uhr gewann ich ziemlich regelmäßig. Ich ging auf Chalks Erhöhungen oft nicht ein, und mit

Hilfe der Karten gelang es mir, ihn ein bißchen herauszulocken und sein Bargeld auch zu verringern. Er war nicht begierig darauf, gegen meine Erhöhungen auszusteigen, und mit der Zeit wurde er der Hauptverlierer des Spiels. Hartley verlor einen großen Pott gegen Goodman, was das Gleichgewicht zwischen den beiden wiederherstellte, und um zwei Uhr war ich mehr oder weniger so weit voraus, wie Chalk und Goodman hinten waren, während Hartley etwa auf gleich stand.

Die Daumenschrauben wurden in der nächsten halben Stunde angezogen, als durch ein paar Blätter die Einsätze stiegen. Ich verlor einen großen Pott an Goodman, und zwei Runden später nahm mir Chalk einen ab, mit dessen Gewinn ich gerechnet hatte. Ich konnte den Kampfesfunken in Chalks Augen sehen, als der Stapel vor mir schnell schrumpfte und ich in die roten Zahlen kam. Er übte mehr Druck aus, und ich paßte immer wieder, während mein Geld stetig über den Tisch zu ihm wanderte. Dann spielte ich mit einem Triplet gegen zwei Paare, und wie durch einen Zauber war das Spiel wieder auf meiner Seite. Aber ganz ernsthaft hatten wir noch keinen ausgenommen. Chalk entschloß sich, mich abzuräumen, und sein Glaube begann sich plötzlich zu zeigen.

Einmal und zweimal, und dann noch einmal füllten Chalk und ich den Pott bis zum Limit, und er verlor alle drei. Ich beherrschte praktisch den Markt an Barem. Goodman hatte etwas verloren, Hartley ziemlich viel, und Chalk war praktisch mittellos. Die Einsätze waren natürlich immer noch gering, so daß ich alles in allem etwa tausend oder elfhundert Dollar kassiert hatte. Aber gemessen am Spiel war ich der klare Eroberer. Der Major war sehr betroffen. Wir verdoppelten mit Zustimmung aller die ursprünglichen Einsätze; alle wußten, daß das jetzt fällig war, und wir spielten normal weiter. Die Ersteinsätze zu verdoppeln, ist viel mehr, als den letzten Pott zu verdoppeln, weil Pötte dazu neigen, sich in einer Exponentialreihe zu erhöhen, so daß dieser kleine und schlichte Eingriff eine große Wirkung auf das Potential des Spiels hatte. Es war Zeit, umzudenken. Goodman gewann von mir etwas zurück, und Hartley dezimierte Chalks Vorrat noch stärker. Chalk brachte neues Geld ins Spiel. Er hatte es offenbar schwer. Er ließ seine Zigaretten fallen, während er austeilte. Er hob sie auf und gab eine Hartley, während Goodman und ich uns unsere eigenen anzündeten. Sein Gesicht wurde heiß und rot, und ich wußte, daß sich die Belastung auf ihn auswirkte.

Hartley gab Goodman eine Fünf, mir einen König und Chalk einen Buben. Er legte für sich eine Neun auf. Ich stellte fest, daß ich als verdeckte Karte einen zweiten König hatte. Ich setzte, Chalk wollte sehen, und Hartley erhöhte. Goodman ging mit nachlässiger Resignation darauf ein, die andeutete, daß die Erhöhung für ihn völlig unwichtig war. Ich wunderte mich darüber, daß Hartley erhöhte, aber ich wußte, daß seine Erhöhungen selten Anlaß zur Besorgnis gaben und bei seiner Verständigung mit Chalk keine Rolle zu spielen schienen. Chalk erhöhte seinerseits um das zulässige Limit – den ganzen Inhalt des Pottes. Der Verlauf war ungewöhnlich, aber nicht unerhört. Es war durchaus möglich, daß Chalk im Vertrauen auf Hartleys Erhöhung erhöhte. Hartley hielt mit, und ich auch. Für einen Pott der ersten Runde war er ziemlich groß. Und mit ihm nahm der erlaubte Einsatz zu.

Niemand verbesserte sich in der nächsten Runde sichtbar. Meine zwei Könige schlugen noch alles. Ich setzte das Limit. Hartley wagte eine kleine Erhöhung. Ich hielt es für an der Zeit, nicht länger den Toten zu spielen, und erhöhte meinerseits. Chalk mußte viel hineintun, um mitzuhalten – viel mehr, als er schon riskiert hatte. Er brauchte ein Paar – möglichst Buben, weil seine andere Karte niedriger war als Hartleys Neun –, um ans Mithalten auch nur denken zu können.

Er hielt.

Hartley auch.

Und ich begann mich zu wundern. Ich hatte die Verständigung zwischen den beiden seit mehreren Stunden in Aktion gesehen, aber das schien unnütze Verschwendung zu sein. Schließlich lag bei mir die höchste Karte auf. Hartley hatte für seine geringeren Erhöhungen zweimal eins draufbekommen, und mit aufgedeckter Sieben und Neun konnte er sich Zuversicht kaum leisten. Trotzdem hielt er mit.

Er teilte die Karten aus. Ich hatte König, Dame, Acht aufgelegt. Chalk hatte Bube, Acht, Drei. Hartley hatte Neun, Sieben, Sechs – vielleicht eine Sequenz, wenn seine verdeckte Karte eine Acht war, aber man konnte sich kaum vorstellen, daß er dann noch im Spiel gewesen wäre.

Ich setzte Fünfhundert.

Chalk hatte nur etwa Fünfhundert vor sich, obwohl er seine Geheimreserve herausgeholt hatte. Trotzdem sagte er: »Ihre Fünfhundert und Tausend.« Er zog Füllhalter und Scheckbuch heraus und begann zu schreiben.

Hartley schob seine Chips ein.

Ich lehnte mich zurück, um nachzudenken.

Ich wußte, daß Chalk kein Irrer war. Ich wußte, daß sogar ein Irrer sich schämen mußte, wenn er hier erhöhte. Hielt er mich schlicht für einen Lügner? Wie konnte er selbst dann erhöhen? Konnte irgendein Mensch auf der Welt soviel Vertrauen in das Schicksal von einem Paar Buben haben? Was, zum Teufel, wollte er machen, wenn ich um Dreitausend erhöhte, wozu ich auffällig eingeladen war?

Ich schnippte mit den Fingern an die Ecken meiner Karten und betastete sie nervös. Ich machte ein sehr sorgenvolles Gesicht, und Chalk lächelte. Verdammt, ich machte mir wirklich schwere Sorgen. Vor allem, als ich ein merkwürdiges Gefühl bekam, was die Berührung der Karten anging. Sie waren abgenutzt genug, gewiß, und diejenigen, mit denen wir gespielt hatten, besaßen keine auffallenden Eigenheiten. Aber die hier fühlten sich einfach nicht so an, als seien sie schon gespielt worden. Sie hatten keinen Schweiß in sich aufgenommen. Die Abnutzung war alte Abnutzung. Während des Zigarettenanzündens zwischen dem Geben, während Chalk die Karten weitergegeben und seine Zigaretten hatte fallen lassen, waren die Karten ausgetauscht worden. Das war jetzt klar – Chalk hatte gemischt, bevor er das Kartenpaket weitergegeben hatte. Das Paket, von dem Hartley austeilte, war nicht dasselbe. Es war gepackt.

»Chalk«, sagte ich, »wieviel bin ich wert?«

»Hm?« fragte er. Auf seinem Gesicht stand höfliche Überraschung geschrieben, aber ich wußte, daß er innerlich einen Totalabschuß spürte. »Mensch«, sagte er, »Sie können mitgehen. Soviel liegt vor Ihnen.«

»Wieviel bin ich wert, Chalk?« wiederholte ich. Meine Stimme klang tonlos und kalt. Ich drohte ihm. Ich konnte sehen, wie die Zweifel in ihm aufstiegen.

»Woher soll ich das wissen?« wich er aus.

»Weil Sie mich besser kennen als ich selbst. Ich achte auf meinen Besitz nicht besonders, weil mir das meiste davon nichts nützt. Aber Sie wissen, was mir gehört. Sie kennnen meine Akte auswendig. Sie wissen auf den Dollar genau, wieviel ich wert bin.«

Er schluckte und machte ein verwirrtes Gesicht. Er wußte, daß ich erhöhen wollte, aber er konnte nicht verstehen, warum ich so ein Theater darum machte. Er wußte, daß ich mehr als Dreitausend hatte, mit dem, was vor mir lag.

»Ich schätze, so um die Achteinhalbtausend«, sagte er.

Ich war überrascht. Aber ich war völlig überzeugt davon, daß er recht hatte. Da war das Geld, das ich für die Gedankenleserei bekommen hatte, und das, was ich besessen hatte, bevor ich das erstemal eingesperrt worden war. Alles nicht zu gebrauchen, aber man kann es nicht mitnehmen, und sie können es einem nicht abnehmen. Es war alles da. Ich konnte es setzen. Da war auch noch meine Versicherungspolice (abgeschlossen von TITAN), aber heute nacht würde ich nicht sterben. Ich nahm an, notfalls aus anderen Quellen weitere Zehntausend zapfen zu können, aber diese Notwendigkeit sah ich nicht.

»Okay«, sagte ich. »Ich halte Ihre Tausend. Damit ist der Pott ausgeglichen. Aber ich möchte eine kleine Nebenwette abschließen. Ich möchte meine Achttausendfünfhundert darauf setzen, daß Sie diese Runde nicht gewinnen.«

Chalk bewegte keinen Muskel. Er war erstarrt.

Hartley wurde kalkweiß.

Ich konnte mir den Konflikt in Chalks Gehirn vorstellen, verborgen hinter dem schwitzenden, angespannten Gesicht. Habgier, schlicht und einfach. Nicht nur der große Pott, um Harker Lee die Gedärme herauszuziehen, sondern die zusätzliche Prämie totaler Vernichtung. Und Zweifel. Schrecklicher Zweifel. Konnte irgend etwas schiefgehen? Setzte ich nur auf meine Könige? Hatte ich noch etwas, worauf ich mich stützen konnte? Wohlgemerkt, Chalk hatte noch nichts in der Hand. Er setzte auf das sichere Wissen, daß er ein As verdeckt liegen hatte und ein zweites dazubekommen würde.

»Vorausgesetzt, versteht sich«, sagte ich zuckersüß, »daß wir ein Gentleman's Agreement darüber haben, was wir nach der letzten Karte setzen. Ich könnte noch mehr erhöhen, wissen Sie.« Ich betonte das Wort ›erhöhen‹, um ihn ein bißchen herauszufordern.

Er hatte Angst, aber entschlossen war er auch. Er wußte, daß etwas faul war, aber er wußte auch, daß die Karten in seinem Sinn gepackt waren. Er konnte nicht fehlgehen. Er konnte die Gelegenheit nicht sausenlassen. Auf keinen Fall.

»Abgemacht«, sagte er.

Hartley hatte die Karten hingelegt, um abzuwarten, bis wir uns geeinigt hatten. Nun griff er wieder danach und wollte geben. Ich legte meine Hand auf die seine.

»Augenblick«, sagte ich. »Ich möchte abheben.«

Ich bin sicher, daß der Leutnant aussah wie ein Gespenst, aber mein Blick war fest auf Chalk gerichtet. Ich wollte sehen, wie er auseinanderfiel.

Und er fiel auseinander.

Sein Kiefer wurde schlaff. Aus allen Poren seines fetten, schmierigen Gesichts schien Schweiß zu rinnen. Es schien ihm schwerzufallen, geradeaus zu sehen.

»Das können Sie nicht tun«, stieß er hervor.

»Warum nicht?« fragte ich.

Ich lächelte. Oberflächlich war ich entspannt. Mein Herz ging wie ein Hammer, aber äußerlich sah man nichts. Ich hatte die Schlinge angelegt und zog zu. Ich spürte, wie Hartleys Hand sich unter der meinen zurückzog, schlaff und entnervt.

Ich wandte mich an Goodman.

»Fällt Ihnen irgendein Grund ein, weshalb ich nicht abheben sollte?« fragte ich.

Goodman sah Chalk an und sah mich an. Es war offenkundig, was vorging, und er dachte nicht daran, daß er jahrelang Chalk und Hartley und ihre ›Verständigung‹ ertragen hatte. Und er war ein ordentlicher Kerl. Der Korpsgeist war einfach nicht mit im Rennen.

»Überhaupt kein Grund«, sagte er.

»Eben«, sagte ich. »Betrachten Sie die Sache so, Major Chalk. Sie haben ein verdecktes As, nicht wahr? Fragen Sie mich nicht, woher ich das weiß, ich bin Telepath. Das heißt, daß im Paket noch drei Asse sind. Eines davon ist vorgesehen, als Ihre nächste Karte zu erscheinen. Sie haben es da hingetan, also verdienen Sie, daß Sie es nicht bekommen. Es gibt noch zwei. Sie können immer noch gewinnen, nicht wahr? Sie haben nur keine Gewißheit mehr, daß Sie gewinnen. Nun ja, das ist eben Poker. Darf ich jetzt abheben?«

Der Major sah uns beide an und wußte, daß er geschlagen war.

»Bitte«, sagte er mit einer Stimme, die krächzte, weil seine Kehle knochentrocken war. Ich hätte schwören mögen, daß er immer noch glaubte, er werde eines von den beiden anderen Assen erwischen. Nun, es hätte sein können. Aber er bekam sie nicht.

Hartleys zitternde Hände ergriffen das Paket, nachdem ich abgehoben hatte, und gaben mir einen dritten König. Dann gab er

Chalk zu seiner Drei noch eine zweite.

Das setzte allem die Krone auf.

»Ein Dollar«, sagte ich und warf irgendeinen Geldschein auf den Tisch.

Chalk legte stumm seine Karten weg.

»Richtig«, sagte ich verwundert. »Ich scheine vorne zu sein, nicht? Aber ich will Sie von Ihrem Elend erlösen. Ich habe drei von diesen. Was haben Sie?«

Chalk legte seine Karten auf das Paket und begann zu mischen.

»Ich bin dran«, sagte Goodman.

»Sie schulden mir achteinhalbtausend Dollar«, sagte ich zu Chalk.

Goodman griff nach den Karten. Ich zog das Geld an mich und betrachtete den Scheck.

»Angenommen, er hätte eines von den beiden anderen Assen bekommen«, sagte Goodman, »und Sie hätten sich verbessert?«

»Dann hätte ich verloren«, sagte ich.

Der Tanz des Irren

11

Da ist ein Springbrunnen, der aus den Wurzeln einer großen Esche entspringt, wo ich auf meiner Reise einen Tag ausruhe.

Ein Riese von Mann, mit großem Bart und Harnisch aus geschmiedetem Gold, nähert sich dem Baum und fragt – anscheinend den Baum –, ob er das Wasser des Springbrunnens trinken und sich damit in den Saft des Baumes begeben dürfe, damit er alles wissen könne, was der Baum weiß und in Zukunft noch wissen mag.

Und der Baum erlaubte es ihm, pflückt aber als Tribut eines seiner Augen und setzt es als herrliche Frucht in seine Äste.

Nun trinkt der große Krieger, und er weiß alles, was zu wissen er verlangt hat. Traurigkeit senkt sich auf ihn wie ein weiter Umhang, als er die Hohlheit seines Selbst und vor allem seinen leeren Heroismus erkennt. Vor ihm und hinter ihm auf seinem Pfad scheint es, daß er nichts ist. Er wird nicht weinen, weil er glaubt, das entehre sein Schwert, aber sein Gesicht ist durchzogen von

Gräue, und Furchen sind darin eingegraben, als sei er plötzlich uralt geworden.

Langsam setzt er seinen Weg fort.

Ich habe selbst aus der Quelle getrunken, und ich weiß, daß es nur Wasser ist, aber mein Auge hängt nicht wie ein saftiger Apfel von den Ästen, und ich habe den Baum nicht gebeten, mir einen Anteil an seinem Wissensschatz zu gewähren.

Eine Vielzahl kleiner, bunter Vögel fliegt jetzt um den Baum, und jeder einzelne verharrt der Reihe nach vor der fremden, neuen Frucht, und jeder nimmt der Reihe nach einen winzigen Bissen davon. Dann fliegen sie fort, in alle Richtungen, in alle Winkel der Welt, und im Flug weinen sie die Tränen vom ausgelieferten Auge des Kriegers, die wie Regen auf den Boden fallen.

Und ihre Farben verblassen langsam, weil sie, wie der Krieger selbst, die ganze Bürde eines Lebens in einem einzigen Augenblick erben. Aber sie sterben nicht.

Sie sterben nicht.

Ich nutze die seltenste aller Chancen, als ich auf der Straße ein kleines Stück weitergegangen bin. Ich finde eine Statue der Gerechtigkeit, die durch ein Fragment des Zufalls vorübergehend mit Leben beseelt ist. Sie kniet vor einer Gruppe kleiner Kinder und befaßt sich mit ihren kleinen Streitigkeiten. Eines nach dem anderen sehe ich die Kinder sich von ihrem Gesicht mit den verbundenen Augen abwenden, und alle beginnen zu weinen, als sie der Reihe nach davonhumpeln.

Dann steht sie auf und wendet sich mir zu, obwohl ich weiß, daß sie mich wegen der steinernen Binde, die ihre Augen gefangenhält, nicht sehen kann.

»Wie kannst du die Neigung deiner Waage ablesen?« frage ich sie und zeige auf die Waage in ihrer linken Hand, obwohl es nutzlos ist zu deuten, weil sie nicht sehen kann.

»Ich kann nicht lesen«, antwortet sie. »Ich bin blind.«

»Wie kannst du dann urteilen?« frage ich sie.

Sie lacht und lacht und lacht, mit weit klaffendem Mund, wobei die steinerne Binde keinen Millimeter verrutscht, wenngleich ihr weites Kleid wie ein sturmgepeitschtes Segel flattert.

Sie antwortet nicht, schwingt aber das Schwert, das sie in der anderen Hand hält.

Der Reihe nach enthauptet sie die Kinder.

Ich kenne meine Feinde.

Sie tragen Zeichen auf ihren Stirnen, und die Zeichen benennen sie mit Dummheit, Blindheit, Unduldsamkeit und Habsucht. Ihre Leiber werden angetrieben von den hungrigen Motoren ihrer Eitelkeit. Sie sind nicht reumütig, sie entschuldigen sich nicht.

Ihre Fehler sind halsstarrig in ihrem Bestehen auf einer gefälschten Wirklichkeit. Es ist Feigheit, die sie der demütigenden Wahrheit gegenüber blind macht. Sie sorgen dafür, daß ihre bescheidenen Zugeständnisse und ihre armseligen Annäherungen an die Ehrlichkeit ihnen nicht schaden, ihnen keine Illusionen rauben und dazu beitragen, ihr zerfetztes Selbstvertrauen zu stützen. Mit einer Rüstung aus Glückseligkeit und den Waffen des Glaubens begehen sie ihren Abwärtspfad zu einem sinnlosen Schicksal. Sie schreien und krähen, und sie machen falsche Bilder, um ihre imaginären Neigungen zu spiegeln, so, als könne die Ergießung ihres winzigen Geistes den Verlauf der äonenlangen Bestimmung verändern.

Ich ziehe es in meiner hübschen Verkleidung als Satan mit gespaltenem Huf vor, ihren eingesperrten Hirnen Trost zu bieten, indem ich ihnen im absurden Handel des Bösen Laster verkaufe, aber mein Sinn für Humor will ihnen nicht erlauben, sie wirklich zu genießen. Sie suchen den billigen Stoff eines synthetischen Daseins und bezahlen bereitwillig den Preis, ihre eigene Menschlichkeit.

An meinen Fingern sind Marionetten festgebunden, und ich kann die Welt nach der Melodie eines Idioten tanzen lassen. Ich gieße Schmutz über ihre Köpfe, und sie achten nicht mehr darauf, als wäre es der sanfte Regen, der vom Himmel fällt. Mit jedem Tag werden sie auf dem großen Streckbett meiner allgegenwärtigen Hölle weiter zerteilt, aber sie dürfen nicht Entsetzen oder Ekel verspüren, weil die Düsternis der Grube der Vertrag ist, den sie selbst gesucht und unterzeichnet und besiegelt haben – in der Meinung, sie seien die Sieger bei dem Handel.

Sie können nicht einmal die Armut verdächtigen, die sie ersehnen, und den Schmerz, den sie begehren, denn sie setzen nicht aufs Spiel, was sie haben, und sie verwenden alles dazu, das Narkosemittel verstohlener Lust und das magere Auspressen blutleerer Steine zu kaufen.

Die undurchsichtigen Augen in ihren bepuderten Clownsmasken wollen die Leere ihrer Gehirne nicht sehen, sondern ziehen es vor, mit wurmähnlicher Beharrlichkeit am dünnen Vorhang, der

Materie zu haften, am Boden des Käfigs, wo ich sie zu meiner Belustigung halte. Sie leben in einem Bruchteil der Seele und halten sich doch für Götter und Titanen.

Unter den Schakalen, den Ratten, den Skorpionen, den Spinnen und den blutsaugenden Fledermäusen richten sie sich häuslich ein. Sie sind meine Gäste. Und trotzdem halten sie sich für die Herren der Schöpfung. Und mit welchem Eifer zeigen sie auf den oder jenen unter ihnen, den sie für häßlicher oder schmutziger oder verpesteter halten als die übrigen. Ihre Gehirne gestatten eine unendliche Menge Selbstmitleid und gegenseitige Herabsetzung.

Ich liebe sie alle, meine wundervollen Freunde, auf die Art, wie sie einander lieben. Ich lache über ihr Elend und ihre Heuchelei, vor allem über ihre schwächlichen, nutzlosen Schlösser in der stillstehenden Luft.

Und der Weg meiner Reise liegt klar vor mir am Himmel. Ich kann ihn jetzt sehen, wo er vorher dunstig war.

Ich werde durch die irdischen Tiefen kommen, wo Teufelstrommeln mein Lob singen und einen Rhythmus schlagen werden, dem meine Füße folgen können, und ich werde keine Ruhe brauchen, nicht einmal in den Höhen, wo die Berge dem Himmel über den Wolken begegnen.

Ich werde die Höhlen durchsuchen, wo alles grau ist, und in das sanfte Licht einer gütigen Sonne zurückkehren und die fallenübersäten Seiten meiner Kindheit durchstreifen.

Ich werde mit jeder Armee kämpfen, die je in den Krieg gezogen ist, und lernen, die Qualen des Sterbens und der Verwundung aufs höchste zu genießen.

Ich werde springen, um das Sternenlicht und die Kometenhaare zu fangen. Ich werde durch die mächtigen Himmel trampen, die Avenue des Tierkreises entlang, und mein winziges Selbst mit aller Qual und Lust vollsaugen, die den Leichtfertigkeiten des Fleisches bekannt sind.

Ich werde in den Himmel zielen und mein Herz in der Hölle lassen. Und über mißbrauchte Zeit und unnütz vergossenes Blut an den verlorenen, vergessenen Jahren hinabsteigen, die Wunden und die Tränen kosten, Lust und Ekstase suchen und mit der Ewigkeit experimentieren.

Ich werde in flüchtiger Laune nach dem leeren Schoß greifen, aber weiterziehen zum Luxus des Unbekannten, zu ungesuchten Verhängnissen. Der Sand der Zeit wird durch meine schrumpfenden Finger rinnen. Affe und Vogel werde ich sein, und fliegen und schreien, während mir Schuppen wachsen und Molluskenschalen. Ich werde die letzte Vergessenheit flüchtenden Lebens im Ur-Meer suchen.

Und weiter und weiter, durch lebloses Paradies und grenzenlosen Tod.

Und ich werde zurückkehren, weil die Reise zyklisch ist.

Ich werde, so wie jetzt, an der Schwelle der Ewigkeit stehen, wieder und wieder.

Ich habe entdeckt, daß du tot bist. Das Universum gehört mir.

Titan Neun

9

Es war etwa zehn Uhr, als ich an Jennys Tür klopfte. Ich war beinahe überrascht, als sie sich meldete.

»Hallo«, sagte sie. Es klang wenig begeistert, wie: Ach, *Sie* sind es.

Ich ging hinein und setzte mich.

»Lange nicht gesehen«, meinte ich.

»Ganze dreißig Stunden«, erwiderte sie. »Wollen Sie Kaffee?«

»Richtig. Was haben Sie heute gemacht?«

Ihre Antwort tönte aus der Kochnische herein.

»Gearbeitet.«

»Ist das neue Band dasselbe wie das alte?«

»So ungefähr.«

»Ich habe mir Ihre Folterkammer angesehen. Jacobson hat mich mit einem greulichen Lächeln herumgeführt. Ich bat um eine Vorführung, aber der arme Hurst sah ganz blaß aus, und ich hatte das Herz nicht dazu.«

»Es ist ein wenig eng«, gab sie zu, an der Tür lehnend, während sie darauf wartete, daß das Wasser kochte. »Aber es ist nur für ein paar Wochen. Und Sie werden so voll glücklicher Gedanken sein, daß Sie gar nicht merken, wie die Zeit vergeht.«

»Glückliche Gedanken«, wiederholte ich. »Selbst Houdini wäre mit allen seinen Nachschlüsseln da nicht herausgekommen. Halten

Sie das wirklich für notwendig?«

»Nein.«

»Aber es ist sicher?«

»Keine Risiken. Wir machen es uns ganz leicht. Ich glaube nicht, daß es auf die Ausrüstung ankommt. Alles, was wir wissen wollen, ist, ob Ihr Gehirn standhält. Ich glaube daran. Aber die anderen haben es nicht geschafft. Also gehen wir kein Risiko ein.«

»Eine verdammte Art zu reisen.«

»Vorerst die einzige. Sie hat Lindquist zurückgebracht. Wir wären Narren, sie nicht anzuwenden, um Sie zurückzubringen.«

»Ist Ihnen je der Gedanke gekommen, daß mich die Behandlung mit der Eisernen Jungfrau verrückt machen könnte, wenn es der Weltraum nicht schafft?«

»Nicht Sie, Harker. Nicht Sie. Sie sind ein geübter Überlebender. Aber kommen Sie katatonisch zurück, wenn Sie wollen. Bitte sehr. Wir holen sie schon heraus.«

Sie brachte den Kaffee, und ich schlürfte vorsichtig. Ich konnte nicht verstehen, warum alle jetzt ständig von so gespenstischer Fröhlichkeit waren. Niemand nahm Rücksicht auf meine Gefühle.

»Alle Pferde und alle Männer des Königs haben Humpty-Dumpty nicht mehr zusammensetzen können«, meinte ich.

»Dann hätte man eben einen Psychiater einstellen sollen.«

»Sie sind kein Psychiater. Sie sind nur Theoretikerin.«

»Ich bin die maßgebende Autorität auf der ganzen Welt für Sie. Ich habe praktiziert. Psychiatrie, heißt das.«

»Inmitten dieser ganzen köstlichen Fröhlichkeit fühle ich mich etwa so heiter wie ein Leichenbestatter bei einer Taufe«, sagte ich. »Manchmal habe ich das Gefühl, daß keiner glaubt, ich könnte es schaffen, außer mir und Ihnen, so daß sich keiner besonders aufregt. Ich komme mir vor, als mache man einen Riesenwitz mit mir.«

»Dann lachen Sie doch.«

»Er ist nicht komisch. Ich habe meine Zweifel, wissen Sie. Echte Zweifel. Manchmal grüble ich über Ihre faszinierende Logik nach – Sie wissen, Harker Lee ist der einzige Mann, den wir auf sechs Wochen in die Hölle schicken können, weil er das alles schon kennt.

Nun, das ist richtig. Ich habe das schon hinter mir, und es war nicht angenehm. Es mag vielleicht nicht spektakulär gewesen sein; ich starrte nur auf Flecken an der Decke, bis sie anfingen zu kriechen, und gab zur Fastenzeit das Reden auf. Große Sache. Aber so einfach war das nicht. Bei meiner Erholung nach dem Zusammenbruch waren ungeheuer viele Dinge beteiligt, und dazu gehörte das Wissen, daß das besiegt werden konnte und nicht mehr eintreten würde, wenn es besiegt war. Wissen Sie, das sind ganz andere Bedingungen, als ich sie bei Proxima Centauri vorfinden werde.«

»Der Flug wird keine sechs Wochen dauern«, sagte sie. »Und für die meiste Zeit, die er dauert, werden Sie bei Unterlichtgeschwindigkeit im normalen Raum sein und reden können, und es gibt keinen Grund, weshalb Sie nicht völlig in Ordnung sein sollten.«

»Sind Sie schon einmal auf den Gedanken gekommen, daß, wenn einer auf einem hohen Haus steht und es sich ausredet, herunterzuspringen, das nicht unbedingt heißen muß, er könnte den Sturz überleben, wenn er doch springt?«

Sie seufzte.

Mit Menschen, die einen verstehen, kann man oft nur sehr schwer reden. Sie verstehen einen zu gut. Sie wissen, wann man außerhalb seiner wahren Gefühle redet, und sie wissen, warum. Wenn sie das Spiel mitspielen, weiß man, daß sie einen täuschen. Wenn sie das Spiel nicht mitspielen, kann man es auch nicht. Manchmal tut es mir gut, zu reden, Dinge zu sagen, die ich nicht meine. Aber ich brauche Publikum. Mit der Post ist es einfacher.

»Was wollen Sie denn?« fragte sie. »Wollen Sie nach Hause?«

»Kann ich das?«

»Nein.«

»Dann ist es nicht das, was ich will, oder?«

»Nein«, sagte sie müde, »Sie wollen sich beschweren. Sie wollen sich selbst leid tun und erreichen, daß Sie auch mir leid tun.«

»Dann kommen Sie mir doch entgegen.«

»Sind Sie schon einmal auf die Idee gekommen, daß es auch für uns andere gar nicht so leicht ist?«

»Ich bin derjenige, der für den Sarg kandidiert, wenn es nicht klappt.«

»Genau«, sagte sie. Es klang bitter – und das hatte ich bei ihr noch nie gehört. Sie zeigte sonst keine Anzeichen von Streß. Sie war normalerweise entschlossen und hingebungsvoll. Keinerlei Nervenanspannung. Aber jetzt nicht mehr. Der Druck wirkte sich aus auf sie. Warum? Doch sicherlich nicht, weil es der kleine, alte

Harker war, dessen Kopf auf dem Richtblock lag? Vielleicht hatte sich das über eine lange Zeit hinweg angesammelt, dachte ich. Die Belastung der Arbeit, die Belastung, jeden Tag Lindquist sehen zu müssen, sein ablaufendes Band, die Belastung, auch Mike sehen zu müssen, dessen Zeit ablief.

Aber sie sprach weiter: »Alles, was Sie tun müssen, lieber Freund, ist, in Ihrer Stahlweste auf der gepolsterten Couch zu liegen, während alle Ihre Bedürfnisse direkt und automatisch befriedigt werden. Und leben oder sterben müssen. Nur das, nicht mehr. Es ist überhaupt keine Mühe. Das Schlimmste, was Ihnen passieren kann, ist, daß Sie im Nichts landen. Ich weiß verdammt gut, daß Sie Angst haben, aber wie, zum Teufel, kann es Ihnen weh tun, wenn Sie die letzten zehn Jahre laut und deutlich geschrien haben, Sie seien ohnehin tot und liefen nur noch herum, weil man Sie nicht eingraben will? Seit ich Sie kenne, haben Sie sich darüber beklagt, was für ein verdammt hartes Leben das ist und wie wenig Unterschied es machen würde, wenn Sie tot wären. Dieser Job paßt also genau für Sie. Er ist maßgeschneidert. Sie haben nichts zu verlieren. Aber wir. Wir müssen mit den Problemen leben und sie bekämpfen. Sie nicht.«

Von meiner eigenen Bombe zerrissen.

»Großartig«, sagte ich. »Sie schicken mich hinaus, weil es überhaupt keine Rolle spielt, ob ich zurückkomme oder nicht.«

»Für Sie, Harker, für *Sie.* Es spielt für uns sehr wohl eine Rolle, ob Sie zurückkommen oder nicht. Wir sind es, die die Folgen tragen müssen, wenn Sie nicht zurückkommen.«

»Das ist eine ziemlich herzlose Einstellung, wenn Sie mir die Bemerkung nicht übelnehmen«, sagte ich.

»Richtig«, antwortete sie. »Aber Sie sind es, der dauernd winselt.«

»Ich bin nur das Opfer«, sagte ich. »Ich darf nicht winseln.«

»Ich wünschte mir nur, daß Sie es nicht täten.«

»Tut mir leid.«

»Sie sind nur das Opfer«, sagte sie. »Wir sind die Mörder, und wir müssen weitermorden, bis wir nicht mehr zu morden brauchen. Glauben Sie, das gefällt uns? Glauben Sie, es gefällt uns, Tag für Tag in Ihre krankhaften Spekulationen und Ihre Ängste miteinbezogen zu werden? Glauben Sie nicht, daß wir Angst um Sie haben? Glauben Sie nicht, daß wir selbst krankhaften Grübeleien nachhängen? Glauben Sie nicht, daß wir uns vielleicht schuldig fühlen könnten?«

»Ich bin auch ein Mörder«, sagte ich.

»Dann wissen Sie ja, wie mir zumute ist.«

Ich wußte, wie ihr zumute war. Es war gut zu wissen, daß sie wirklich etwas fühlte. Es hatte Zeiten gegeben, in denen ich daran gezweifelt hatte. Ich hatte sie endlich in Wut gebracht. Ich reize gerne andere Leute. Das habe ich schon immer getan. Aber es tat mir leid, daß ich Jenny gereizt hatte. Ich war wegen ein bißchen Unterstützung gekommen, um ihre Gutmütigkeit auszunutzen. Ich hatte nicht vorgehabt, ihre feineren Gefühle zu verletzen.

Es herrschte Stille. Keine unheilschwangere, sondern eine leere, unausgefüllte Stille. Eine Stille, die etwas enthalten sollte, es aber nicht tat.

Eine verkümmerte Stille.

»Es tut mir leid«, sagte ich, um etwas in die Pause zu schieben.

»Ich weiß«, sagte sie. »Ich weiß, daß Sie es nicht so gemeint haben.« Sie war immer noch verbittert, sanft verbittert. Ich zündete zwei Zigaretten an und gab ihr eine davon.

»Es ist hart«, sagte ich und meinte, hart für sie.

»Leicht ist es nie«, antwortete sie, sich schnell beruhigend.

»Es wird nicht Ihre Schuld sein, wenn es nicht klappt«, sagte ich.

»Doch«, widersprach sie.

»Sie haben Angst«, sagte ich.

»Richtig.«

Ich legte die Hand auf ihre Schulter.

»Sie haben noch nie etwas gesagt«, meinte ich. »Ich wußte es nicht. Meilenlange Computerstreifen und ein paar Jahre, ein paar Briefe. Das ist alles, was ich bin. Das wissen Sie. Sie lieben mich nicht. Ach was, Sie mögen mich nicht einmal besonders.«

»Seien Sie kein Idiot«, sagte sie.

»Und das heißt?«

»Was ich gesagt habe.«

»Sie mögen mich.«

»Richtig.«

»Vielen Dank.«

»Ich nehme an, wenn Sie es wären, der mich da hinausschicken müßte, nach sieben Toten, würde es überhaupt keine Rolle spielen«, sagte sie.

»Es würde mir das Herz brechen, wenn Sie nicht zurückkämen«, sagte ich.

»Ihr Herz ist schon gebrochen«, erwiderte sie.

»Es würde wieder brechen.«

»Nun, und das meine wird brechen, wenn Sie nicht zurückkommen.«

»Sie lieben mich nicht.«

»›Sie lieben mich nicht.‹ Man braucht einen Menschen nicht zu lieben, um auf seiner Seite zu sein.«

»Das ist nett«, sagte ich. »Das ist sehr nett. Ich nehme lieber Ihre guten Wünsche als die Hoffnungen der Menschheit mit. Ihre guten Wünsche kann ich behalten, wenn ich zurückkomme.«

»Richtig«, sagte sie.

»Übrigens«, sagte ich, »weil wir gerade von der Hoffnung der Menschheit reden, wer bekommt nun die Ehrungen, falls ich zurückkomme? Wen tauschen Sie gegen mich?«

»Ich dachte, das wüßten Sie«, meinte sie. »Der junge Hurst ist doch mit Ihnen im Training. Nicht umsonst, wissen Sie.«

»Ja«, sagte ich. »Er ist der Heldentyp.«

Der dunkle Käfig

8

Wenn Bedbug je einen Namen hatte, nahmen wir ihn ihm weg. Wir nannten ihn statt dessen Bedbug – ›Wanze‹ – und das wurde der einzige Name, den er hatte – überhaupt *alles*, was er auf der ganzen Welt hatte. Das einzige, was ihm wirklich gehörte. Wenn wir ihm je etwas anderes anboten, lehnte er es ab. Vielleicht haßten ihn deshalb alle anderen außerhalb von Canaan so.

Bedbug ist ungefähr einen Meter achtzig groß und sehr breit. Er wiegt um die einhundertzwanzig Kilo. Er hat Hände, die Steine pulverisieren können. Er hat einen kolossalen Schädel, und niemand weiß, ob das Gehirn darin entsprechend kolossal oder ob die Knochendicke sieben Zentimeter ist. Niemand hat sich je die Mühe gemacht, das festzustellen. Großes Gehirn oder nicht, Bedbug wurde als Idiot der tiefsten Ebene eingestuft, und damit hatte es sich.

Ihr wißt, was ein Idiot ist, nicht wahr? Ein Idiot ist einer, der dümmer ist als man selbst. Er ist meßbar dümmer als man selbst. (Man besteht darauf, daß es meßbar ist, weil wir in einer Welt der Werbe-Aufrichtigkeit leben, wo alle Etiketten juristisch beweisbar sein müssen, alle Seifen weißer waschen und alle Idioten behandelt werden können wie der letzte Dreck. Manchmal geheiligter Dreck, aber trotzdem Dreck. Es gibt keine Seife, die den Menschen die Etiketten abwäscht.) Ein Idiot, sagt man, ist einer, der vor Gericht gestellt, schuldig gesprochen, verurteilt und mit einer Nummer versehen werden kann von etwas, das ihr IQ nennt. Der IQ wird gemessen, indem man jemanden zu veranlassen versucht, etwas zu tun, und ihn bestraft, wenn er es nicht tut. Wir haben das erfunden, um die Dummen besser dafür züchtigen zu können, daß sie dümmer sind als wir, damit nicht andere uns züchtigen.

Wir haben einen Fehler gemacht, als wir Bedbug zum Idioten stempelten. Bedbug hat keinen IQ und hatte nie einen. Er kann nicht numeriert werden, außer vielleicht durch das X der Algebra. Und so möchte man doch keinen numerieren, oder? Außer vielleicht die Seife, die aus irgendeinem Grund nie weißer zu waschen scheint als etwas anderes. Es ist euch doch klar, hoffe ich, daß ich nicht behaupte, Bedbug besitze keine Intelligenz. Was ich sage, ist, daß niemand je in der Lage war, Kontakt mit ihm aufzunehmen. Niemand hat es je ausschütteln können, um es zu zählen und das Wechselgeld zu behalten, damit man es wiegen und für nicht ausreichend befinden konnte. Gleichermaßen konnte man es nicht hämmern und formbar finden. (Bedbug, Klassifizierung unerziehbar; man konnte es nicht biegen und es biegsam finden. Bedbug, Zustand unheilbar).

Bedbug ist ein netter Kerl. Er ist wahrscheinlich der einzige Mann in Canaan, der zu echter Sanftheit, Güte und Liebe fähig ist. Wahrscheinlich der einzige Mensch auf der Erde. Dann nur Bedbugs Persönlichkeit ist zu Sülze zertreten und durch eine Computerkarte gesiebt worden. Die Menschen neigten einmal dazu, Bedbug als großes, zottiges Tier zu sehen, als eine Art liebenswerten Hund. Das war ein Fehler. Bedbug ist nicht wie ein Hund. Bedbug ist gar nichts, das wir kennen. (Haben wir ihn deshalb gehaßt?) Bedbug ist ein Mensch, aber kein Mensch wie wir. Die Art, wie er denkt und fühlt, ist seine eigene, ganz allein seine eigene, und keiner von uns wird ihm je nahekommen. Niemand kann auf eine Million Meilen an ihn herankommen und ihn verstehen, nicht jetzt, nicht zu der Zeit, als er eine fette, groteske Mißgeburt von

Baby war, nirgendwann. Als er aus dem Schoß kroch, wollte niemand, der sich darauf gefreut hatte, ihn kennenzulernen, ihn ansehen oder auch nur versuchen, ihn kennenzulernen. Das war in Ordnung – es wäre automatisch danebengegangen. Sie hätten keine Chance gehabt.

Vielleicht spürte er das, als er seinen Kopf ins Tageslicht hinausschob, und deshalb machte er sich nie die Mühe, auch nur den Versuch zu unternehmen, sie kennenzulernen. Ich weiß es nicht. Ich stehe Bedbug nicht näher als ihr. Ich bin einer von euch, nicht so einer wie er.

Man kann es bedauerlich nennen, wenn man will, daß niemand ihm je etwas geben konnte – nicht einmal Mitleid. Man kann es tragisch nennen, daß niemand ihm je seine primitive und rohe Abart von Hilfe anbieten konnte. Man kann es bedauerlich nennen, daß die Welt ihn einfach fallen und in einem Irrenhaus verrotten ließ.

Ich nenne es gar nichts, und so hielt es auch Bedbug. Es ist die Art, wie die Dinge standen. Das sind die siebziger Jahre für euch.

Ich möchte kurz das Leben von Baby Bedbug skizzieren. Das ist größtenteils fabriziert, wie ihr vermutlich wißt, und ihr wißt auch, daß ich eine unglaubliche Phantasie habe, aber ich glaube nicht, daß Ihr mich hier einen Lügner nennen könnt, weil ich glaube, daß dieser Bericht nach Wirklichkeit geradezu stinkt.

Es war ein riesiges Hospital. Solche Dinge wachsen aus Notwendigkeit. Mit dem Fortschritt der Gesellschaft nimmt die gesellschaftliche Fehlanpassung in der Potenz zu. (Ihr könnt auch die Diagramme ansehen.) Es gab eine Zeit, im Goldenen Zeitalter (Scherz), als so wenige Leute vorhanden waren, die wir als verrückt bezeichnen mußten, daß man, um einen ganzen Bundesstaat zu versorgen, einen einzigen Keller, ein paar Käfige und einen florierenden Klerus brauchte. Bis Bedbug in den siebziger Jahren geboren wurde, brauchten drei von vier Menschen mindestens einmal in ihrem banalen Leben Eingriffe durch Seelenpfuscher. Psycholäden waren überfüllt. In den Klapsmühlfabriken im ganzen Land richtete man Fließbänder ein.

Niemand hatte Zeit für hoffnungslose Fälle, außer Amateuren und Experimentatoren. Man kann es eine schreiende Ungerechtigkeit nennen, wenn man will, daß kein richtiger Profi die Mühe aufbringen konnte, sich zwei Stunden in der Woche mit Bedbug zu befassen, aber seien wir ehrlich, es war eher ein gnädiges Entkommen. Ob man mir recht gibt oder nicht, hängt davon ab, wie psychologisch verpfuscht man selber ist.

Aber sie ernährten ihn, kleideten ihn und behandelten seine Krankheiten. (Die Gesellschaft ist nicht durch und durch schlecht – habe ich das je behauptet?) Sie gaben ihm Gelegenheiten, zu reden, die er nicht ergriff. Sie gaben ihm Musik zum Hören, aber sie erfuhren nie, ob er sie überhaupt hörte. Sie versuchten, ihn zur Sauberkeit zu bewegen, und das rechneten sie sich freudig als ihren einzigen Erfolg an. Es war aber nicht die Erziehung. Bedbug war nicht zu erziehen. Es war einfach seine Art. Was er tat, tat er aus seinen eigenen Gründen.

Er konnte auch gehen und gebrauchte seine Hände geschickt. Aber niemand vermochte ihm je beizubringen, daß das, was er mit seinen Händen tun sollte, das war, was sie wollten, und nicht, was er selbst tun wollte. Das verletzte ihre Gefühle sehr. Weil er gehen und die Toilette benützen konnte, waren sie überzeugt davon, er könne sie verstehen, wenn er es nur *wolle*. Aber er wollte nicht. Das ist zum Teil der Grund, warum wir ihn hassen.

Eines Tages erwischte ihn aber das große Unglücksrad. (Ja, ich werde von den Ereignissen sprechen, die zu seiner Internierung führten. Ich weiß, daß ich gesagt habe, ich würde es nicht tun, weil es keine Rolle spielt, und das gilt immer noch. Die Ereignisse, die ich schildern will, sind völlig fiktiv und stammen aus meinem eigenen hübschen Köpfchen. Ich weiß nicht, weshalb Bedbug in Bau C ist, und es *spielt* auch keine Rolle. Aller Wahrscheinlichkeit nach ist die Wahrheit seltsamer als die Fiktion. Aber die Fiktion ist wirklicher, und die setze ich nun hierher.) Wie gesagt, eines Tages...

Nach zwanzig Jahren und vielleicht einer oder zwei Wochen drüber von nur gelegentlicher, flüchtiger und beiläufiger Aufmerksamkeit wurde Bedbug *entdeckt*. Obskure geographische Gegenden haben nichts einzuwenden, wenn ihnen das zustößt (obwohl sie vielleicht anderer Meinung wären, wenn sie die Folgen bedenken könnten). Junge Starlets träumen geradezu davon. Bedbug wußte bezeichnenderweise nicht einmal, daß es geschehen war. Zu Anfang.

Sein Fall und seine Sache wurden begeistert von einer Gruppe junger Ärzte aufgegriffen. Die Jugend hat, wie man weiß, ihren eigenen eingebauten Antrieb und ihre Entschlossenheit, und Nüsseknacken als Beruf ist mit dem Zwang, sich einzumischen, verbunden. Als ein bastardisierter Zweig der Medizin hatte die

Seelenpfuscherei sich das heilige Motto der Chirurgen zugelegt ›Im Zweifel heraus damit‹ und den Grundsatz der kanülenschwingenden Versuchsphysiologen ›Auf alles schießen, was sich bewegt‹.

Diese jungen Leute nun wollten experimentieren, und selbst die größte Herausforderung schreckte sie nicht. Sie fingen natürlich mit einer Handvoll von behavioristischen Grundsätzen an; Ursache und Wirkung, so glaubten diese jungen Leute, seien der gottgewollte Kern aller wissenschaftlichen Dinge. Reiz und Wirkung. Befaß dich mit Reiz und Wirkung, und du kannst jede Nuß knacken.

Leider reagierte Bedbug auf keinen Reiz.

Packten sie nun ein und gaben auf? Keine Spur. Die Jungs hatten keine Erfahrung, der sie das gutschreiben konnten. Das Abgelegte der letzten Generation war in ihren schwarzen Büchern schon als ihr erster Triumph verzeichnet.

Bedbug *mußte* reagieren!

Die Elektroschocks machten ihm nichts aus.

Er reagierte auf das, was man ihm zeigte, überhaupt nicht – Pornographie, Spiegel, Zeichen.

Der Ultraschall machte ihm nichts aus.

Es geschah nichts mit ihm, als sie die Kanülen hineinstachen, ihn masturbierten, Spinnen in seinen Kragen warfen, ihn mit psychotropen Stoffen vollpumpten, mit Brech- oder Abführmitteln. Er reagierte nicht, wenn sie ›bitte‹ sagten. Der Hexenmeister entlockte keinen Lacher. Der Ritus der Exorzismus war ein Reinfall. Völlige Dunkelheit und blendendes Licht waren ihm egal, wie die stroboskopische Abwechslung von beidem. Völlige Immobilisation, Eisbäder und völliger Entzug von Sinneswahrnehmungen störten ihn nicht im geringsten.

Abgesehen von den Prozessen des natürlichen Lebens gab es nur eines, von dem man wußte, daß Bedbug es tat, und das war träumen. Sie konnten die REM erkennen, wenn er schlief. (Nicht, während er wach war.) So versuchten sie, ihn wachzuhalten, von seinen Träumen fernzuhalten. Wäre das mißlungen, hätten sie sich wohl darauf verlegt, ihn verhungern oder ersticken zu lassen, oder ihn zu sezieren. Alles für die gute Sache.

Wie sich herausstellte, brauchte man aber nicht ins Extrem zu verfallen. Ihn mit Mangel an Schlaf zu foltern, ihm Zugang zu der einzigen Welt zu verweigern, von der *er* wußte, daß es sie gab, löste schließlich eine Reaktion aus.

Er brachte sie alle um.

Bis zum letzten Mann. Er demolierte dabei die halbe Klinik, aber er brachte *nur* seine Quälgeister um, und *alle* seine Quälgeister. Er lief nicht Amok, er brach nur ein paar Türen auf, verbog ein paar Stahlrohre und erschlug die Leute, die er erschlagen wollte.

Keiner versuchte es jemals wieder.

Ein Ausbruch aus Bau C ist unmöglich. Bedbug könnte es schaffen. Aber es bleibt unmöglich. Bedbug ist jetzt Bedbug. Unzerstörbar.

Wir hassen ihn alle.

Nun ja, nicht ganz. Alle in Canaan mögen ihn.

Der Tanz des Irren

12

Sie ist nackt, und weil sie mein Gemüt und seine subtilen Windungen kennt, legt sie glitzernde Juwelen an, die zu Sternen am Firmament ihres Körpers und ihrer Seele werden. Sie ist selbst so dunkel wie der Nachthimmel, und sie winkt und lacht mit einer Spur von Spott. Sie ist eine, sie ist tausend, sie ist Millionen. Sie ist nicht die Verlockung (*ich* bin die Verlockung), sondern Versprechen, tausendmal erfülltes Versprechen, unendlich oft erfülltes.

Während sie tanzt, kreisen, rotieren, funkeln und glitzern die Sterne, die sie trägt, und singen das hohle Lamento der Sphärenrhythmen. Die Blässe der Steine in ihrer Fassung, ihr Leben und ihr Vibrieren erfüllen mich mit einer bernsteinfarbenen, fließenden Empfindung, die an meiner Kehle zerrt und mich in meiner Brust wie glühende Kohle wärmt. Das Chaos der kalten steinernen Lichter und ihr sinnlicher Willkommensgruß machen mich wahnsinnig vor Mißverstehen.

Und wenn sie ihren Körper auf den Boden legt und zuläßt, daß sie fließt und verschmilzt, lächelt sie verzückt, die Schwärze ihrer Augen ist grenzenlos, und das biegsame Winden ihres Körpers so sanft wie träges Wasser in einem ruhigen Strom. Sie verspottet mich mit ihren Augen und verwirrt mich mit ihren Edelsteinen, und sie formt sich im Rollen zu fremdartigen, imaginären Konstellationen. Sie ist frei und ehrlich, und sie heuchelt nicht, aber die Musik ihrer Bewegungen hat mir nur Lügen zu erzählen. Ihre Arme und ihre Beine, ihre Schenkel und ihre Brüste glänzen von stetigem Schweiß wie ferner Sternenstaub, ziehen meinen Blick hinaus über die Grenzen der Auflösung, wo ich nichts Wirkliches sehen kann, außer mit den trügerischen Augen meines Geistes. Ihre Brüste tragen, wenn sie bekleidet ist, Muscheln von rubinroten Edelsteinen und Sterne aus weißem Saphir. Selbst dann stört sie meine Stille so tief wie meine eigenen Ängste, und der bloße Duft ihres Körpers schleudert meine Gedanken in einen wilden Abgrund von Hoffnung und Traum und Vorahnung, aus dem ich mich mit Verzweiflung und Entsetzen herausreiße. Verborgene Bedrohung tanzt mit in der melancholischen Bewegung ihrer Glieder, dem umglänzten Triumph gefährlich nahe, und ich blicke fortwährend über die Schulter, ob dort kein gesichtsloses Wesen sei, das meine exklusive Belohnung bedrohen könnte.

Ich glaube, ich sehe vor mir die Echos einer anderen Existenz, bevölkert mit Wahnsinnigen und – schlimmer noch – wahnsinnigen Göttern. Ich blicke sie an, und aus dem Augenwinkel sehe ich eine Alice im Spiegel, ein seltsames Fragment einer längst zerstörten Inkarnation. Im Lampenlicht der Sterne an ihrer geschmückten Haut kann ich beinahe Diamanten-Karos auf einem Paket Spielkarten sehen, und Buben und Könige und durchschossene Asse. Und hunderttausend Kinder und junge Männer, die behaupten, die verblaßten Stunden Harker Lees zu sein, der Vergessenheit toter Erinnerung und umgepflügter engrammierter Erde überantwortet und überantwortend.

Wer schickt diese Gespenster zu mir?

Und die Kerze, deren Licht sich in den Facetten der verzauberten Steine spiegelt, flackert und erlischt, und es gibt kein Licht, meine Vorstellungen und Phantasien zu entzünden, und ich lege mich in der Wiege ihrer Schenkel schlafen.

Aber im Schlaf kommt keine Ruhe, denn ich gehe nur von Traum zu Traum zu Traum, und es gibt in der schicksalshaften Stetigkeit des Lebens keinen Straferlaß. Ich fühle, daß die Beständigkeit des Stroms von Bildern mich zerbricht; ich kann den immerwährenden Strom nicht ertragen, und ich kann den Fluß der Bilder nicht mehr in getrennte Szenen teilen. Ich bin gefangen in einem langen Übergang, träume, daß ich träume, daß ich träume, und ich fliehe durch endlose Korridore des Schlafs, pralle durch eine Unendlichkeit von Spiegelbildern, ohne die geringste Aussicht auf Flucht. Es gibt kein Berufungsgericht. Und doch, weshalb sollte ich eines brauchen? Du bist tot, Harker Lee, wer du auch gewesen sein magst. Du kannst mich nicht heimsuchen – warum bin ich gezwungen, zu leben mit diesen – den Überresten deines nutzlosen Lebens – warum? Wer verfolgt mich? Ich bin allein. Im ganzen Universum gibt es nur mich. Ich bin alles, was es gibt: Ich, falscher Satan, mein Gesicht hinter einer Million Masken versteckend, und eine Million abwerfend. Es ist niemand hier außer meinen Opfern.

Niemand.

Laß mich in Ruhe. Ich *werde nicht* ein Gefangener in meinem eigenen Schädel sein. Ich *werde nicht* meinen unsinnigen Ängsten nachgeben. Wenn der Höllenhund selbst hinter mir her ist... nun, dann werde ich auf ihn warten, und er wird mir die Hand lecken.

Und doch flüstert mir das Gespenst ins Ohr, daß du mich gefangenhältst, daß du mich in die Zelle der Verurteilten eingesperrt hast. Wer ist dieses Gespenst? Es *gibt* keinen Mann in einer Totenmaske. Es hat ihn nie gegeben.

Wer wagt es, mich in Frage zu stellen? Wer wagt es, so zu tun, als sei er mein Richter? Das ist die Hölle, und ich habe sie nicht verlassen, und ich bin Herr in der Hölle wie im ganzen Universum. Es gibt keinen...

Ich habe Attila *nicht* geboren werden sehen.

Ich habe die Sonne über Agincourt *nicht* aufgehen sehen.

Ich habe den Zusammenbruch des Aztekenreiches *nicht* gesehen.

Ich war beim Tod Tamerlans *nicht* anwesend.

Dieser Höllenhund jagt mich, durch alle die verblassenden Jahre hindurch sucht er mich immer noch mit seinem barbarischen Gebiß zu schnappen und die Wasser der Welt mit meinen aufrichtigen Tränen zu besudeln.

Meine Wärter haben den Schlüssel vor tausend Jahren weggeworfen. Sie haben mich hier zum Verrotten liegengelassen. Aber die Gebeine, die sie versteckt haben, umkleiden sich wieder mit Fleisch, und das Pochen des Blutes kehrt in meine Adern zurück. Sie glauben, ich werde eines Tages auseinanderbrechen, und um so mehr hassen sie mich, und während sie darauf warten, daß ich zerbreche, kreiden sie es mir an.

Ihre Angst zerfrißt ihre Herzen wie Säure, sie möchten wirklich fliehen. Aber sie brauchen einen, dem sie die Schuld geben können, und das werde ich sein.

Es war nicht ich, der euch eure Frauen gestohlen hat, nicht ich, der euren König tötete, nicht ich, der diese Bilder von Jesus verbrannt hat, nicht ich, der eure Geschenke der Liebe zurückwies.

Nicht ich werde es sein, der heute nacht stirbt, gleichgültig, was ihr auch tut. Es gibt nichts, was ich für euch tun kann; nicht ich bin es, den ihr fürchtet. Heute nacht stürzen die Sternschnuppen schneller, wie Zeigefinger am Himmel. Und die Worte, die sie ins Sternenlicht zeichnen, könnten euch sagen, daß ich sterben werde. Aber deine Worte und Zeichen können mir nicht weh tun, wenn es das ist, was du willst. Wenn du sehen willst, daß Blut durch die Straßen rinnt, wenn du mich bluten sehen willst – der Höllenhund kann mich nicht fangen, du kannst mich nicht festhalten, bis er es tut, nimm lieber eine Ziege.

Sosehr du mich auch hassen magst, ich werde heute nacht nicht sterben. Nicht für dich, nicht für andere. Diesmal kannst du selbst sterben. Nicht ich. Nicht ich.

Mir ist es gleich, wie du heißt. Ich kenne keinen Judas.

Ich habe nie einen gekannt.

Titan Neun

10

Der Arzt, in dessen Obhut man Lindquist gegeben hatte, hieß Martinez. Er war ein kleiner Mann, der aussah, als müßte er eigentlich immer lächeln. Jetzt lächelte er nicht.

»Wie geht es ihm?« fragte Jenny. Reines Ritual.

»Wie immer«, erwiderte Martinez erwartungsgemäß.

Nicht besser, nicht schlechter. Wieviel schlechter konnte es dem armen Schwein ergehen? Er lag einfach da, jeder Zentimeter ein Kadaver. Keinerlei Leben in seinem Körper. Leere Züge, leere Augen, absolute Regungslosigkeit. Er trug einen Silberhelm auf dem Kopf, der an einen Computer angeschlossen war. Auf der anderen

Seite stand eine Konsole mit Zeichner und Drucker. Das Rattern des Druckers war so gedämpft worden, daß es nur murmelte, aber der Zeichner klickte ab und zu. Und er klickte ungefähr dreimal in der Minute, um zu bezeugen, daß Jonny Lindquist dort noch irgendwo war und einen Zeiger noch immer zum Zucken bringen konnte.

»Sehen Sie sich die Linie an«, sagte Jenny.

Das Papier hing auf den Boden herunter und rollte sich ab. Ich riß einen Streifen ab und betrachtete ihn. Ich sah mehr oder weniger, was ich erwartet hatte. Große, langsame Deltawellen.

»Und?« fragte ich.

»Nicht die Wellen«, sagte sie. »Sehen Sie sich die Nebenkurven an.«

Die Nebenkurven waren die Resonanzströme – die Spuren, die am ehesten mit den Analogzellen im Gehirn übereinstimmten – das Leben des Geistes. Es war natürlich unmöglich, jeden Neutronenblock zu verfolgen – selbst der Helm hatte nicht soviel Ehrgeiz–, und viele unvollständige und vorübergehende Strukturen wurden nicht registriert, aber der Resonanzsucher tauchte tief ein – weit unter die primitive Frequenzaufteilung in Alpha, Beta und so weiter.

Die echte Analyse würde aus dem Diagrammdrucker kommen, aber man kann durch einen Blick des geschulten Auges auf die Nebenkurven meist ganz gut erkennen, was sich abspielt. Mein Auge war natürlich nicht geschult.

»Was können Sie sehen?« fragte Hurst, der durch die klinische Kompliziertheit des Verfahrens angemessen beeindruckt war.

Ich fühlte mich veranlaßt, so zu tun, als ob ich etwas entziffern konnte, um den armen Kerl nicht zu enttäuschen. Ich stellte überrascht fest, daß ich eine Art Sinn darin sah. Ich hatte nicht alles vergessen.

»Normale Althirnaktivität«, sagte ich. »Aber ohne Kenntnis des Gehirnkodes ist schwer zu sehen... ist er Rechtshänder?«

»Ja.« Es war Martinez, der antwortete.

»Tja, die Impulse vom linken Neocortex unterscheiden sich von denen rechts erheblich. Die Felder sind ungleich – das rechte ist vermindert. Wenn der linke Neocortex also der Rechtshändigkeit entspricht, wendet er nicht viel von dem an, was er gelernt hat. Wenn seine Zellarchitektur normal aufgebaut ist, ist er in seinem Schädel ein sehr aktiver kleiner Bursche. Der Pons Varolii unterbricht aber alle körperlichen Reaktionen – nicht einmal ein Zucken läßt er durchgehen.«

»Sie übersehen das Wesentliche«, meinte Jenny. Ich wunderte mich nicht.

»Na gut«, sagte ich. »Sind wir hergekommen, um Ratespiele zu veranstalten? Sie haben doch die Gedankenleser-Lizenz. Bei mir ist das nur ein Hobby.«

»Der Wille«, sagte sie.

»Wie bitte?«

»Er hat keinen freien Willen mehr.«

Ich blickte auf die Kurve.

»Soll ich das etwa ablesen können?«

Sie schüttelte ungeduldig den Kopf.

»Sie können es nicht ablesen«, sagte sie. »Aber man kann es schließen.«

»Ja, hm«, murmelte ich und starrte immer noch die Kurve an, »ich bin wohl durchgefallen.«

Der Wille ist ein Modifikator mit der Fähigkeit, die raum-zeitliche Aktivität des Neutronengeflechts zu verändern, indem er Felder von Analog-Vorliebe erzeugt, die über die reaktiven Eigenschaften der Hirnrinde wirksam werden. Es gibt zwei Wege, wie er versagen kann: wenn das modifizierende Prinzip zusammenbricht, oder wenn die Reaktionsfähigkeit der Hirnrinde gestört wird. In beiden Fällen hat man es mit einem lebenden Leichnam zu tun.

Ich konnte nichts finden und ließ das Diagramm fallen.

»Sparen wir uns den Quatsch«, sagte ich. »Ist das Ausgedruckte lesbar?«

Martinez riß sorgfältig die Seiten aus dem Drucker, die sich zu diesem Zweck auf der Ablage stapelten. Er gab sie kommentarlos an mich weiter.

Ich sah mir den Müll an und versuchte zum erstenmal seit mehreren Jahren, Sinn im Computerjargon zu entdecken, aber es fiel mir schwerer, als Diagramme zu lesen. Ich verstand überhaupt nichts. »Alles böhmische Dörfer für mich«, gestand ich. »Unverständlich.«

»Genau getroffen«, sagte Jenny. »Nicht viele merken das. Die meisten fragen mich, was das bedeutet.«

»Was bedeutet es?« fragte ich.

»Jetzt haben Sie alles verdorben. Sie hatten beim erstenmal

recht. Es *ist* unverständlich.«

»Was hat es für einen Sinn, vom Computer Unsinn produzieren zu lassen?« fragte ich, vernünftig genug.

»Der Computer ist darauf programmiert, Sinnvolles zu liefern«, erklärte sie mir. »Er hat den Entschlüsselungsprozeß gespeichert, den wir erarbeitet hatten, bevor er hinaufgeschickt wurde.«

Ich überlegte eine Weile.

»Sie sagen, seine Persönlichkeit sei völlig zerfallen?«

»Nein.«

Ich schnaubte resigniert.

»Dann hat er sich eine ganz neue Privatsprache zugelegt. Er hängt Phantasien nach, die mit seiner alten Wirklichkeit nichts gemein haben. Eine Art Metamorphose des Geistes.«

»Richtig. Wir glauben, daß sein Geist eine Art Umstülpung der Perspektive erlitten hat. Sein Standpunkt wurde sozusagen gewendet. Wenn wir ihn *vorher* als *in* sich selbst betrachten, von wo er *hinaus*blickte, indem er ein *inneres* Ich als Schiedsrichter und Übersetzer verwendete, dann ist er *jetzt außerhalb* von sich und schaut *hinein*, indem er ein äußeres – oder auf jeden Fall völliges anderes – Ich als Schiedsrichter verwendet.«

»Wie kann er außerhalb seiner selbst sein?« fragte Hurst, der sich schon vor einigen Minuten verirrt hatte, aber immer noch tapfer bemüht war, Interesse zu zeigen.

»Sie glauben, er hat ein neues Ich gebildet, weil sein altes dem nicht gewachsen war?« fragte ich.

»Was sollen wir sonst glauben?« fragte Jenny rhetorisch. »Johnny war geistig gesund. Sehr gesund. Er war, was man einen Anti-Solipsisten nennen könnte. Ein Solipsist glaubt, alles andere sei ein Produkt seiner Einbildung. Johnny dagegen glaubte, alles andere sei von solider, dramatischer Wirklichkeit. Der Solipsist kann sich alles erklären – ihm wird es nie an einer Erklärung mangeln. Aber Johnny konnte nur in dem einen Wirklichkeits-Kontext existieren. Er hatte einen *starken* Geist – einen sehr starken Geist. Aber er war wie ein Diamant – spröde. Nicht zerdrückbar, aber sehr leicht zu zerschlagen.

Johnny hielt sich für eine Einheit im Universum. Er hatte kaum eine Vorstellung vom Selbst, die unabhängig von dieser Struktur gewesen wäre. In einem anderen Gefüge, das er offenkundig in der tachyonischen Phase vorgefunden hat – wie konnte er sich da anpassen? Welche Chance hatte er? Aber Sie dagegen – Ihre Vorstellung vom Selbst unterscheidet sich von der Johnnys ganz entschieden. Es spielt keine Rolle, ob einer von euch beiden recht oder unrecht hatte, geistig gesund oder krank war – diese Dinge sind dem Kontext gegenüber relativ. Wir sind jetzt über den Kontext hinaus, und es ist Ihr Geist, der ganz entschieden *nützlicher* ist. Wohlgemerkt, ich sage nicht, daß Johnny hier geistig gesund und dort geistig krank war, während es bei Ihnen umgekehrt wäre. Ganz bestimmt nicht. Sie werden relativ zum tachyonischen Kontext genauso geisteskrank sein wie zum irdischen. Aber Sie besitzen die Kunst, flexibel zu sein. Sie können sich anpassen. Verstehen Sie, was ich meine?«

»Mit einem Wort«, sagte ich, »vielleicht.«

»Im Hyperraum«, erklärte sie geduldig weiter, weil sie ihrer Sache sicher war und sich auf vierlei Art ausdrücken konnte, »wurden die gesunden Strukturen von Johnnys Geist nutzlos. Sie zerbrachen und wurden abgestoßen. Dasselbe wäre geschehen, wenn ein Geist, der relativ zur tachyonischen Phase ›gesund‹ war, plötzlich in die Phase der Unterlichtgeschwindigkeit versetzt worden wäre. Gesunde Gehirne sind enge Gehirne. Aber ein Geist, der die Zulassung anderer Wirklichkeits-Kontexte als Selbstverständlichkeit zuläßt, ist eine andere Sache. Er ist ›krank‹ in bezug auf jeden beliebigen Kontext, weil er schlecht angepaßt ist – er paßt nicht richtig hinein –, aber er kann sich fast jedem Kontext anpassen – falls er überhaupt anpassungsfähig ist, versteht sich. Ihr Geist hat sich dem *Hier* angepaßt; es gibt keinen Grund, weshalb er sich nicht auch dem *Dort* anpassen können sollte. Sie werden nicht geistig gesund sein – ich sage keineswegs, daß Ihre schizoide Ansicht der Wirklichkeit wahrer sei als die normale von Johnny. Aber es ist die Einstellung, die wir brauchen. Wenn wir recht haben – und Sie können uns bald nachweisen, ob wir recht oder unrecht haben –, ist die Raumfahrt etwas für Schizoide. Nur für gesellschaftlich angepaßte Schizoide, weil es genauso schlimm ist, ein dogmatischer Schizophrener zu sein wie ein dogmatischer Realist, aber trotzdem für Schizoide.«

»Ist das nicht lachhaft?« fragte ich, den Blick immer noch auf das Ausgedruckte gerichtet. »Aber ich verstehe nicht, warum er überhaupt etwas ausdruckt. Warum Unsinn? Warum nicht einfach Fragezeichen?«

»Es ist nicht dieselbe Art von Programm wie bei Ihrem Modell«, erklärte Martinez. »Ihr Programm besteht darin, Schlüsselwörter für Muster zu finden und uns damit ein Bild dessen zu liefern, was Sie denken und welche Veränderungsmuster sich ergeben. Dieses Programm hier verwendet Buchstaben und nicht Wörter, so daß auch etwas herauskommt, wenn kein Schlüsselwort des Vokabulars anwendbar ist. Wir suchen nach Mustern in den Buchstaben – neuen, synthetischen ›Wörtern‹ und Häufigkeiten der Anordnung.«

»Sie versuchen, seinen Geist aus bloßer Theorie zu entziffern?« fragte ich. »Ich habe schon was von Ehrgeiz gehört, aber –«

»Wir haben auch sein altes Modell«, sagte Martinez. »Es hilft vielleicht. Und wir haben seit Ihrem damaligen Durchbruch viel erreicht. Es gibt Theorien über allgemeine Muster und Neigungen, Zuordnungen auf ganz bestimmte Weise auszuführen. Dazu haben wir natürlich einige Theorien über Wirklichkeitsstrukturen, die wir früher beim Projekt noch nicht hatten.«

»Schon«, sagte ich, »aber Theorie ist Theorie...«

»Wir haben hier einen reinen Geist«, erklärte Jenny. »Den einzigen, den wir je gesehen haben. Einen jungfräulichen Geist, ungestört von Erbgut und Konditionierung. Das ist menschliche Natur, die da aus dem Computer kommt. Johnny ist ein wertvolles Gut.«

»Ganz gewiß«, sagte ich mit aggressivem Sarkasmus. »Sehr wertvoll. Für wen? Für ihn? Wahrhaftig sehr wertvoll. Und ich nehme an, eure Maschinen werden ihn am Leben erhalten, bis er fünfhundert ist, wenn man bedenkt, daß er nichts Unkluges tut, was seine Gesundheit gefährden könnte, wie das Leben. Wir haben solche Männer auch in Bau C – versuchen Sie mal, Bedbug an Ihre Maschine zu hängen. Er ist auch reine menschliche Natur. Tot vom Hals aufwärts und von den Hüften abwärts.«

»So könnte man es auch ausdrücken«, sagte Jenny tonlos, um Martinez zuvorzukommen. Sie kannte mich.

»Ich habe gehört, daß man sich gegen eine See von Plagen bewaffnet«, sagte ich, »und im Widerstand... na, das kennen Sie ja. Aber glauben Sie wirklich, daß Sie mich ins Chaos schicken können – einen Seemann, der in einer See von Plagen ertrinkt –, damit ich einen Sinn aus ihm gewinne? Ordnung aus dem Chaos? Wer bin ich, der liebe Gott?«

»Nein.« Die Verneinung kam von Martinez.

»Nur ein unreiner Fall menschlicher Natur«, ergänzte ich trokken.

»Alles, was Gott tun könnte...« meinte Hurst. Ich nehme an, zehn Minuten ohne eine geistlose Bemerkung reichten bei ihm wohl nah an den Rekord heran.

»Danke«, sagte ich. »Der Glaube ist etwas Wunderbares.«

Ich schaute mir wieder die Kurve an, die die Geschichte von Lundquists Geist erzählte. Wenn man einen Affen darauf ansetzt, wahllos Buchstaben aneinanderzureihen, sagt die Fama, daß er eines Tages eine Abschrift der sämtlichen Werke Shakespeares oder Somerset Maughams überreichen wird. Man kann verstehen, warum niemand sich bemüht hat, es mit dem Experiment zu versuchen. Was sollte Lindquist produzieren? ›Die Lerche des Weltraums‹? ›A la recherche du temps perdu‹? ›Fang eine Sternschnuppe, und steck sie in die Tasche‹?

Nichts davon. Wenn er sich wirklich anstrengte, mochte die Nettoproduktion seiner siebenhundert Jahre sein: ›abcdefghijklmnopqrstuvwxyz‹. Komplett mit Tippfehlern.

»Tut mir einen Gefallen«, sagte ich. »Wenn ich so zurückkomme, steckt mich in einen Glaskasten und stellt mich im Foyer eines Stripteaselokals auf. Laßt mich nicht so tief sinken wie ihn hier.«

»So werden Sie nicht zurückkommen«, sagte Jenny.

»Nun, wenn nicht, dann stecken Sie Hurst in den Glaskasten. Er ist der Mann, der ich sein muß, wenn es nicht so kommt, ja?«

Ich glaube nicht, daß Hurst das gefiel.

Ich überließ Lindquist seiner privaten Agonie. Jenny blieb noch. Hurst folgte mir auf den Fersen wie der Racheengel.

»Sie erinnern mich an einen alten Witz«, sagte ich.

»An welchen?« wollte er wissen.

»Bei Schizophrenie ist man nie allein.«

Der dunkle Käfig

9

Manche von den Männern in Canaan haben Frauen und Kinder. Wenn jemand zu Bau C verurteilt wird, hat er sie praktisch schon verloren. Es ist nicht immer ganz so einfach. Sie spuken oft noch bei ihm herum, wie er – stelle ich mir vor – sie noch jahrelang in ihrer eigenen Version des Daseins heimsucht. Die Tatsache, daß die Heimsuchung eine solche der Liebe und des nutzlosen Begehrens und der Kadaver der Hoffnung ist, weniger ein Gespenst der Rache, läßt sie nicht weniger schrecklich erscheinen – noch auch weniger angsterregend, obwohl die Angst von einer anderen Art ist. Es ist das Auftauchen des rachsüchtigen Trugbilds, das gefürchtet wird, während man das Verschwinden des Trugbilds menschlichen Kontaktes als die letzte Auslöschung des Seins in der Welt mit Entsetzen quittiert.

Der eingehende Brief ist stets und absolut von Hoffnung und Leben entleert, gleichgültig, was er enthält. Der Abschiedsbrief ist, wenn er kommt, praktisch Euthanasie. Es ist der auslaufende Brief, der zum Brennpunkt der Unsicherheit wird. Anscheinend ist das der Kontakt, der etwas zu bieten hat. Der Kontakt, der immer eine Art Sinn behalten wird. Der eingehende Brief kann gegen die Umwelt nicht aufkommen; er kann von der Außenwelt nichts mehr als einen flüchtigen Augenblick mitbringen, weil in dieser Art von Käfig nichts von der Außenwelt überleben kann. Der auslaufende Brief dagegen trägt einen Teil des Insassen fort vom Gefängnis, zurück ins Tageslicht. Er ist eine Art Flucht; er sagt dem Insassen, daß er in der Welt, die nach dem Konsens der Menschen die wirkliche ist, noch eine Existenz hat. Es mag nur eine auf Papier gekritzelte Existenz sein, wie die Werke eines längst verstorbenen Schriftstellers, aber es *ist* eine Existenz, und zwar eine, die weiterzuwachsen vermag, die verzweigbar ist, solange der Insasse die Feder aufs Papier setzen kann.

Der auslaufende Brief, das *muß* ich ganz deutlich machen, ist eine Sache von äußerster Wichtigkeit. Darauf kommt es für das Verständnis entscheidend an. Wollt ihr, wenn auch nur als Arbeitshypothese, die äußerste Wichtigkeit des auslaufenden Briefes, bitte, akzeptieren? Ich verspreche euch, daß das die einzige Gefälligkeit ist, die dieses Dokument je von euch verlangen wird.

Nun überlege man.

Die Zensur erfaßt jeden Fetzen Papier, der Bau C erreicht oder verläßt. Man zensiert die Bücher, die eingehen, und wenn man in den Büchern Wörter unterstreicht, radiert man die Striche beim Auslauf wieder aus. Alle Striche können wegradiert werden. Es gibt für die Insassen in Bau C nur Bleistifte – weiche Bleistifte. Wenn ein Strafgefangener einen Brief schreibt, übt er starken Druck aus, damit der Abdruck bleibt, selbst wenn die Wörter ausradiert werden. Er geht das Risiko ein, daß der Brief dann vernichtet wird, wenn er die Grenze dessen, was als ›erträglich‹ gilt, überschreitet, aber es verleiht ihm ein wenig zusätzlichen Spielraum. Ich habe Männer gekannt, die bestimmte Absätze in ihren Briefen buchstäblich mit dem eigenen Blut schrieben, um ein Radieren zu verhindern. Das ist nutzlos, weil solche Briefe praktisch mit Sicherheit vernichtet werden.

Einige Zensurvorschriften:

Ein Strafgefangener darf nichts über die Zustände in der Strafanstalt schreiben.

Ein Strafgefangener darf nichts über Aufseher schreiben.

Ein Strafgefangener darf nichts über Vorfälle in der Strafanstalt schreiben.

Ein Strafgefangener darf nichts von Flucht schreiben.

Ein Strafgefangener darf nichts schreiben von Verzweiflung, von der Möglichkeit, daß er Selbstmord begehen wird, noch irgend etwas, das erkennen läßt, seine Verfassung, körperlich oder seelisch, sei unerträglich.

Ich zitiere das ohne Kommentar, bis auf die Bemerkung, daß jede einzelne dieser Regeln bis zu einem Grad, den der Zensor als ›harmlos‹ betrachten mag, übertreten werden darf. Man weiß nie, wo die Grenze gezogen wird. Eingehende Briefe, die einem Strafgefangenen von einer solchen Zensur berichten, werden ebenfalls zensiert.

Es gibt noch andere Vorschriften:

Briefe dürfen nur verschickt und empfangen werden an oder von Personen auf einer Liste zugelassener Briefpartner, die von den Gefängnisbehörden genehmigt werden muß.

Pro Woche dürfen nur zwei Briefe abgeschickt werden. (Für die Anzahl der Briefe, die man in einer Woche erhält, gibt es keine Begrenzung.)

Man darf nur an Personen schreiben, die dem Strafgefangenen persönlich bekannt sind, nie an Personen, die dem Strafgefangenen nicht persönlich bekannt sind, und unter keinen Umständen an Organisationen irgendwelcher Art.

Wieder kein Kommentar. Aber eine Beobachtung: Leute außerhalb der Strafanstalt versuchen alles mögliche, um ihre Briefe schwerer zensierbar zu machen – sie drücken fest auf, um einen Abdruck zu hinterlassen, sie verwenden alle möglichen Verschlüsselungen und unsichtbare Tinte. Die meisten scheitern. Viele Briefe werden einfach abgefangen. Der Strafgefangene hat keine Möglichkeit, seinen Briefpartner außerhalb mitzuteilen, was in den Briefen zensiert worden sein mag. Jeder derartige Hinweis wird automatisch zensiert.

Vielleicht sollte man noch einiges über Kontakte sagen, und zwar über die Aufseher. Sie sind immer gegenwärtig. Es sind immer sehr viele. Sie sind auch menschlich.

Aber da sind auch stets die Kameras. An jeder Ecke ist hoch oben an der Wand eine Kamera angebracht. Totale Überwachung zu jeder Zeit. Wir können nie wissen, wer es ist, der die Regeln und Vorschriften der Strafanstalt durchsetzt. Vielleicht würden uns die Aufseher leben lassen, ein kleines bißchen, wenn sie könnten. Aber sie haben einen endlosen Refrain, der alle unsere Bemühungen, in menschlichen Kontakt mit ihnen zu treten, zunichte macht. Die Vorschriften herrschen absolut.

»Liegt nicht an mir, Kumpel«, sagt der Aufseher. *»Liegt an der Kamera.«*

Der Tanz des Irren

13

Ich trete in das Chaos ein.

Ich sehe die Furie des Irrationalen. Ich bin diese Furie: Die vier Elemente – Feuer, Wasser, Erde und Luft – haben ihre Pflugscharen zu Schwertern umgeschmiedet und tragen Waffen gegen die Menschen. Das Universum wird zerrissen von den ungeheuren Kräften ihres Kampfes.

Unter mir, ringsumher, in mir, platzen die Flächen auseinander. Sie zeigen mir senkrechte Wände blutbefleckten Gesteins, und dann schießen sie wieder zusammen und verhöhnen mich. Fontänen aus zerschmolzenem Fels und Flammen zucken zum Himmel und verlöschen wie Feuerwerkskörper. Menschen erklimmen die Fontänen wie Bohnenstangen, reiten sie wie Besenstiele und zerplatzen zu Funken.

Eine klumpige, flüssige Masse, das Gras, das schon Reiche erobert hat, ist hier und dort noch halb sichtbar, aber an den meisten Stellen zerfallen zu schwarzer Asche, ununterscheidbar von der Asche bedeutungsloser Kaiser. Die Vögel fliegen hoch am feurigen Himmel – ich möchte ein Vogel sein –, aber wenn die Flammen sie zerreißen, werden sie nicht wiedergeboren. Ich bin auch der Phönix. Nur ich. Nur einer.

Im Tumult gibt es keinen sicheren Ort. Die Farbe an meiner Maske schmilzt, und ich kann die elektrischen Funken in meinem Gehirn aufbranden und schwellen fühlen, in der Vorbereitung, ein Zyklon zu werden. Die Sonnen sind weder distanziert noch unbekümmert. Sie rotieren wie Räder und flammen und husten. Sie erbrechen sich spaltenden Wasserstoff.

Mit der Zeit werden die Atome auseinandergerissen, und auch die Elektronen und Mesonen. Die Welten flattern wie Flaggen im endlos wehenden Wind, knattern und klatschen und klagen. Jedesmal, wenn ihre Farben sichtbar werden, zittern sie und verändern sich. Riesige Wolken von Staub steigen überall auf, löschen allen Anschein der Ewigkeit, führen die gerösteten Sporen mit, die eine Art Hoffnung für die Wiedergeburt der Zeit hätten sein können, an einem anderen Ort, wenn es einen anderen Ort gibt und nicht einfach nur das Nichts, um die fernen Horizonte geschlungen.

Splitter von Fleisch und Bruchstücke von Seelen gleiten von den Rändern immer weiter klaffender Spalten in das Gefüge des Raums, um die gähnenden Schlünde zu füllen und ins Nirgendwann zu schwappen.

Eine Brandblase aus Substanz platzt irgendwo in der Nähe, und ich werde in Feuer und Glut gebadet. Einen Augenblick lang umwirbelt mich ein Serumstrom in einem Heißluftkokon, und das grelle Licht reißt an meiner Haut und meinen Augen. Dann bin ich wieder frei und verfolge, wie meine Unendlichkeiten ihre kranken Geister in die bemalten Himmel abgeben.

Vom fernen Ende einer neu entstandenen Furche im Universum heranziehend, wird eine riesige Welle lebenden Gewebes von schwarzem Flutwasser zu meiner Station geschwemmt, während die Schranke zwischen Raum und Un-Raum, die Flut nährend, sich im Griff eines Fiebers windet und aufbäumt. Eine zweite Welle, vom vorderen Ende auf die erste zukommend, erlangt ungeheure Geschwindigkeit, und beide Wellen recken sich hoch und lassen Millionen Augen wachsen, um den bevorstehenden Zusammenprall zu verfolgen. Die Ränder rasen weiter, die Wellenfronten werden konkav. Die ungeheuren Schalen aus Amöbenplasma werden steiler und steiler und greifen nacheinander.

Sie treffen zusammen.

Ein kaleidoskopisches Bild zerschmetterter Augen ist alles, was aus der furienhaften Kopulation hervorgeht. Es bleibt keine Gelegenheit dafür, daß irgend etwas anderes geschieht. Nur Augen, flatternd und ratternd wie Murmeln in einem wirbelnden Becher.

Ich sehe eine Bergkette explodieren, die ihre Herzen auf die Sonnenvielzahl entlädt. Aber ihr Stoff ist nur Strandgut vom Wrack des Himmels. Ein Riß schießt unter meinen Füßen auf und verbreitert sich – ich stehe gespreizt über dem Schlund, auf jeder Kante einen Fuß, und die Bruchstücke des Universums umströmen meine Füße, während es aufbrandet, um in die unergründlichen Tiefen zu stürzen. Der gähnende Abgrund wächst und wächst.

Ich beobachte, wie die grellen Blitze die dunklen Flecken zerteilen, alles, was von den Horizonten geblieben ist. Ich sehe Gipfel und Spitzen in Staub zerfallen. Ich sehe am Himmel, der über mir war, aber wie Herbstlaub langsam herabfällt, die zornige Spiegelung eines ungeheuren Brandopfers, das mich verzehrt. Ich sehe die Flammen selbst – alles, was noch vorhanden war, wird zerstört – in meinen Wunden tanzen, ich sehe die Streifen und Strudel meines zerbröckelnden Seins in den Flammenzinnen rot aufglühen.

Endlich rufe ich um Hilfe, und der Klang meiner Stimme, das einzige in der ganzen Kette des Universums, das im Schlaf im Schlaf im Schlaf zu finden ist... ist ein unendlicher Schrei.

Aber die *Antwort*...

Nun stehe ich auf dem Gipfel des höchsten Berges der Welt, und er ist fest unter meinen Füßen. Der westliche Horizont ist einhundertdrei Meilen entfernt, aber die Straße, die zum östlichen Horizont führt, ist nur vierundsechzig Meilen lang, weil die Berge im

Osten sehr groß sind.

Auf dem Berggipfel wächst eine einzelne Blume. Eine Lotusblume, die jeden Morgen ihre Blütenblätter öffnet, um ein winziges (nicht ganz menschliches) Kind zu gebären, das wächst, bis die Sonne im Zenit steht, und das den Nachmittag damit zubringt, friedlich in hohes Alter und Senilität zu verfallen.

Ich beobachte das Kind einen ganzen Vormittag, während es spielt, und es lernt nicht spielen.

Am Nachmittag spreche ich mit ihm, über die mögliche Existenz des Lebens nach der Geburt. Unsere Unterhaltung ist freundlich, und wir haben uns verständigt, trotz der Tatsache, daß wir verschiedener Meinung sind.

Aber am Abend wird es weinerlich; es flucht und beschimpft mich, sein Neid und sein Zorn fließen über seine Lippen, und sie schwärzen sein Bild. Es klagt über die kommende Agonie der Dunkelheit und die ewige Vergessenheit, die nur vorübergehen wird, wenn es in denselben Tag wieder und wieder hineingeboren wird.

Ich spreche leise mit ihm, aber ich kann es nicht trösten.

Am Ende hat es nur einen Gedanken in seinem runzligen Kopf, und es ist ein wenig bitter.

»Wenn nur morgen die Sonne im Westen auf- und im Osten unterginge«, sagt er.

Ich frage es ganz leise, ob es mir helfen kann, obwohl ich weiß, daß es schon tot ist.

Aber die *Antwort*...

Dann kommt ein kalter Wind und eine kalte Nacht, die mein Gesicht mit Wachs und schmerzenden Nadeln umkleiden. Rings um mich kauern gesichtslose Menschen. Sie kennen sich nicht, aber sie rücken in Angst und Elend näher und näher heran, in der Hoffnung, dem Tod durch Erfrieren zu entgehen. Sie versuchen nicht, sich kennenzulernen; sie wagen nicht einmal untereinander zu sprechen. Sie *wollen* sich nicht kennen, aber sie brauchen alle das bißchen Wärme, das sie gemeinsam haben.

Einer von ihnen könnte die Nacht überleben.

Sie berühren mich nicht.

Jemand nähert sich, verborgen von der Dunkelheit.

In plötzlicher Angst finden die Menschen ihre Stimmen und rufen: »Wer bist du? Was willst du?«

Keine Stimme antwortet ihnen.

»Wir können dir nichts geben«, sagen sie. »Wir kennen dich nicht. Zeig dich, damit wir wissen, ob du ein Mensch oder ein Wesen der Dunkelheit bist.«

Plötzlich ist Licht, als der Fremde das Haar auf seinem Kopf anzündet. Es brennt mit einer grellen, nicht zu löschenden Flamme.

»Ich bin ein Mensch«, sagt er.

Aber mit seinem vom Feuer umglänzten Gesicht, mit seinen saphirartig leuchtenden Augen, seinen Händen, die große Funken fangen und festhalten, damit er sie als Geschenk für die Menschen anbieten kann, wirkt er genauso wie ein Gott.

Ich schreie ihn um Hilfe an. Meine Stimme wird geschärft von der eisigen Luft, und meine Worte fliegen wie ein Dolch auf sein Gesicht zu.

Jetzt sehe ich sein Gesicht, und es ist überhaupt kein Gesicht, sondern eine Totenmaske.

Das Gesicht hinter der Totenmaske ist, das anzunehmen habe ich allen Grund, mein eigenes Gesicht.

Und die Antwort...

Titan Neun

11

Die physische Seite von TITAN war, was mich anging, weit weniger anstrengend als die psychologische. Das Gerät – soviel ich davon mit meinen vom Geheimdienst nicht ermächtigten Augen sehen durfte – war im Grunde furchterregend, aber dazu bestimmt, das Leben auf seine einfachsten Grundbedürfnisse zurückzuführen.

Hohe und niedrige Belastung durch Schwerkraft war für jemanden von meiner asthenischen Konstitution nicht übermäßig schlimm. Es erforderte ein wenig Übung, gewiß, aber ich gewöhnte mich bald an die damit verbundenen Empfindungen. Ich neigte nicht dazu, raumkrank zu werden.

Über Eiserne Jungfrauen weiß man ja Bescheid – Kästen voll spitzer Stäbe, beliebt (heißt es) bei Torquemada und seinem lustigen Verein religiöser Enthusiasten. Die Eiserne Jungfrau von TI-

TAN war weniger pittoresk, und beim Einsetzen der Stahlspitzen paßte man besser auf, aber das Prinzip war genau dasselbe. Kennen Sie das Loch unten im Boden, wo das Blut rausfließt? Das war auch da.

Nährflüssigkeit wurde durch die Oberschenkelarterie zugeführt. Der Harn aus der Blase wurde etwa an der gleichen Stelle abgezapft (aber durch ein anderes Röhrchen). Därme, Hoden und diverse andere Organe wurden unter metabolische Dämpfe gesetzt, damit sie ihre Gewohnheiten nicht zu sehr vermißten. Handgelenke, Beine und Taille fest angegurtet.

Ich wies darauf hin, daß ich mich nicht an der Nase kratzen konnte. Man versicherte mir, sie werde nicht jucken. Ich glaubte nicht daran.

Man gab mir Unterricht in Isometrie und transzendentaler Meditation und war bei beidem gleich ernsthaft. Ich machte mir über den möglichen Nutzen keine Illusionen.

»Wenn ich entschlossen wäre«, sagte ich, als man mich zum ersten langen Probelauf einsperrte, »könnte ich mit meinem wachsendem Fingernagel ein Loch in mich selber bohren und mit dem ausfließenden Blut die ganze Apparatur kurzschließen.«

»Ihre Fingernägel werden nicht wachsen«, versicherten sie mir.

»Wieviel von mir wird eigentlich so funktionieren, wie die Natur es vorgesehen hat?« fragte ich.

»Alles«, sagten sie. »Wir unterstützen die Natur nur.«

»Und mein Gehirn?«

»Wenn Ihr Gehirn so funktionieren würde, wie die Natur es vorgesehen hat, wären Sie nicht hier«, betonten sie mit lobenswertem Witz. »Wir versetzen Sie für die Dauer des Fluges in einen Zustand leichter Beruhigung. Nicht so stark, daß Sie high wären oder bewußtlos. Nur so viel, daß Ihre Nebennierenrinde ruhig bleibt und daß der Rest der Notmechanismen Ihres Körpers ein Gefühl der Verantwortung behält. Sie werden vermutlich einen leichten psychotropen Effekt spüren; es wird nicht zugelassen, daß Sie so viel Angst haben, wie das vielleicht sonst der Fall wäre.«

»Versucht mal, mich zu hindern«, drohte ich. »Ich werde mir Lichtjahr für Lichtjahr vor Angst in die Hosen machen. Ich bin ein Feigling durch und durch.«

»Dann sterben Sie vor Lachen«, versprachen sie mir undiplomatisch.

»Sind Sie sicher, daß das ganze Ding dem Beschleunigungsdruck standhalten wird?« fragte ich.

»Ganz leicht sogar«, versicherten sie mir. »Wie fühlen Sie sich?«

»Einfach scheußlich«, sagte ich mit gewinnender Ehrlichkeit. »Wie lange soll ich für den Probelauf eingesperrt bleiben?«

»Beim erstenmal zwölf Stunden.«

»Sie machen Witze!«

»Beim zweitenmal zwei Tage«, sagte er. »Beim drittenmal wird es ernst. Im Kostüm, und vergessen Sie Ihren Text nicht, sonst –«

»Wann ist der Start?« fragte ich unschuldig.

»Stunde Null«, teilten sie mir hilfreich mit. »Geheim.«

»In der letzten Zeit habt ihr es furchtbar eilig gehabt«, sagte ich. »Muß recht bald sein.«

»Keine Eile«, sagten sie. »Wir arbeiten immer so. Wir beeilen uns nie. Wir arbeiten einfach schnell. Keine Abkürzungen. Sie schaffen es.«

Versprechen, Versprechen.

»So«, sagte der Arzt, bevor er mich in meiner Folterkammer allein ließ, »wir sind soweit. Sie haben immer jemanden, mit dem Sie reden können« – er zeigte auf das Mikrofon über meinem Kopf –, »also schreien Sie, soviel Sie wollen.«

»Muß Hurst das auch alles machen?« fragte ich.

»O ja«, versicherte er mir. »Sonst noch was?«

Es gab keine Möglichkeit, sich die Zeit zu vertreiben. Sie mußte ganz von selbst vergehen. Am Anfang sagte ich nicht viel, aber bald begriff ich, daß das Mikrofon ein guter Freund war. Ich hätte gedacht, es würde leicht sein; schließlich hatte ich Jahre in der kargen Umwelt von Canaan verbracht. Aber wenigstens hatte ich sogar in Bau C Platz gehabt, mich zu bewegen, und ich konnte mir zu jeder Tages- und Nachtzeit die Nase kratzen, ob sie nun juckte oder nicht.

Es gibt Freiheit und Freiheit.

Die zwölf Stunden erschienen mir wie zwölf Tage. Ich fragte mich, wie mir erst die Wochen erscheinen würden, wenn es ernst wurde...

Der dunkle Käfig

10

Manny Madoc war von Beruf ein Lieferant von Pornographie. Das machte ihn von Natur aus zu einem Verderber der Unschuldigen und zu einem Zerstörer der Gesellschaft – eine Bedrohung, die nur hinter der von Cain Urquhart und seiner fröhlichen Bombenwerferbande zurückstand.

In Wirklichkeit war er ein vernünftiger, beherrschter Mann mit freundlichem Gesicht und hilfreicher Art.

Die Welt war nicht gut zu Manny gewesen. Was zeigt, was für einen miserablen Geschmack die Welt hat, denn Manny gehörte zu einem Typ von Menschen, dessen Anwesenheit auf der Erde für das Wohlergehen und die Gemütsruhe des gemeinen Mannes absolut lebenswichtig ist. (Muß ich betonen, daß ich mich nicht auf seinen Beruf beziehe?)

Manny Madoc war in seiner frühen Zeit oft festgenommen worden (seine Zeit in Bau C war ganz entschieden seiner spätere Zeit), und zwar deshalb, weil er für gewöhnlich zu arm war, um das Schutzgeld aufzubringen, mit dem er sein Geschäft hätte abdecken können. Der Tenor der Beschuldigungen, die man in unregelmäßigen Abständen gegen ihn vorbrachte, reichte ziemlich weit, aber in erster Linie bestand er aus Attacken im Interesse der Öffentlichkeit gegen die Unanständigkeit des Materials, das er eher ungeschickt vermarktete. (Er druckte es auch selbst, in kleinem Umfang. Er widmete sich seinem Beruf mit Hingabe.) Gelegentlich steuerte man Trunkenheit und Ruhestörung oder einfachen Diebstahl bei, um dem Ganzen die Krone aufzusetzen. Einmal packte man ihn wegen Verleumdung, und ein andermal war man nahe daran, ihn mit einem Bestechungsvorwurf festzunageln. Wäre er schwarz, Ausländer oder Jude gewesen, dann hätte das vielleicht sogar geklappt, aber trotz seines Namens war er lilienweiß und ein guter Protestant.

Er verbrachte alles in allem fünfzehn oder sechzehn seiner besten Jahre damit, von den großen Gaunern ausgenützt und von Gendarmen geschnappt zu werden. Fünf von diesen Jahren verbrachte er im Knast – zwei davon, weil er sich einmal gesagt hatte, er könne sich auf eigene Faust demgegenüber, was sein letzter

Rechtsanwalt für ihn getan hatte, kaum verschlechtern (Geldstrafe vierhundert Dollar), bis er dahinterkam, wie sehr er sich getäuscht hatte. Da er weder ein geschickter Diplomat noch ein genialer Redner war, mied er fein säuberlich die gesetzlich festgelegte Geldstrafe und rannte direkt in die Haftstrafe.

Als weiterer Beweis für die Arglosigkeit (nein, sogar Dummheit) von Mannys Charakter mag es nützlich sein, mit der Geschichte gerade dieses Urteils fortzufahren. Er wurde zuerst in ein angenehmes, offenes Gefängnis geschickt, wo das Leben, abgesehen vom Umgraben dieses oder jenes Feldes oder der Teerung manch einer Straße, einigermaßen erträglich war. Als man ihm den eher bequemen und beneidenswerten Auftrag gab, die Nebenbauten der Anstalt zu streichen, verfiel er jedoch auf einen wagemutigen und rührend einfachen Fluchtplan. Selbstredend wurde er nach wenigen Tagen im Bett seiner Frau gefaßt. Er kam nicht zurück in die angenehme Anstalt, sondern wurde statt dessen in ein gegen Ausbruchsversuche sichereres Gefängnis geschickt, wo er sich zum erstenmal unter Mördern sah, statt unter Dieben. (Mörder von weitaus geringerem Talent als die Canaaniten, wie man uns glauben machen wollte.) Obwohl kleine Mörder dazu neigen, eine durchaus moralische Haltung zu vertreten (so daß sie keine Sympathie für Mannys Beruf empfanden), lag ihm ihre Gesellschaft mehr als die anderer Leute bisher.

Von dem/den Verbrechen, wodurch Manny ein Mitglied unserer eigenen auserlesenen Gruppe in Bau C wurde, habe ich nichts zu berichten, außer, daß sie zu einer viel späteren Zeit geschahen als in dem Teil seines Lebens, den ich hier behandle. Wenn man sich erinnert, zeichne ich dieses Wortporträt von Manny, dem matten Pornographen, als Vorwort zu einem Argument dahingehend, daß Manny einer der Menschen ist, die wir brauchen.

Das Argument folgt sogleich:

Manny ist ein Versager. Manny ist ein Einfaltspinsel. Er war wie geschaffen für die Rolle eines modernen Sündenbocks. Er ist der ideale Dumme.

Manny ist ein wandelnder Witz. Die Welt kann es sich nicht leisten, einen solchen Menschen zu verlieren. Es mag noch hundert solche geben wie ihn, aber die Welt von heute kann es sich nicht leisten, auch nur einen davon zu verlieren. Wir brauchen tausend von ihnen.

Unser verzweifeltes Bedürfnis nach dieser Art von gesellschaftlichem Opfer kann man an den Millionen Menschen sehen, die mit größter Aufmerksamkeit auf die grotesken Schlagzeilen in den Skandalseiten vieler Spitzenzeitungen achten; an den Millionen, die sich dreimal wöchentlich in Fernseh-Seifenopern mit der Beschreibung der Schande und Demütigung von gewöhnlichen Leuten suhlen, die leicht als die Müllers von nebenan erkannt werden können; an den Millionen, die sich an den entsetzlichen Intimitäten der Seufzerspalten, Gerichtssaaldramen, Brutalkarikaturen und Deodorantwerbespots weiden.

Manny ist der Kerl, dem man eins auswischt. Manny ist der Kerl, der im menschlichen Rennen hinter euch kommt. Manny ist der Kerl, der *euren* Anteil von der Flut des Pechs auf der Welt kassiert. Manny ist der Kerl, der auf der Bananenschale ausrutscht, der lachhaft impotent ist, der vom Gewicht der Autorität, das *ihr* mit Leichtigkeit ertragen könnt, in den Staub getreten wird. Jedesmal, wenn Manny bei einer Zeitungsschlachtung eine kleine Rolle spielt, leistet er seinen Beitrag zu eurer Erbauung und Befriedigung und Selbstverherrlichung. Ihr braucht auf der Straße nur an ihm vorbeizugehen, um euch in eurer schwitzigen Haut gut und sauber und menschlich zu fühlen.

Ihr *braucht* Manny – Manny und eine Million anderer. Ihr, die selbstzufriedenen Menschen, die behaglichen Menschen, die ich-weiß-was-recht-ist-und-was-falsch-Leute. Die Nörgler und die Selbstgerechten und die bösartigen Spötter, die sich am Versagen der Opfer ergötzen, gefangen und gefoltert im Gemeinschaftsnetz durch eure Wünsche, geknebelt von euren stummen Stimmen.

Ihr.

Mannys Schultern sind die Plattform für den spärlichen Stolz des gemeinen Mannes. Mannys Mißgeschick ist die Freude des achtbaren Menschen. Mannys Versagen ist das sichere Fundament für die Befriedigung des gemeinen Mannes.

Und die Pointe des Witzes?

Bau C, was sonst?

Ihr braucht diese Menschen lebend, damit ihr sie töten könnt. Bau C, für Verbrechen, zu gräßlich, um daran denken zu können, und gänzlich irrelevant.

Nur zu, lacht. Es ist euer Witz.

Da ist auch noch Cain. Ich erwähnte Cain, wenn man sich erinnert, als ich Manny zu beschreiben begann. Cain Urquhart war ein

Mann, der die Schuld genau dort suchte, wo sie hingehört – bei allen. Sein eigener Anteil an der Schuld wurde natürlich durch alle möglichen mildernden Umstände gemindert – in erster Linie dadurch, daß er wenigstens versucht hatte (noch versucht und weiterhin versuchen wird), etwas dagegen zu *tun*.

Cain hatte immer gewußt, daß die Welt rundherum nicht in Ordnung ist, wie jedermann, aber vielleicht spürte er es deutlicher als andere, weil er ganz entschieden nicht bereit war, das hinzunehmen.

Wie die meisten Menschen, deren Leben tief in Dogma und Glauben verankert ist, war Cain tatsächlich bei allem und jedem, was seine Mißbilligung fand, außerordentlich unduldsam, gleichgültig, ob diese Mißbilligung aus einer Gefühlsreaktion entsprang, einer angelernten Furcht, einer Laune, oder einfach daraus, daß seine Glaubenssätze Haß von ihm verlangten. Alle anderen Quellen der Mißbilligung wurden natürlich nach den dogmatischen Sätzen dieses Glaubens ausgelegt (man kann nicht einfach etwas hassen; man braucht einen Glauben, der es zuläßt). Das Dogma kann, wie ihr sehr wohl wißt (wenn ihr nicht selbst dogmatisch seid), jede Menge Pervertierung durch Angst, Habgier, Haß, Lust und schiere Bösartigkeit vertragen und trotzdem völlig unbeugsam bleiben.

Um die Quintessenz aus Cains Einstellung zu ziehen, er war ein Mann, der an Recht und Unrecht glaubte.

Es war vermutlich ein reiner schicksalshafter Zufall, daß er nicht gerade ein gläubiger Katholik oder ein orthodoxer Jude oder ein Nazi war, ein Spiritualist, ein Umweltschützer, ein Sexbesessener oder ein Psychiater. Er trug einen anders gefärbten Stempel, das ist alles, Cain war Anarchist.

Es gab einmal eine Zeit, als ›Anarchie‹ ein stolzes Wort war, das für das Fehlen von allem in Form von Organisation oder Herrschaft stand. Damals war das eine vernünftige Philosophie, ohne jede Dogmatik. Sie sprach für sich selbst (sozusagen). Heutzutage hat das Wort jedoch wegen der Tatsache, daß es von den Gläubigen übernommen und für das Fehlen von allem in Form von *falscher* Organisation oder *falscher* Herrschaft gesetzt wurde, einen dogmatischen Sinn angenommen. (Oder auch in Form der *richtigen*, wenn man zufällig ein Andersgläubiger ist.) Cain war natürlich ein Anarchist im neueren Sinn des Wortes.

Sein Verhalten stimmte zu neunzig Prozent mit dem anderer

Arten von Glaubensfanatikern überein, und zwar darin, daß er herumlief und eine starke Abneigung gegen Meinungsverschiedenheiten und sorgenvolle Beschäftigung mit den Dingen pflegte. Sein Dogma neigte zur aktivistischen Philosophie, was bedeutete, daß er, statt auf andere Ansichten mit würdevoller Unwissenheit zu reagieren (etwa bei den Vertretern der Hohlwelttheorie), daran glaubte, sie töten zu müssen (wie etwa in der spanischen Inquisition).

Cain Urquhart war kein geborener Führer, der riesige Menschenmengen mit hysterischem Geschrei beeinflussen konnte. Er war ein unterernäherter, unterentwickelter, unterschätzter Underdog. Aber er hatte ein paar Freunde, und sie trafen sich gelegentlich zu einem Gemeinschaftshassen, und um ein paar Bomben zu bauen.

Er wurde kraß mißverstanden, hauptsächlich deshalb, weil die meisten Leute seine tiefe Liebe für gesellschaftliche Explosionen nicht zu teilen schienen.

Es wurden ihm nie wirklich spektakuläre Knalleffekte zugeschrieben. Die Golden-Gate-Brücke, das Washington Monument, der Tadsch Mahal, die Erlöserkirche in Addis Abeba (voll) und die Atombombe in Ost-Chikago waren alle die Explosionen anderer, charismatischerer Bombenleger.

Alles in allem glaube ich nicht, daß Cain, grob geschätzt, mehr als zwanzig oder dreißig Personen getötet hat, deren Geldwert nur einige Tausend betrug (sie waren alle Kapitalisten), und wahrscheinlich waren nicht mehr als drei davon Polizisten. Wenn man das zusammenaddiert, kommt auf Cains Konto die Vernichtung von etwa 0,00000000000000001 Prozent des Bruttosozialprodukts und etwa derselbe (vielleicht ein wenig größere) Bruchteil der Menschheit. Die Bevölkerungsexplosion glich Cains Explosionen bevölkerungsmäßig in etwa sieben Sekunden aus, ohne Rücksicht auf einen Chinesen mehr oder weniger. Immerhin, wie Karl Marx und Jesus angeblich gesagt haben sollen, jede Kleinigkeit ist von Nutzen.

Aber was würdet ihr ohne Cains unerschrockenen Haufen von Gesetzlosen tun? Wo würdet ihr eure Gesellschafts-Dämonen finden? Eure politischen Kreuzzüge? Wo sonst könntet ihr soviel Aufrichtigkeit und Reinheit und Rationalität herbekommen, in die sich euer Haß kleiden läßt? Cain ist nur eines mehr in der riesigen Legion der Opfer von der Stange, die es euch erlaubt, ohne

Gewissensbisse zu zerstören. Ihr braucht ihn. Ihr braucht ihn wirklich.

Wenn ihr Glück habt, lebt ihr vielleicht neben einem Cain Urquhart, und in diesem Fall habt ihr stets Anspruch auf einen Lacher auf seine Kosten. Ihr braucht nicht darauf zu warten, daß die Blattläuse seine Rosen vernichten. Er braucht nur zur Tür herauszukommen.

Los, lacht.

Ab und zu braucht jeder ein befreiendes Lachen.

Der Tanz des Irren

14

Es gab in meiner frühesten Kindheit eine Zeit, als mein Leben war wie jedes andere, wenn mein Gedächtnis oder mein Zeitgefühl nicht täuscht.

Ich erinnere mich, Spielzeug in den offenen Händen gehalten und festgestellt zu haben, daß Wasser bitter schmeckt, und die Welt dafür verflucht zu haben.

Ich erinnere mich, mich gegen eine See von Plagen gewappnet zu haben.

Ich erinnere mich, in meinem Gehirn alle Versuche ausgelöscht zu haben, Liebe zu finden, Hoffnung vorzuspiegeln, den Tod des Glücks zu bedauern. Ich erwürgte jede würgende Enttäuschung. Mit Stacheldraht.

Ich erinnere mich an die waffenlosen Henker im Vorbeiziehen, wissend und unbekümmert, während ich unter der Seuche der Gleichgültigkeit erstickte.

Ich habe dem Glück nie die Schuld gegeben. Ich konnte niemals an das Glück glauben.

Ich habe mir nie die Schuld gegeben. Ich konnte nie an mich selbst glauben.

Ich fluchte, aber ich konnte meine Hand nie so feinfühlig werden lassen, daß sie die Puppe aus Seife anders als gesichtslos formte.

Ich lachte wie ein Idiot, wenn etwas starb.

Ich kann nicht zurückgehen zu solch fremdartigen und herzzerreißenden Anfängen, nicht ausgerüstet mit dem Wissen, das diese Tage der Unschuld zu einer immerwährenden Tragödie machen könnte. Was ich nicht wußte, werde ich mir nicht sagen. Ich kann ohnehin nicht zurückkehren, weil das Kind, das aufgewachsen ist, um ein halber Mensch zu werden, jetzt neben mir steht. Ich kann nicht in seinen Geist eindringen und es nicht in meinen. Wir koexistieren. Wir verstehen einander ganz genau insoweit, als das Krokodilsgehirn, das sich hinter dem Schweinegehirn verbirgt, das sich hinter dem Menschengehirn verbirgt, seine Spielkameraden verstehen kann. Wir haben jeder unsere Reisen, wir sind jeder mitten darin.

Sie sind nicht dieselben. Wir haben verschiedene Ziele und verschiedene Werte.

Weil ich nur die Hälfte eines Menschen bin, und diese Hälfte vorwiegend aus Worten besteht, werde ich oft angerufen, um Streitigkeiten zu schlichten, wenn ich in meiner Reise kurz innehalte. Die drei Göttinnen, die beschlossen haben, das berüchtigte Urteil des Paris wegen Korruption und zweifelhafter Verfassungsmäßigkeit aufzuheben, bringen mir einen verfaulten Apfel, aus dem ein Bissen – und das ganze Gold – fehlt.

Sie fordern mich auf, ihn der Schönsten zuzuerkennen. Sie sind einseitig.

Die erste der drei, und die größte, deren Augen wie Sterne funkeln, nähert sich mir und sagt: »Ich kann dir das Wissen der Welt und viel Macht geben.«

Ich bin ein Mann ohne Ehrgeiz, und die Eitelkeit der Könige ist mir gewiß fremd.

»Nein«, sage ich.

Als die zweite zu mir kommt, frage ich sie: »Was ist die Natur deiner Bestechung?«

Sie erwidert: »Die Zukunft. Die Gabe des Erfolges. Was du tun kannst, das wirst du tun.«

Niemand kennt besser als ich meine eingewurzelten Beschränkungen. Ich ziehe ihre Ruhe und Klarheit der kühnen, aufdringlichen Schönheit der ersten vor, bin es aber nicht gewöhnt, umsonst zu arbeiten.

Ich suche die dritte, die schlank und schattenhaft und – soweit mein bescheidenes Urteilsvermögen das überhaupt erkennen kann – die schönste ist von den dreien. Sie leuchtet vor goldenem Licht und Leben.

»Was hast du mir für den Apfel anzubieten?« frage ich sie.

»Nur Träume«, sagt sie. Entweder vertraut sie auf meine Ehrlichkeit und auf sich, oder sie hat seit Paris das Interesse verloren. Wenn man es genau nimmt, ist es kein sehr schöner Apfel. Nicht mehr.

Ich bedenke meine Entscheidung und beiße inzwischen noch einmal in die unappetitliche Frucht. Ich finde eine große Made darin. Beim Anblick der Made schaudern alle drei Göttinnen und verwandeln sich in alte häßliche Weiber.

Ich werfe den Apfel weg, und er fällt in einen schnellen Fluß, wo ihn die Strömung fortträgt. Als ich mich umschaue, verfolgen alle drei ihn noch immer. Die Made verfolgt sie.

Ich tröste mich mit dem Gedanken, daß ich die Träume ohnehin habe, auch wenn die Versprechen, die sie mir geben, vergessen sind, sobald ich erwache. Niemand kann schließlich feinsten Sand oder kühles Wasser in den geschlossenen Fäusten halten.

Helena von Troja steht auf der Terrasse über der Mauer, wo sie sich vom Meer wegwölbt. Sie ist von einem Bewacher begleitet.

Ihre Augen suchen den fernen Horizont des Meeres ab, und sie steht mit solch intensiver Ruhe da, daß es den Anschein hat, als sei sie schon seit Stunden fort. Vielleicht wartet sie auf das Erscheinen eines Segels in der Ferne oder auf das Aufgehen eines besonderen Sterns.

Ihr Mund formt Worte, aber sie spricht nicht laut. Der Name Harker Lee bildet sich mehrmals auf ihren Lippen, und es scheint, daß sie betet. Aber ihre Augen sind ruhig und ausdrucksvoll, nicht geschlossen, und ihr Kopf ist hoch aufgerichtet, nicht gesenkt.

Sie trägt ein langes Gewand aus seidig-weißem Stoff, in Falten, aber an der Schulter nicht befestigt oder um die Taille gegürtet. Ihr langes schwarzes Haar ist geschmückt von Klammern in der Form goldener Kränze und umwunden von einem Band aus cremefarbener Spitze. Sie trägt scharlachrote weiche Schuhe an den Füßen. Um ihre Hüften trägt sie einen Reif aus Glas mit winzigen Mustern von Metallfädchen, die silberne Hyphen in das Fleisch ihres Armes aussenden und nach den autonomen Nerven greifen.

Sie beginnt eine langsame, traurige Melodie zu summen, während ihr Blick auf dem Gesicht von Alio Shan und dem Perlenweg aus Mondlicht haftet, der die See in Richtung der riesigen Mauer durchquert.

Ihr Gesicht ist sehr schmal. Die Backenknochen treten hervor. Ihre Hautfarbe ist auffallend gelb. Ihre Augen haben anstelle der Iris winzige Schädel, jeder mit zwei schwarzen Pupillen.

Ich komme tausend Schiffe zu spät.

Trotzdem kann ich nach dem Anblick und Geschmack und der Berührung ihres Körpers süchtig werden, den sie immer noch gut hält. Vor allem zu Zeiten, wenn sie sich auf einer Couch ausstreckt oder im Sternenlicht tanzt. Die schimmernden Schemen ihres kohlschwarzen Haars fallen wie Wellen eines ruhelosen Ozeans oder schwanken wie unter der Berührung eines warmen Windes. Meine Augen werden in ferne Dimensionen versetzt, wo ich nur ein Universum aus geschliffenem Glas und dunkler Haut sehen kann, mit den Teilen ihres Körpers und den Elementen meiner Seele aufgelöst in die zerhackten Linien und die vielförmigen, durchscheinenden Gesichter.

Ihre Augen mit den Totenschädeln suchen dieses vielfarbige Mosaikchaos fortwährend ab, wie zwei identische flüssige Kugeln aus Gold und Chrom und Qual. Sie bewegen sich nach einem geheimen Rhythmus, folgen einem unsichtbaren Duft, der wie die Spur einer fliehenden Schlange sich über und zwischen den lichterfüllten Oberflächen dieses kristallinen Raums hinzieht.

Sie ist verloren im Zauber meiner eigenen Flüssigkeit, gefangen von der Umrißlosigkeit ihrer Form, der leichten Abtrennung ihrer Attribute, aber sie behält einen sanften Rhythmus bei, eine Integrität, eine Einheit, die den scharfen Rändern der Diamantenblätter und den zornigen Saphirdornen der Mallarmitrosen trotzt. Sie blutet nicht; sie kann nicht weinen. Sie fließt wie purpurner Wein oder schweres Öl. Ihre Allgegenwart ist erdrückend, ein gefalteter, verhüllender Himmel, verwoben mit Silbersperma ohne Zahl.

STÜTZPUNKT TITAN RUFT CANAAN. STÜTZPUNKT TITAN AN CANAAN. BITTE MELDEN...

Und die Antwort...

12

Als sie mich aus dem Eisenschoß holten, konnte ich nicht gehen. Niemand zeigte auch nur Mitgefühl. Schließlich brauchte ich ja nichts zu tun, als herumzusitzen, nicht wahr? Alle anderen hatten *gearbeitet.* Es gab sehr viele, die viel schlechter dran waren als ich, nicht wahr?

Man nenne zwei.

Aber ich konnte immer noch nicht aufrecht stehen. Hurst mußte mich aus dem Simulator zum Jeep hinaustragen, und dann aus dem Jeep in die Wohnung. Er war ein großer, kräftiger Bursche, und ich versprach nicht, mich zu revanchieren. Jenny erwartete mich zu Hause, und Hurst verschwand diskret.

»Es ist schön, Freunde zu haben«, meinte ich, als er verschwand.

»Er oder ich?« fragte Jenny.

»Es ist schön, mehr als einen Freund zu haben«, sagte ich, zu müde, um bedeutungslose Unterscheidungen zu treffen.

»Wie fühlen Sie sich?« fragte sie. Sie hatte wirklich ein Talent dafür, alberne Fragen zu stellen.

»Wie, zum Teufel, glauben Sie, daß ich mich fühle?« Ich setzte mich auf die Couch und massierte mich liebevoll.

»Wollen Sie etwas essen?«

»Allerdings. Und eine Zigarette. Und etwas zu trinken. Nicht unbedingt in dieser Reihenfolge, aber alles gleich. Dann werde ich mich wieder menschlich genug fühlen, um zu duschen.«

»Sie brauchen nicht menschlich zu sein, um sich zu waschen.«

»Nein, aber das hilft. Los, Mädchen, los. Glimmstengel, Schnaps und Essen, und keine Zeit verlieren.«

Sie gab mir eine Zigarette und zündete sie an.

»Keine Getränke im Haus«, sagte sie. »Daran sind Sie selbst schuld. Ich habe verlangt, daß man jemand mit dem Essen herschickt.«

»Ich dachte, Sie wären nur zu glücklich, um es mit Ihren eigenen süßen Händchen zu kochen«, sagte ich.

»Hausarbeit schadet süßen Händchen«, erwiderte sie. »Sehen Sie nie fern?«

»Nicht, wo ich war«, sagte ich. »Da kommt nicht einmal das

Fernsehen hin.«

»Beim nächstenmal wird es ernst«, sagte sie.

»Freut mich zu hören«, sagte ich. »Aber bitte nicht morgen früh.«

»Wann wollen Sie starten?«

»Habe ich da die Wahl?«

»Soweit wir sie Ihnen überlassen können. So bald wie menschenmöglich, aber es ist Ihre Sache, zu entscheiden, was menschenmöglich ist. Sie sind freigegeben. Von jetzt an ist das Ihre Party.«

Ich war mißtrauisch.

»Ich habe in Wirklichkeit gar keine Wahl, oder?« sagte ich. »Das ist bloß eine Masche. Sie versuchen, mich dazu zu bringen, daß ich Ihnen freiwillig etwas von Ihrer kostbaren Verantwortung abnehme. Sie hatten recht, vor einiger Zeit, als Sie sagten, es sei leichter, das Opfer zu sein, als derjenige, der es in den Abgrund stoßen muß. Ich falle. Wie ein Sack Kartoffeln. Ich bin bereit, wann Sie es sind, nur nicht morgen früh. Bitte.«

Sie sagte ein paar Augenblicke lang nichts. Meine Stimme hatte wohl ein wenig scharf geklungen. Aber ich war gerade zwei Tage in der Jungfrau gewesen und wütend.

Schließlich fing sie meinen Blick auf und sah mich durchdringend an, um mich darauf vorzubereiten, daß das, was sie nun sagen würde, ernst war. Nicht, daß ich je irgend etwas nicht ernst genommen hätte.

»Montag«, sagte sie.

»Ist nicht mein Geburtstag«, erwiderte ich. »Das geht. Es war von Anfang an Montag, nicht? Ich hatte gar keine Wahl?«

»Wir hätten den Termin verschoben, wenn Sie es verlangt hätten.«

»Es hat keinen Sinn, herumzuhängen.«

»Ich glaube nicht, daß Warten irgendeinem von uns guttäte.«

»Nein.«

Es wurde diskret an die Tür geklopft. Jenny ging hin und kam mit einem Tablett zurück. Es gab Steak und Kartoffeln, aber nur in ganz kleinen Mengen. Der Rest war Brei. Der Schnaps war Bier. Ich mag kein Bier.

»Sie müssen sich zurückhalten«, sagte sie.

»Scheint so«, meinte ich. »Keine Wahl für mich, wie?«

Sie stellte das Tablett auf meinen Schoß. Ich hatte mich inzwischen soweit erholt, daß ich mich aufsetzen und den Kaffeetisch benützen konnte. Er hatte eine unpassende Höhe, aber man kann nicht alles haben.

»Sagen Sie«, begann ich, »auf die eine oder andere Weise habe ich während meiner Zeit hier allerhand Geld verdient. Nach dem Flug bin ich in bescheidenem Maße vermögend. Was kann ich mit meinem Geld eigentlich anfangen?«

»Was Sie wollen.«

»Man läßt also zu, daß ich den Stützpunkt verlasse.«

»In Begleitung, ja. Ich fürchte, Sie werden sich so ziemlich für den Rest Ihres Lebens mit der Gesellschaft von einem Major Hurst oder dergleichen abfinden müssen.«

»Langweilen werden die sich nicht. Der Sinn ist wohl, mich zurück in den Weltraum zu treiben, um ihnen zu entkommen.«

»Sie werden zurückgehen.«

»Habe ich da die Wahl?«

»Zum Teil. Aber auf dem Gebiet des Sternschiff-Pilotierens werden Sie nicht viel Konkurrenz haben. Und wir werden Druck auf Sie ausüben. Ich glaube aber, daß Sie TITAN ZEHN fliegen werden, ohne daß man Ihnen den Arm umdrehen muß. Und ELF. Und ...«

»Ich kann zählen.«

»Gewiß«, sagte sie.

»Aha«, sagte ich. »Wenn ich zurückkomme, zähle ich. Ich gehöre zur Familie. Ich spiele eine Rolle. Meine Ansichten haben Gewicht. Ich bin nicht bloß eine Schachfigur. Ich werde zur Königin befördert. Oder in dieser Gegend.«

»In dieser Gegend«, sagte sie.

»Ich wollte schon immer ein Projekt führen«, sagte ich.

»Alles, was Sie zu tun haben, ist zurückzukommen«, versicherte sie mir. Versprechungen, Versprechungen.

»Ich will Ihnen sagen, was ich will«, entgegnete ich. »Ich will eine Besatzung. Ich möchte mitentscheiden über die Leute, die ich mit hinausnehme. Ich will Judas Dancer und Luis Dalquier. Ich will Sam, und ich will Con.«

»Sie wollen sie alle aus dem Gefängnis holen.«

»Richtig«, sagte ich. »Alle. Auch Bedbug. Werde ich den Einfluß haben, das durchzusetzen?«

»Ich nehme an.«

»Das Militär und die Strafanstalt werden mich nicht hindern?«

»Ich glaube nicht, daß *sie* den Einfluß haben werden.«

»Das Militär bekommt die Publizität – Hurst steht Modell für die hübschen Bilder.«

»Das mag außerhalb des Zauns gelten, aber im Stützpunkt – innerhalb des Projekts – sind Sie der Mann, der zählt. Mike wird Sie unterstützen. Wenn Mike abtritt, wird Fred Jacobson Sie unterstützen. Ich glaube, daß das durchsetzbar ist.«

»Ich mache keine Witze«, sagte ich. »Ich will diese Männer herausholen. Alle. Einschließlich Bedbug. Egal, wie alt sie sind, oder in welcher körperlichen Verfassung. Selbst wenn wir sie nicht als Piloten und/oder Passagiere einsetzen können.«

»Wir werden sie einsetzen«, versprach sie. »Wir finden etwas für sie.«

Ich hoffte, daß sie mich nicht an der Nase herumführte. Ich hoffte wirklich, daß sie ernst meinte, was sie sagte. Ich stieß keine Drohungen aus, aber ich wußte zutiefst in meinem Inneren, daß ich nicht zu den Sternen fliegen würde, wenn diese Männer in ihre dreckigen Verliese eingesperrt blieben. Das erstemal war ein Versuch. Wenn es ernst wurde, nun, dann konnte ich meine Aufmerksamkeit den ernsten Dingen im Leben zuwenden.

»Es könnte schlimmer sein, recht zu haben, als unrecht«, sagte ich, zerstreut eine andere Überlegung ins Gespräch einführend, die ich angestellt hatte.

»Nein«, sagte sie. Sie wußte, was ich meinte. Sie hatte auch nachgedacht. Sie dachte seit Jahren nach.

»Mike Sobieskis Traum ist mit Lindquist gestorben«, sagte ich. »Die Menschheit kann die Sterne nicht haben. Nicht so, wie er es wollte.«

»Sie sind ein Angehöriger der Menschheit«, sagte sie.

»Das frage ich mich.«

»Wir adoptieren Sie.«

»Weil ihr mich braucht. Große Sache. Alle die Jahre ein Ausgestoßener, und dann: Komm zurück, Harker – alles vergeben. Ich habe nicht einmal zu vergeben. Ich habe keine Wahl. Ihr seid es, die die Etiketten verteilen. Mensch, Schizo.«

»Wenn Sie das Schiff pilotieren, sind Sie ein Mensch«, sagte Jenny. »Sie tragen Mike Sobieski, und Sie tragen mich.«

»Sind Sie sicher?« fragte ich. »Sind Sie sicher, daß Sie und Mike sich nächstes oder übernächstes Jahr nicht hinsetzen und denken: Der Weg zu den Sternen ist nicht offen. Er ist so fest verschlossen wie damals, bevor man an FMB auch nur gedacht hat. Nur Wahnsinnige können zu den Sternen. Nur unser Abschaum, unser Ungeziefer. Wollen wir das wirklich? Kann die Menschheit wirklich zulassen, daß die Sterne vergiftet werden, wie die Erde vergiftet wurde, bevor wir Örtlichkeiten wie Bau C erfunden haben? Wollen wir die Sterne unter diesen Bedingungen wirklich? Ist es nicht so, wie es sein wird, wenn die Wahrheit schließlich an den Tag kommt? Was geschieht, wenn sie sich um die Fahrkarten zu den Sternen anstellen und am Schalter einen Hinweis finden ›Nur für Schizoide‹? Sind Sie sicher, daß ihr mich nicht hassen werdet, wenn ich von Proxima Centauri zurückkomme und sage: Hallo, wie geht's, ich habe eben die Sterne erobert? Sind Sie es?«

»Ich bin sicher«, sagte sie.

»Und wie viele andere?«

»Das weiß ich nicht.«

»Eben.«

»Es spielt keine Rolle.«

»Hören Sie sich das an. Von wegen das spielt keine Rolle. Sie könnten sich in zehn Jahren an die versammelten Reihen Ihrer Sternenfahrer, ausgesucht aus den besten Heilanstalten des Landes, wenden und könnten sagen: Bedaure, Jungs, der Steuerzahler hat entschieden, wenn sein kleiner Junge kein Raumfahrer sein kann, denkt er gar nicht daran, irgendeinen Kerl aus der Klapsmühle einen sein zu lassen. Wir können euch vermutlich beim Nähen von Postsäcken oder bei der Herstellung von Verkehrsschildern unterbringen, vorausgesetzt, daß ihr die damit verbundene Umwelt hinnehmt. Im anderen Fall könnten wir euch erschießen. Wie fühlen Sie sich?«

»Das ist kindisch«, sagte sie.

»Genau«, meinte ich. »Deshalb ist es auch eine so reale Möglichkeit. Sind Sie kürzlich mit Ihrem hiesigen Steuerzahler zusammengetroffen?«

»Sie?«

»Nein. Aber ich habe gesehen, daß Wissenschaftler die Folgen ihrer Handlungen nie bedenken. Nicht die wirklichen Folgen. Denken Sie an den dummen Kerl, der das Rad erfunden hat.«

»Jetzt ziehen Sie sich einfach in den Unsinn zurück.«

Ich aß zu Ende und legte das Besteck sorgfältig hin.

»Richtig«, sagte ich. »Zur Flucht veranlaßt von der Beschäftigung mit dem Ungeheuerlichen.«

Sie füllte ein Glas und bot es mir an. Ich schüttelte den Kopf, und sie trank selbst.

»Wenn ich zurückkomme, heiraten Sie mich dann?« fragte ich.

»Was würde das beweisen?« fragte sie zurück. »So oder so?«

Ich wußte es nicht. Ich drängte auch nicht auf eine Antwort. In gerade diesem Augenblick war es ohnehin eine ziemlich alberne Frage.

»Sie könnten sich vielleicht wünschen, sich geirrt zu haben«, sagte ich. »Vielleicht.«

»Harker«, erwiderte sie, »Sie sind ein Narr. Ich hoffe von ganzem Herzen, daß Sie zurückkommen. Und wenn Sie zurückkommen, gewinnen sowohl wir als auch Sie. Manche werden Sie vielleicht hassen, aber seit wann ist das neu? Gleichgültig, wie sehr sie Sie hassen, wir können es uns nicht leisten, Sie nicht einzusetzen. Wir brauchen die Sterne.«

»Tun wir das nicht alle?« fragte ich. »Tun wir das nicht alle?«

Der dunkle Käfig

11

Die Männer, die in Bau C leben, haben sich nicht freiwillig mit Kokain vollgepumpt oder Peyote gekaut, um sich eine besondere Art von Erlebnis zu verschaffen. Sie sind nicht wie die Opfer von Seuchen oder Autounfällen schlagartig aus der Routine des Lebens gerissen worden. Sie wurden in ihre gegenwärtigen Umstände zu Strafzwecken versetzt (eine *Schuld* der Gesellschaft gegenüber).

Man hat ihnen *Zeit* gegeben. Die Zeit von anderen. Ihre eigene Zeit ist ihnen weggenommen worden, damit diese Schuld beglichen werden kann. (Was macht die Gesellschaft mit den Schulden, die sie kassiert? Wann kommt die große Auszahlung?) Wohlgemerkt, es könnte sein, daß gerechter Ausgleich nicht Raub ist (Gerichte begehen keine Verbrechen) und die Zeit, die den Canaaniten zugeteilt wird, im Wert der Zeit entspricht, die man ihnen genommen hat. Wie kann man sie messen? (Niemand in Canaan hat eine Uhr.)

Die Männer im tiefen Käfig sind nicht die einzigen, die mit der

Zeit große Geschäfte machen, versteht sich. Seht euch um in der zivilisierten Welt. Verkaufen die meisten Menschen ihre Arbeitskraft, ihre Kenntnisse, ihre Talente, ihre Fähigkeiten? Kaum. Drei Männer (und Frauen) von vieren handeln fast ausschließlich mit Zeit. Sie geben ihre eigene Zeit hin und erhalten, zum Teil tauschen, dafür heruntergekommene Fabrikzeit oder zerschlissene Bürozeit. Dazu natürlich einen Lohn. Zeit ist Geld. (Würden Sie Vater Zeit einen Gebrauchtwagen abkaufen?)

Aber die Zeit des Arbeiters wird gemessen durch die Zeiger der Uhr. Nur ein Teil des Tages muß hingegeben werden. Und es gibt Wochenenden und Urlaub. In Bau C haben die Männer das totale Geschäft gemacht. Sie behalten keinen einzigen Augenblick eigener Zeit. Statt dessen haben sie eine Ewigkeit Gefängniszeit. Wenn Fabrikzeit heruntergekommen ist, was kann man dann von Gefängniszeit sagen? Eine eisige Zeitwüste? Ein Zeitvakuum? Ein Zeit-Treibsand?

Wir haben keine Worte dafür.

Wir haben Philosophien: Sitz deine Zeit ab, laß dich nicht von deiner Zeit besitzen.

Wir stellen Vergleiche an: es gibt harte Zeit (träge, mühselige, qualvolle) und traurige Zeit (wenn man stirbt). Wenn ein Mensch versucht, sein bedrängtes Gewissen auf einen anderen abzuladen, kann man ihm vorwerfen, er stehle diesem Menschen die Zeit. Aber in Canaan erkennen wir Diebstahl gewöhnlich als legitime Handlung an. Wir sind für gewöhnlich bereit, zuzuhören.

Hier folgt, was ich von den Sorgen eines Menschen weiß: Der arme Judas hatte nie eine Chance. Das ist eine Schnulze. Sie zielt darauf ab, eure Herzen anzurühren und sentimentale Fiedelmusik zu erzeugen. Wenn euch das nicht gefällt, ist das euer Vorrecht. Könnte euer Herz falsch gestimmt sein? Fast mit Sicherheit. Es wäre zuviel verlangt, damit zu rechnen, daß *ihr* Dancers Musik spielen könnt. Ihr gehört nicht zu Dancers Welt.

Und das ist der große Knüller.

Niemand lebt in Dancers Welt. Und ganz gewiß nicht Leute, die *in* ihr sind. Denn Dancers Welt ist jenseits der Grenze des Ertragbaren. Es ist eine unmenschliche Welt, und er hat sie nicht mit dem Blick auf Menschen gemacht. Warum nicht? Wo könnte Judas Dancer je ein *menschliches* Wesen sehen? Es gibt zu viele davon. Man kann die Menschheit hinter dem reinen Gewicht des Fleisches nicht sehen. Weltbevölkerung fünf Milliarden. Das weiß jeder. Menschlich? Wie?

Vergeßt die Myriaden Toten, mit denen das fremde Gesicht von morgen euch drohen könnte. Sie sind nicht wichtig. Sie spielen keine Rolle. *Jeder* stirbt. Es kommt nicht darauf an, wie oder woran. Vergeßt das ganze Gift und die Krankheit. Vergeßt das Verhungern und den Durst. Vergeßt, was euch der Fernsehbildschirm erzählt. Diese Art Gefahr lauert immer hinter der nächsten Ecke. Sie ist das, wovor sie euch retten und wovor sie euch *immer* retten werden. Und sie werden fortfahren, euch zu retten, solange nur der morgige Tag ein Gesicht trägt, das schlimmer ist als das des heutigen. Sie haben ein rechtmäßiges Interesse an dieser Dracula-Maske, die der morgige Tag stets trägt. Vergeßt das. Es spielt keine Rolle. Es ist nicht der Tod, samt seinem schiefen Lächeln und dem sabbernden Blut, der Judas Dancer erschreckt. Er ist es nicht, der ihn motiviert. Er könnte es nie sein. Judas' Irrentanz ist kein Todestanz. Die Schachfigurenmotive von Judas Dancer sind ihm nicht dadurch aufgezwungen worden, wie er sterben wird. Was in Judas Dancers Welt *wichtig* ist, ist, womit du *lebst.*

Und womit hatte Judas zu leben?

Vier Milliarden Menschen am Tag seiner Geburt. Fünf Milliarden an seinem zehnten Geburtstag. Wie viele jetzt? Fragt mich nicht. Ich kann nicht mehr mitzählen.

Na und?

Sind fünf Milliarden Menschen zuviel? Oder vier? Oder drei? Jedenfalls zuviel für Judas Dancer. Bei euch weiß man es nicht. Verdammt noch mal, ich weiß es nicht einmal bei mir. Es hängt immer davon ab, wo man ist und wo man hingehen kann. Ich weiß, wo ich bin. Wo seid ihr?

Gedränge erzeugt Streß. Streß erzeugt Schock. Schock erzeugt Judas Dancer. Der Tanz des Irren ist eine schockgequälte Welt. Sie verhält sich wie betäubt. Sie weiß nicht recht, wo sie ist. Sie kann keinen Kreidestrich entlanggehen. Sie braucht viel heißen, süßen Tee und Sympathie. Sie hat wilde Augen und schwört sich blind, daß es nie wieder so sein wird wie früher. Wenn sie überhaupt schwören und fluchen kann, heißt das. Meistens murmelt sie nur vor sich hin.

Der Tanz des Irren ist natürlich die Welt. Nicht Judas. Judas ist nicht betäubt. Er ist scharf und spitz. Er kann auf Glassplittern gerade gehen. Sie zerschneiden ihm die Füße, aber er kann gerade gehen. Er hat zahme, stille Augen, und er flucht die ganze Zeit.

Manchmal murmelt er aber auch. Ein bißchen.

Judas ist nicht das Produkt der Evolution. Er ist keine Maschine, geformt von ein paar Millionen Jahren Umwelt und Vorfahren. Schock gehört nicht zu seiner angeborenen Psychologie, seiner grundlegenden Anatomie, dem zweckbestimmten Zustand seines Wesens. Was aus Judas kommt, ist nicht einfach die Natur des *Tieres*. Was aus Judas kommt, ist das, was hineingetan worden ist. Interpretiert. Verarbeitet. Analysiert. Verglichen. Mit Reaktionen beantwortet.

GIGO.

Judas ist ein gebrochener Knochen, weil er zu stark gebogen wurde. Er ist eine unschuldige kleine Blutzelle, aufgelöst durch unfaire osmotische Bedingungen. Er ist ein stillstehendes Herz, weil sein Blut blubbernder Stickstoff ist.

Er kennt die Rhapsodien der Tiefe. Er sitzt wirklich ganz unten.

Wo sonst sollten sie ihn hintun, wenn er nur in einer Tankerglocke auftauchte? Zusammen mit uns anderen. Wir haben alle die Caissonkrankheit.

Es gibt auf der Erde keine Möglichkeit, Judas' Irrentanz zu beenden. Das ist Newtons Drittes Gesetz. Aktion: Überfüllung. Reaktion: Schock. Oder vielleicht Newtons Zweites Gesetz. Dann erinnere man sich wieder an das Erste. Judas kann immer eine gerade Linie beschreiben. Es gibt keine Kraft, die groß genug wäre, ihn abzulenken. Wie könnte es sie geben? Unendliche Masse, Beschleunigung Null. Was kommt dabei heraus?

Als Judas Dancer im Schoß seiner Mutter wohnte, wurde er vom Blut seiner Mutter wahnsinnig gemacht. Mami hatte keine Bandagen. Sie hatte Blut statt Einbalsamierungsflüssigkeit. Mami hatte sogar Mumm. Die Welt machte sich über Mami her. Sie hatte keine Abwehrkräfte. Fortwährender Streß erzeugt fortwährenden Schock. Zuerst erwischt es das Adrenalin. Es wird so hergenommen, daß es am Ende nur noch tropft. Du bist dein Leben lang permanent high. Dein Gehirn rast – fünfter Gang und kein Hebel. Das Getriebe hält das nicht aus. Die Hypophyse schafft das einfach nicht. Dein Blut wird sauer. Okay für Mami. Nur immer schön die Pillen nehmen. Aber was ist mit dem Kerl im Käfig aus Fleisch? Er ist beteiligt an deiner Zeit, deinem Blut, und du bist im Schock.

Wer ist also Judas?

Judas Dancer, ungeboren, war vom Streß durchtränkt, lange bevor er auf die Welt kam. Ein irrsinniger Fötus.

Man sah es nicht. Er wurde nicht mikrokephalisch, phocomelialisch oder mongoloid geboren. Er wurde als äußerlich normales Baby geboren. Mit nur einer Spur Glück hätte er Konkurrenzen gewinnen können. Aber die Konkurrenz war immer nur die eine Spur zu groß. Babywettbewerbe erfordern heutzutage ja soviel mehr Siege. Wie Kriege.

Baby Judas war schockierend rotgesichtig. Was sonst? Sein ganzes System war chemisch im Ungleichgewicht. Sein Blut war wahnsinnig, sein Gehirn hatte nie eine Chance. Seine Gewebe waren wahnsinnig, lange bevor sie die Welt in sich aufsaugten. Er hatte nie eine Chance. Neotenie wirkt in beide Richtungen. Man kann die Welt in sein Wachstumsmuster aufnehmen. Feine Sache. Judas Dancer nahm die Welt in *sein* Wachstumsmuster auf. Das ist Judas. Das ist die Welt.

Na schön, was ist mit der Welt? Hier sind wir. Tag Null. Judas ist eben herausgekommen.

Das ist nichts Bemerkenswertes. Man bemerkt es gar nicht. Es geschieht jede Sekunde sechsmal. Oder sind es zehn? Wißt ihr es? Kümmert es euch?

Sechsmal in der Sekunde, auf der ganzen Welt, kommen Irre aus ihren Irrenhäusern. Ihr stört euch nicht daran. Ganz richtig. Ihr habt euren Stolz. Spieglein, Spieglein an der Wand ist das Bildnis des Dorian Gray. Pech.

Ihr meßt Verrückte danach, was sie euch antun, nicht danach, was sie selbst sind.

(Ist euch je der Gedanke gekommen, daß *ihr*...? Nein, natürlich nicht. Verzeihung.)

Ihr könntet einen Irren nicht erkennen, außer er kratzt euch die Augen aus.

Ihr erzieht Judas Dancer genauso, wie ihr eure Kinder seit Jahrhunderten erzogen habt. Verzeihung. Habe ich gesagt ›ihr‹? *Wir*, meine ich. Wir. Ihr *und* ich. Alte Kumpel. Die Schuluniform. Brüder der Revolution. Meister des Kreisschlusses.

Wie gesagt, wir erzogen Judas wie jeden anderen. Sein Wahnsinn fiel bei seiner Erziehung nicht ins Gewicht. Wir haben ihn trotzdem pawlowisiert. Was Mami und Papi an ihm nicht mochten, prügelten sie aus ihm heraus. In der zeitlosen Tradition der Bettler Kalkuttas haben wir Judas in sein passendes Fach gemetzgert und verkrüppelt. Wir schliffen ihm die rauhen Kanten ab und stopften ihn in sein Loch. Mit einem Hammer. Schmiermittel

Milch und Blut, mit einer Prise Güte. Wir verrieten seine Denkfähigkeiten mit willkürlichen Unterstellungen. Wir beseitigten sorgfältig die Verbindungsglieder zwischen seinen Gedanken und Gefühlen, zwischen seiner Erfahrung von sich selbst und seiner Erfahrung der Welt, zwischen seinen Emotionen und Handlungen, zwischen seinen Wünschen und seinen Bedürfnissen. Allmächtiger, wir haben es zu gut gemacht. Wir machten ihn mausetot, und, Menschenskind, mit nur einer Spur mehr Mitarbeit und Dankbarkeit hätten wir ihn so normal gemacht wie dich oder mich. Verzeihung, so normal wie euch. Er landete bei *mir*. Wieder im Mutterschoß. Leider.

Alles in allem war Judas' Leben nicht ungewöhnlich.

Judas war nur ein *kleines bißchen* ungewöhnlich. Es war im Grunde nicht seine Schuld, wenngleich ich vielleicht keine Ausreden für ihn vorbringen sollte. Er verstand es einfach nicht richtig, eine Marionette zu sein. Er geriet durcheinander. Die Schnüre waren nicht ordnungsgemäß angebracht. Wenn wir vielleicht ein bißchen härter gehämmert und nicht die Schwäche zugelassen hätten, diese Prise Güte beizufügen, wäre alles vielleicht in bester Ordnung gewesen. Er hätte ein Arbeiter werden können. Rauh, herzlich, Salz der Erde. Er hätte ein Denker werden können. Nüchtern, ernst, Stütze der Gesellschaft. Er hätte ein Snob werden können. Ein Ersatzprügelknabe für den Hohn überlegener Menschen. Oder vielleicht ein Clown. Einer von diesen drolligen und charmanten Zynikern, oder vielleicht ein Intellektueller. Vielleicht sogar ein Medienmann. Er hätte *so viel* machen können. Sein ganzes Leben lag vor ihm.

Zu weit vor ihm. Im Flachen hätte es ihn geschlagen. Er hatte bergauf keine Chance.

Wir dürfen uns nicht die Schuld geben. Judas Dancer *war* wahnsinnig. Sehr wahnsinnig. Eine Schande für die Menschheit. Sein schockbelastetes System bestand darauf, seine Gefühle an seinen Gedanken zu reiben, seine Gedanken gerieten in seine Rede, seine Gefühle behinderten seine Handlungen. Und als letzte Demütigung (für uns, heißt das, er *begriff* es nicht einmal) geriet das, was er war, völlig mit dem durcheinander, was er sein wollte. Keine Chance. Er war eine entschiedene Gefahr für die Gesellschaft und ging her und bewies es.

Wir wußten alle, daß es passieren würde.

Wir sind alle schockiert. Wir sind alle voller Bedauern. Wir sind alle Heuchler.

Wenn ich es mir recht überlege, bin ich nicht ganz sicher, warum Judas nach Canaan kam statt in eine der anderen 4 999 999 999 Anstalten. Das muß wohl eine Frage des Grades sein oder dergleichen. Judas ist ein Graduierter der Gesellschaft, Abschlußjahr 1993. Höchste Ehren. Andererseits könnte es auch sein, daß doch etwas Besonderes an ihm war. Wer kann das wissen? Gibt es so etwas wie ein einzelnes, individuelles menschliches Wesen? Ein einmaliges? Ein einzigartiges? Ist irgendein Mensch eine Insel? Gab es etwas wirklich, ehrlich, authentisch Originales an dem, was zwischen Dancer und seiner Mutter, seinem Vater und seinem Nachbarn stattfand? Sicherlich nicht, nur, daß die meisten Personen des Dramas am Ende tot waren. *Jeder* stirbt einmal.

Judas Dancer könnte nur ein Zufallsfaktor sein, der aus einem Pool von fünf Milliarden herausgepflückt wurde. Sie und er zusammen könnten sogar eine statistisch erhebliche Stichprobe sein. (Das glauben Sie nicht? Was für Stichproben verwenden Sie dann, wenn Sie entscheiden, was Sie glauben wollen?)

Identifiziert euch *nicht* mit Judas Dancer. Versucht *nicht*, zu verstehen, was er tut und sagt und denkt. Versucht *nicht*, aus eurer Erfahrung mit ihm zu lernen. Hört auf kein Wort, das er euch ins Ohr flüstert. Es ist, wenn man es genau nimmt, nur ein Schimpfwort. Macht die Augen zu. Vergeßt es. Wenn ihr könnt, mit dem ganzen Adrenalin in euch.

Ich könnte euch sagen, wen Judas Dancer umgebracht hat, aber ich tue es nicht. Es spielt auch keine Rolle. Es spielt nicht einmal eine Rolle, daß Judas mit uns anderen Auserwählten zusammen im guten alten Bau C (Bau Canaan) ist.

Schließlich ist er da unter Freunden.

Der Tanz des Irren

15

Der Boden unter meinen Füßen ist ein bewegter brauner Schlamm, von gelben und schwarzen Streifen durchzogen. In der dampfenden Brühe gefangen sind Algen und Diatomeen, die den Schlamm hier und dort grün färben. Schuppige Insekten und winzige Frösche springen über die Oberfläche, manchmal zappelnd, manchmal kleinere schwimmende Insekten oder schwimmende, rotierende Rädertierchen schnappend. Gelegentlich zeigt das Gurgeln einer Tierkehle, das Platschen eines sich aufbäumenden Leibes im tieferen Wasser, das größere Räuber in ihren Verstecken warten.

Der Sumpf windet sich um und zwischen den knorrigen Wurzeln riesiger Bäume, deren Laub hoch über meinem Kopf ein geflecktes Dach bildet. Viele der Bäume gleichen Fächerblattbäumen oder verkrümmten Nachbildungen von Unkräutern, die um ein Vielfaches zu hoch geschossen sind. Manche haben Stengel wie ungeheure Rhabarberstangen, mit Nebenhaaren von der Dicke meines Armes den ganzen gefurchten Stamm entlang. Der Waldboden ist bedeckt mit Mangroven- und Rhododendronsträuchern, und ihre verfilzten Zweige hängen medusengleich über dem stehenden Wasser, in dem ihre schwarzen Wurzeln verschwinden.

Viele ineinander verflochtene, fleckige Ranken umhüllen die größeren Bäume und liefern ihrerseits eine Verankerung für Farne und Pilze und Algengeflechte.

Ich sehe zwischen den Fäden des grünen Vorhangs die Flügel von Libellen und die Schuppen von Fischmenschen, alle versteckt, mit allen ihren Formen im gefilterten Sonnenlicht kurz auffunkelnd. Tausende von Mücken und Moskitos und anderen winzigen juwelengeflügelten Fliegen mit schlanken Körpern und viellinsigen Augen bilden eine allgegenwärtige Wolke, die mich einhüllt.

Die Welt nährt sich von meinem Blut.

Winzige Milben und andere Formen, zu klein, als daß man sie einzeln sehen könnte, schwärmen über der Korkrinde der Bäume und verwandeln das Holz in eine lebende Schale.

Unter meinen Füßen ist ein Stück schlammiger Sand. Auf der braunen Oberfläche huscht ein Schwarm von Sandhüpfern und Spinnen dahin. Tote und verfaulende Muscheln werden von den aufgepeitschten Wellen zu einer schmalen Schaumschicht am Rande der Sandbank gespült. Kleine Eidechsen hocken über schattengrünen Pfützen, ganz regungslos, bis auf ihre Zungen, die mit orgiastischer Leidenschaft immer wieder vorschnellen.

Einzeln sind die Laute alle schwach, zusammen aber nahezu ohrenbetäubend. Da ist ein Scharren und Klicken, das Sägen von Insektenbeinen und das Glucksen von Amphibienkehlen, der Schrei von einer Million Toden in der Minute. Da ist ein ständiges Saugen und Zischen im Wasser, ein Ächzen und Knarren im Wald, das Prasseln von Regen am Himmel. Die Regentropfen erreichen den Sumpf nie – sie werden verschluckt von den Baumkronen. Jeder einzelne.

Ich fürchte mich, löse mich auf ins alkalische Wasser, werde von den Aasfliegen gefressen, in die Baumstämme versteinert, in Streifen geschnitten und in der sonnenlosen, stickigen Luft mit den Lianen und Winden zum Trocknen ausgelegt.

Ich ertrinke.

STÜTZPUNKT TITAN AN CANAAN. STÜTZPUNKT TITAN AN CANAAN. CANAAN, MELDEN. STÜTZPUNKT TITAN AN CANAAN.

Der Mann mit der Totenmaske liegt ausgestreckt vor mir – eine Leiche. Der Wald nährt sich von seinen fleischbeschmierten Gebeinen. Ich sehe sie langsam seine Maske durchfressen und halte den Atem an, bis ich nicht mehr kann. Die Maske zerfällt in tausend Käfer und Würmer.

Aber das Gesicht dahinter haben sie schon verzehrt. Sie haben von innen wie von außen gearbeitet. Ich weiß nicht, wer er ist – welcher von uns, wenn überhaupt einer von uns. Ich weiß nicht, ob du tot bist oder nicht.

Das wenigstens weiß ich. Ich weiß es nicht. Ich bin gezwungen worden, um Hilfe zu rufen, und erkenne das. Aber ich schreie immer noch, irgendwo im Chaos. Ich bin nur durch ein Kontinuum des Erwachens geflohen. Ich laufe durch die Seiten des Schlafes, kann aber nichts als Träume und immer wieder Träume finden. Ich kann weder den Anfang des Buches noch sein Ende finden. Ich kann keine Türen, keine Fenster finden. Ich kann nur erwachen und erwachen und erwachen, während dieser Schrei für immer durch ein Universum gellt, das von allem entleert ist, bis auf diesen Schrei, und ich schreie und schreie um Hilfe.

Aber die Antwort: die *Antwort*...

RUFT

Du hast das Gesetz gemacht, in dem die Erde existierte und nach der die Menschheit zu leben lernen mußte. Und ich mußte leben lernen. Und du, wenn du könntest. Wenn du es getan hättest. Wenn du es getan hast...

Das Gesetz schrieb vor, daß es ein Vorwärts wie ein Zurück geben sollte. Es schrieb vor, daß wir in Äonenzeit leben sollten, zwischen den Spalten der tickenden Uhr und über dem klickenden Zähler der Schöpfungen. Du hast Stillstand und Aufziehen der Uhr, Neuverdrahtung und Weckereinstellung vorgeschrieben. Du hast uns die Folge von Nacht und Tag gegeben, aber auch gesagt, daß Nacht sein werde und Tag sein werde im beliebigen Strom des Chaos, wo wir sie finden würden. Das war Irrsinn, und wir begrüßen ihn.

Du hast entschieden, daß es keinen Tod außer Zerstörung geben soll, und daß das, was ausharren könne,

CANAAN

unsterblich sein soll, und daß das Tor des Himmels nicht von jenen geöffnet werden könne, die unter dem Gesetz leiden.

Du hast uns in die Tiefe deiner Erde geschleudert, während du fortgingst, um zu erfahren, ob da Stangen um unseren kosmischen Käfig sind.

In diesen wilden Schlund wurde ich begleitet, und meinen Weg zwischen Wirrnis und Tumult und Mißklang berechnete ich mit meinen Begleitern, einem Tänzer, der Judas heißt, und einem anderen, dessen Name sehr wahrscheinlich

TITAN

nicht mehr als eine andere Maske ist, ihn zu verbergen. Ich ergriff den Rat des Zufalls, um meinen Weg zu suchen.

Der Weg war hart und glühend, weil das eine Welt voll Zorn und Urfeuer ist. Das göttliche Antlitz ist

RUFT

umdonnert und zernarbt, und ich weiß, daß Regelung und Friede, wenn sie je zu finden sein sollen, nur um einen hohen Preis gefunden werden können.

Es ist, als sagtest du zu mir:

Ich habe in deiner Welt gelebt, die mich nach ihrer Art behandelt hat. Jetzt sollst du in meiner leben und deine Welt nach meiner Art behandelt sehen, und du sollst daran teilhaben. Du

RUFT

forderst mich immer noch heraus, und du lachst, während du zu den verbotenen Sternen weist.

Ich sehe, daß ich in deiner Welt unwillkommen bin, obwohl du mich nicht haßt, und meine Drohungen – und schließlich mein Anspruch auf deinen Thron (der Wahnsinn und Willkommen war) – bedeuten dir gar nichts, wenn du dir selbst etwas bedeutest, was ich nicht weiß, wie ich jetzt einräume, und es nie gewußt habe und vielleicht nie wissen werde.

R...
Gibt es eine
...UFT
Antwort?

Titan Neun

13

Am Vorabend des Fluges wollte ich mich hinsetzen und den Leuten zu Hause einen Brief schreiben, um Guten Tag zu sagen und vielleicht ein grübelndes Lebewohl, und ihnen alles Gute zu wünschen, ihnen sogar zu sagen, daß ich bei Gott mein Bestes tun würde, um sie herauszuholen. Ich hätte keine falschen Hoffnungen erweckt – sie hätten mir nicht geglaubt. Aber Major Chalk hatte mein Briefeschreiben abgemurkst. Ich hatte keine privaten Seufzerspalten mehr.

Ich war zu nervös, um Patience zu spielen, geschweige denn Poker.

Ich hätte mehr als alles andere eine Gelegenheit begrüßt, vom Stützpunkt fortzukommen, aber das stand natürlich auch nicht zur Debatte. Ich begann an einer Art menschenfeindlicher Klaustrophobie zu leiden. Ich konnte nicht ertragen, berührt zu werden, und als die Stunde Null mit den Uhrzeigern heranrückte, schienen die Leute von allen Seiten auf mich zuzuströmen, bedrohlich zu werden. Nicht, daß es so viele gewesen wären, nur, daß sie so nah an mich heranzukommen schienen, wie die Umstände es erlaubten. Ich kam mir vor wie ein Millionär beim Aufsetzen seines Testaments, der sich einen Fünfdollarschein ausleihen will, um seine

Zigarette anzuzünden. Jedermann war begierig, ein Scheibchen von mir für seine Souvenirsammlung zu bekommen. Nie zuvor waren die Leute so schnell bereit gewesen, über meine Witze zu lachen.

Es gab kein Entkommen. Ich war ein Zahnrad, gefangen in einer Maschine. Eingerastet. Ich konnte mich nicht bewegen, ohne die Bolzen meines Zwecks abzuscheren.

Ich wurde Hurst los. Er durfte endlich im Hintergrund verblassen, wo ich ihn die ganze Zeit hatte haben wollen.

Ich weiß, daß in dieser Nacht niemand ein Auge zumachte, mich eingeschlossen, und ich wollte nur einen Ort, wo ich für eine kurze Zeit sein konnte.

Jennys Part war fast abgeschlossen, und ich wäre sehr dankbar gewesen, ihr etwas sagen zu können. Aber was konnte ich sagen? Gehen wir ins Bett, damit wir etwas haben, was uns aneinander erinnert? Nicht bei den Mikrofonen und den versteckten Kameras. Nicht bei den stummen Augen der Welt und Nachwelt, wie denen von Pinkerton, nie schlafend, ihre kostbare Zeit und Aufmerksamkeit auf mich verwendend. Ich war viel zu lange in Jennys Tasche gewesen. Das einzige, was ich noch sagen konnte, war Lebewohl.

Also ging ich zu Mike Sobieski.

Er war zu neunzig Prozent auf dem Weg ins Land des Glücks. Bis zu den Augäpfeln mit Drogen vollgepumpt. Er konnte mich nicht einmal sehen.

»Wie spät ist es?« fragte er. Seine Stimme klang fest, aber nicht gerade gesund. Er lebte, weil er sich mit einer Hand am Uhrzeiger festhielt. Er verbrachte seine Zeit auf die harte Weise, Minute für Minute.

»Es ist halb eins.«

»Sie gehören ins Bett«, sagte er. »Für mich ist es auch längst Schlafenszeit. Aber das ist ja wohl eine besondere Gelegenheit. Wir können lange aufbleiben, wenn wir wollen. Sie sind es doch, nicht wahr, Harker?«

»Ich bin es.«

»Kann mir selbst nicht mehr trauen«, klagte er. »Ich träume zuviel. Das ganze Grubengas, das sie in mich hineinpumpen. Mit Kanülen geht es nicht mehr. Sie brauchen eine Gaspumpe.«

»Schlimm?«

»Schlimm! Woher soll ich das wissen? Ich schwebe in den höchsten Regionen und bin seit einer Woche nicht mehr heruntergekommen. Ich würde nicht einmal einen glühenden Schürhaken spüren, wenn man ihn mir in die Gedärme stieße.«

Das ganze Gerede klang quälend falsch. Die Drogen mochten die Schmerzen töten, aber der morgige Start überflutete ihn mit Gedanken, und Gedanken waren schmerzhaft – nicht an sich, sondern wegen der Art, wie sie in seinem Gehirn herumliefen, wie Stiere in einem Porzellankaufhaus. Ich fragte mich, ob es nicht besser sein mochte, ihn den Handreichungen der Ärzte zu überlassen, aber ich nahm nicht an, daß die Handreichungen der Ärzte für ihn das Wichtigste auf der Welt waren. Mein TITAN-Flug mochte es sein. Er lebte nur für das Projekt. Nichts anderes war mehr in ihm übriggeblieben. Er und Lindquist – zwei einäugige Knaben.

»Sonst noch jemand bei Ihnen?« fragte er.

Ich schüttelte den Kopf, aber er gab sich immer noch Mühe, erwartungsvoll auszusehen, auf eine Antwort wartend.

»Nein«, sagte ich.

»Ist meine Frau heimgegangen?«

»Ich kenne Ihre Frau nicht, Mike. Ich habe niemanden gesehen.«

»Was macht der Arzt?«

»Er schläft. Die Schwester ist draußen.«

»Gut«, sagte er. »Das ist gut.«

»Immer mit der Ruhe«, sagte ich. »Es dauert noch eine ganze Weile. Das morgen ist nur eine Formalität. Nichts kann passieren. Immer mit der Ruhe, bis ich zurück bin. Dann können Sie sich aufregen. Ich trinke einen Schluck für Sie, um für uns beide zu feiern. Dann regen Sie sich auf – und zum Teufel mit den Herzattacken. Aber nicht jetzt, Mike, okay? Ich kann es nicht aushalten. Nur Ruhe.«

»Ich hoffe, Sie kommen hier rein«, meinte er. »Bei den vielen Leuten. Die wird es geben. Unvermeidlich.«

»Ich schicke sie alle zum Teufel«, versicherte ich.

»Natürlich. Den Präsidenten nicht ausgenommen. Schicken Sie sie zum Teufel. Brüllen Sie in die Mikrofone. Aber sie werden es von den Bändern schneiden.«

»Zyniker.«

»Das kann ich mir jetzt leisten. Projektleiter dürfen keine Zyniker sein, aber jetzt ist Mitternacht vorbei.«

»Sie sind immer noch Projektleiter«, sagte ich.

»Weil ich nicht die Kraft habe, mein Rücktrittsgesuch zu unterschreiben, oder den Anstand, es zu wollen? Ich bin ein peinliches Anhängsel. Das Skelett im Schrank. Hinter der Tür – vielleicht gleich nach meiner Nasenspitze – ist Fred Jacobson der Direktor. Er kann sein Gesicht im Zaum halten. Ich kann jetzt so tun, als sei ich ein Mensch. Ich bin nicht mehr dran.«

»Das sieht man aber anders«, sagte ich. »Das ist allein Ihr Baby.«

»Ja, wir wissen alle, wie man es sieht.«

»Man meint es auch so.«

»Ich höre, was man sagt. Bitte nicht stören. Ansehen ja, aber nicht anfassen. Patienten soll man sehen und nicht hören. Jeder muß nach den Regeln sterben – diskret. Das sagen die Ärzte. Sie sind jetzt meine Stimme.«

»Sie brauchen nicht auf sie zu hören«, sagte ich. »Sie sind der Chef.«

»Glauben Sie das nicht. Wenn sie dich einmal am Boden haben, sorgen sie dafür, daß du nach den Regeln stirbst. Sterben Sie nicht im Bett, Harker. Sterben Sie auf Sirius Fünf oder dem Planeten einer Sonne, die wir nicht einmal sehen können. Machen Sie es auf Ihre Art. Wenn Sie nicht auf Ihre Art sterben wollen, lassen sie einen überhaupt nicht sterben. Sie lassen einen einfach als Maschine weiterlaufen.«

»Ich weiß«, sagte ich.

»Ich habe Sie eigentlich nur kommen lassen, um Ihnen eines zu sagen«, sagte er.

»Nämlich?«

»Ich wollte Ihnen versprechen, daß ich hier sein werde, wenn Sie zurückkommen. Die rechnen ziemlich klar damit, daß ich vorher weg bin, aber ich möchte, daß Sie wissen, daß ich warte. Ich sorge für Sie, Harker. Ich werde *da* sein. Denken Sie daran.«

»Ich werde daran denken, Mike«, sagte ich. »Sie werden hier auf mich warten. Ich komme sofort zu Ihnen.« Ich stand auf und wich zurück.

»Harker?« sagte er, mit plötzlich rauher Stimme.

»Ich bin noch da«, sagte ich. »Wollen Sie, daß ich bleibe?«

»Mensch, nein«, sagte er. »Ich schlafe jeden Augenblick ein. Wollte Sie nur etwas fragen.«

»Okay, Mike.«

Aber er hatte keine Frage. Ich wußte, daß er mit seinem Morphiumrausch nicht von Sinnen war. Er wußte, was er sagte. Das allein war wichtig.

Ich ging hinaus und schloß die Tür. Ohne eine Frage würde er nicht auf eine Antwort warten. Er wußte, daß ich zurückkam. Es blieb noch genug Zeit.

Ich rief Jenny vom Schreibtisch der Krankenschwester aus an.

»Was habe ich, wofür es sich lohnt zurückzukommen?« fragte ich sie.

»Rechnen Sie es sich aus«, sagte sie.

»Ich zähle in jeder freien Sekunde, was ich an Gutem habe«, sagte ich. »Jedesmal kommt Null heraus.«

»Pessimismus«, sagte sie.

»Wahrheit«, sagte ich.

»Von wo sprechen Sie?«

»Klinik.«

»Wollen Sie eine Schlaftablette?«

»Das muß ein Witz sein.«

»Sie werden nicht schlafen.«

»Sie auch nicht.«

»Ich nehme eine Tablette.«

»Ich muß jetzt gehen.«

»Gute Nacht.«

»Und danke.«

Ich legte auf, sah die Schwester finster an und ging zurück in meine Wohnung, um zu schlafen. Ich versuchte, nicht auf die Augen zu achten, die alle meine Bewegungen verfolgten.

Der dunkle Käfig

12

Es gibt verschiedene Strategien, seine Zeit abzusitzen, aber sie gelten praktisch alle nur für die normale Gefängnisstrafe. Das Erlebnis der Canaan-Zeit ist grundlegend anders, und die verfügbaren Strategien sind stark beschränkt.

Kampf – die Weigerung, zu kapitulieren – scheidet offenkundig aus. Man kann zwei Jahre ein Rebell sein, oder fünf, aber der Gedanke, ewig eine Rebellenhaltung durchzuhalten, ist völlig sinnlos.

Die dem Gefangenen in Bau C zugänglichen Strategien sind deshalb die Strategien des Rückzugs, ein bewußtes Sichausschließen aus der tödlichen Umwelt. Zu Beginn ist das immer Anpassung. Immer bewußt. Aber im Laufe der Zeit gibt es stets den Zweifel, ob bewußte Anpassung womöglich nur eine Decke ist, die eine völlige Beteiligung an der Tödlichkeit des Baues verhüllt.

Jeder in Canaan stirbt dort. Zweimal. Da ist der absolute Tod und der strategische. Dazwischen können Jahre liegen. Die Männer in Bau C mögen durchaus die einzigen Menschen auf der Welt sein, die den Tod erlebt, studiert, diskutiert und Schlußfolgerungen daraus gezogen haben. Auf der anderen Seite kann es allein in diesem Land noch sechs oder zehn Canaans mehr geben. Es kann Tausende von toten Menschen in der Welt geben – ganze Gemeinschaften, die ihre Tode im Sinne von Figuren besprechen, die man vom Schachbrett nimmt, im Sinne von Spielkarten, mit denen man aus dem Spiel aussteigt.

Wie können wir das wissen?

Es gibt andere Tode als den strategischen und den absoluten, aber ich habe sie während meines Aufenthalts in Canaan nicht gesehen. Luis, der schon länger hier ist als sonst einer von uns, berichtet uns vom Tod durch Resignation, Tod durch Angst, Tod durch den buchstäblichen Zerfall der Persönlichkeit. Nicht bloß vorzeitiges Begraben, das wir alle kennen, Tod vor dem Tod. Luis hat uns mit Berichten über jene versorgt, die Zerstörung vor dem Tod erlebt haben. Sie halten nicht so lange aus in der Zwischen-Zeit, sagt man mir.

Wenn Luis nicht wäre, würden vielleicht noch viel mehr von uns statt des sanften Todes die Zerstörung finden. Aber Luis ist ein Meisterstratege – ein Stratege für uns alle, nicht bloß für sich selbst. Er ist ein Umweltingenieur, vielleicht der allergrößte, weil die Umwelt, die ihm seinen Lehm liefert, sicherlich die allerärmste ist.

Luis Dalquier hat mir mehr beigebracht als jeder andere Mensch, den ich kenne.

Er war ein genialer Spieler. Er war nicht der größte Hochstapler auf der Welt, bei weitem nicht, aber er muß einer der größten Spieler gewesen sein. Talent hatte er lastwagenweise, aber es war Talent, das auszubeuten er nicht verstand.

Das erste, was einen Mann zum großen Pokerspieler macht, ist, in keinem Augenblick an das Glück zu glauben. Luis wußte, daß es so etwas nicht gab, und damit gewann er einen Vorteil über praktisch jeden anderen Mann, der je eine verdeckte Karte gesehen hat.

Ein Einfaltspinsel kann, wie jeder andere, ein Stud Poker-Blatt lesen, wie es liegt. Er kennt die Wahrscheinlichkeiten, sich zu den verschiedenen Potentialen zu verbessern, die in seinem unvollständigen Blatt liegen. Er kennt die Möglichkeiten in den Blättern seiner Gegenspieler, und er kennt die Wahrscheinlichkeitsverteilungen im Hinblick auf ihre Verbesserung. (Jeder, der zu dumm ist, das zu berechnen, gilt nicht einmal als Kartenspieler.) Was die Großen von den Guten trennt, sind die Kontrolle und das Urteil und der Respekt, die zu diesem Grundwissen hinzukommen. Gleichgültig, wie genau die Wahrscheinlichkeitstheorie eines Mannes sein mag, gleichgültig, wie weitsichtig seine Psychologie, wenn er auch nur ein kleines bißchen an das Glück glaubt, ist er im Grunde ein Verlierer. Denn ein Mann, der weiß, daß es Glück gibt, weiß, daß es das Glück ist, was letztlich über sein Schicksal im Spiel entscheidet. Sobald ein Mann zu glauben anfängt, daß seine nächste Karte, oder die nächste Karte des Gegners, oder die Karte, die sein Gegner schon verdeckt vor sich liegen hat, bestimmt und/oder bestimmbar sei durch Glück, Schicksal, Bestimmung, Kismet, die kosmische Struktur, die Anlage des Universums, den Willen Allahs oder das große Unbekannte, ist er ein *Verlierer.* Dalquier war kein Verlierer.

Das zweite, was einen Mann zu einem großen Kartenspieler macht, ist *Gefühl.* Der große Kartenspieler, wie Luis, ist nie ein Denker, ein Berechner, ein voll Konzentrierter. Poker ist das härteste Spiel der Welt für einen Mann, der versucht, sich in das Spiel festzunieten. Niemand verfügt über vollkommene Konzentration. Man kann alles in der Welt auf seiner Seite haben und doch durch bloße Müdigkeit absinken. Aber nicht Luis – Luis brauchte sich die Chancen nie im Kopf auszurechnen. Er brauchte die Chancen in seinem Kopf nicht zu diskutieren, sobald es zur Entscheidung kam. Er brauchte seine Einsätze nicht von seinem Bewußtsein überwachen zu lassen. Das durchfloß ihn wie ein elektrischer Strom. Er wußte alles durch sein Gefühl. Das kam durchaus nicht von selbst. Es war durch harte Mathematik und harte Übung und harte Psychologie in ihn *einprogrammiert.* Er bekam das Gefühl langsam, aber er bekam es. Er gewann es.

Niemand sagte Luis je, daß der Kardinalgrundsatz des Kartenspiels der ist, Bluff soll verbergen, nicht täuschen. Er entdeckte das selbst, eingebaut in ein wachsendes Verständnis des Spiels. Er war ein automatischer Verhüller. Er log nie, weil er eine vollständige, eingebaute, totale Mißachtung der Wahrheit in sich hatte. Er kannte die Bedeutung der Wahrheit gar nicht, kam gar nicht auf den Gedanken, sie könne eine Bedeutung haben. Für ihn bedeutete Wahrheit so wenig wie Glück (oder Gott, oder Güte, oder Menschenfreundlichkeit, oder Heroismus, oder Menschlichkeit – Luis glaubte an sehr viele Dinge nicht).

Ich will damit nicht andeuten, daß Luis in seinem ganzen Leben nie ein Spiel verloren hätte. Selbst Flipper waren ihm zuletzt gelegentlich über, trotz seines perfekten Timings und großartigen, schmetterlingsleichten Flippergriffs. Es war eine Freude, ihm dabei zuzusehen (hieß es), weil er praktisch mit der Kugel, den Schaltungen und dem Klicken des Zählers in der Maschine war. Aber die Maschinen waren ihm zuletzt immer über, weil sie dafür konstruiert waren. Sie steigerten die Replay-Punktzahl immer wieder, bis es eines Wunders bedurfte, sie zu schaffen. Luis arbeitete nicht mit Wundern, nur mit praktisch Anwendbarem. Er war kein Wunderbewirker.

Und so ging es mit Karten und Rennpferden. Man kann nie alles wissen. Das äußerste Urteil, die äußerste Kontrolle sind nie ganz erreichbar. Deshalb spielt ein Pokerspieler weiter. Niemand hat ein gottgegebenes Recht, zu gewinnen; relativ zu den Karten kann er nur soundso viel Vorsprung erreichen. Es war diese Relativitätstheorie, die Luis im Spiel bleiben ließ, durch die er immer besser und besser wurde, ohne Ende.

Luis machte zu seiner Zeit einige Male ein kleines Vermögen, aber er war nur ein Spieler, kein Profi. Das Spiel ist nicht das Leben – es ist ein Auszug des Lebens. Nach dem Spiel mußt du zum Leben zurückkehren, ob gewonnen oder verloren. Luis war auch darin ein Meisterstratege, aber, wie jedermann auf der Welt weiß, ist die Menschheit etwas Abgekartetes – das Spiel ist wirklich und wahrhaftig gepackt. Man kann nicht nur nicht alles gewinnen, man kann überhaupt nicht gewinnen. Dalquier besaß das Talent, die Welt auszunehmen, aber das war in sich eine Niederlage, weil sein Talent ihm sagte, daß er es nicht schaffen konnte.

Er schuf sich Konkurrenz einfach dadurch, daß er die Wahrheit darüber sagte, wie gut er war. Die Leute haßten ihn deshalb, und sie sehnten sich danach, ihn widerlegt zu sehen. Menschenmengen jubelten jedesmal, wenn Dalquier verlor. Sie hatten eine verzerrte Vorstellung davon, was nun einen Beweis darstellte. Die meisten großen Künstler können jede Menge Respekt und Bewunderung für sich gewinnen, aber Luis kam da ein wenig zu kurz und schuf sich mehr Feinde als ein anderer Mann (mit einem anderen Temperament). Luis war stets einer, der die Daumenschrauben ein wenig zu fest anzog. Er schlug einen Gegner nicht nur; er schlug ihn *richtig*. Er ging nicht her und drückte die Leute mit den Gesichtern in den Staub oder trat auf ihnen herum, noch lachte und höhnte er. Aber er war ein harter, kalter Mann, kein Gauner – dafür war er zu klug, ein zu großer Spieler.

Luis war ein entfremdeter Mensch. Die Welt befand sich auf der anderen Seite des Zauns. Viele Leute hätten eine Menge dafür bezahlt, Dalquier kriechen zu sehen, aber das tat er nie. Selbst wenn er total geschlagen war, kam er auf die eine oder andere Weise noch davon. Niemand sah ihn je ans Kreuz geschlagen. Alle liebten sie es, zu sehen, wie sein Geld über einen Tisch geschoben wurde. Alle wollten sein Blut nachkommen sehen. Viele Männer waren auf dieses Blutgeld so scharf, daß sie sich einredeten, Gott und das Glück würden es ihnen geben. Diese Sorte Mensch gab Luis sein Geld immer wieder zurück, und eine Menge dazu. Das waren die leichten Gegner im Spiel. Außerhalb waren sie für ihn die Hölle.

Dalquier gewann eher zuviel am Tisch. Er ließ zu, daß er nicht genug Karten für das Spiel außerhalb des Spiels hatte. Das war Dalquiers Problem – er liebte das Spiel zu sehr. Er spielte es so gut, daß er sich zu viele Handikaps schuf, wenn das Spiel einmal vorbei war. Die Chips, die er nicht einlösen konnte, waren diejenigen, die er anderen ins Fleisch rammte.

Er war unverrückbar. Aber die Welt ist unwiderstehlich, und wir alle wissen, was geschieht, wenn die unwiderstehliche Kraft sich auf das unverrückbare Objekt stürzt. Das Objekt verschwindet einfach. Es ist fort – in einer anderen Welt. In Canaan.

Ich gestehe den Leuten zu, die Luis zu seinem gegenwärtigen Ruheplatz geschickt haben, daß sie einmal im Recht waren. Luis ist wahnsinnig. Total wahnsinnig. Irgendwann fiel er auseinander.

Das, was ihm sein Wahnsinn antat, war das Schlimmste, was man sich vorstellen konnte. Es ließ ihm sein Talent, seine Geschicklichkeit, sein Gefühl. Alles, was es ihm nahm, war sein Bedürfnis, zu gewinnen.

Luis Dalquier ist der größte Spieler, den ich kenne. Einer der allergrößten. Aber es kümmert ihn nicht, ob er gewinnt oder verliert. Es spielt einfach keine Rolle für ihn.

Und was ist er dann?

Nichts.

Er ist ein Paradox, ein menschliches Vakuum.

Er hat mir alles über Strategie und Überleben beigebracht, was ich je wissen muß. Er hat es uns allen gelehrt. Er hat uns alles gegeben, was er selbst nicht anwenden kann. Er ist zerbrochen worden von dem verbogenen Rad, das wir Welt nennen, hinausgeworfen von einem Blatt, das aus einem gepackten Spiel kam. Er ist betrogen worden.

Aber man hat ihm nie nachgewiesen, daß er unrecht gehabt hätte.

Wahrscheinlich schulden wir, was wir sind, Luis Dalquier mehr als uns selbst. Wir alle.

Wir gewinnen nie, weil es im Katz-und-Maus-Spiel, das ihr mit uns spielt, in der Regel kein Gewinnen gibt. Ein Gewinn für uns ist nicht vorgesehen.

Aber ihr könnt uns nicht widerlegen. Ihr könnt uns überhaupt nicht herabwürdigen.

Der Tanz des Irren

16

Schnee fällt in dicken, weißen Flocken von einem dunkelgrauen Himmel. Er liegt hoch und frisch am Boden und erstickt den gefrorenen Humus. Überall stehen hohe immergrüne Bäume – wie die Stangen eines Käfigs. Im Schnee sind keine Spuren sichtbar, aber feuchte, schwarze Flecken an den unteren Ästen der weißverschneiten Bäume bezeugen, daß vor kurzem ein ziemlich großes Wesen hier vorbeigekommen ist. Ich glaube, ich kann es sehen, nicht weit entfernt, regungslos zwischen den Schatten stehend, aber mein Blick wird durch den schräg wehenden Schnee getrübt, und ich habe keine Gewißheit.

Während ich bemüht bin, zu bestimmen, welche von den Schatten vielleicht lebendig sind, stapfen aus der anderen Richtung andere Lebewesen heran. Es sind Menschen, in dicke Wollkleidung gehüllt, mit enganliegenden Mützen und Ohrschützern. Bei jedem Schritt sinken ihre kniehohen Pelzstiefel tief in den Schnee ein. Es sind fünf, die hintereinander gehen. Vier tragen Gewehre; der fünfte hat eine dicke Holzstange, die über zwei Meter lang ist.

Alle blicken schnell von einer Seite zur anderen, während sie marschieren, so, als glaubten sie, jeder Schatten könnte ein Mensch oder Ungeheuer in Verkleidung sein. Auf ein Zeichen ihres Anführers bleiben sie stehen. Stumm winkt er einen Mann nach rechts, einen anderen nach links, und zeigt drängend auf eine Stelle, wo er etwas gesehen – oder zu sehen geglaubt hat.

Der Anführer hebt die Hand und wartet, bis seine Leute ihre Positionen erreicht haben. Die Männer heben ihre Waffen und zielen. Noch immer gibt es nichts, was ich mit Gewißheit sehen könnte. Aber ihr Opfer hat erkannt, daß es entdeckt ist, und hetzt wie ein schwarzer Blitz aus seinem Versteck in der Schattenmenge.

Auf den ersten Blick halte ich ihn für einen Mann, der trotz der bitteren Kälte bis zu den Hüften nackt ist. Dann erkenne ich, daß das Wesen auch unterhalb der Hüften nackt ist, aber von nichtmenschlicher Gestalt. Wo ein Mensch stämmige, muskulöse Beine besessen hätte, hat er lange, wohlgeformte, die sich zu schmalen Hufen verjüngen. Dahinter gibt es einen zweiten Bauch, getragen von kräftigen Hinterbeinen. Ein langer Schwanz wölbt sich am Steiß.

Es ist ein *Zentaur.*

Lautlos entladen sich die Gewehre, und ihr Wirken wird nur verraten durch die grellen Farbflecke als Begleitung der Explosionen. Der Zentaur läuft in wildem Zickzack zwischen den Bäumen, von den ersten Schüssen offenbar nicht getroffen. Er sieht einen einzelnen Menschen ihm den Weg verstellen und schlägt einen Haken nach rechts, womit er genau auf die Visiere der drei anderen zustürmt. Der Anführer zielt, wird aber von fliegenden Hufen weggeschleudert, als der Zentaur sich zu einer erschreckenden Höhe aufbäumt. Das Gewehr fliegt davon, und der Jäger stürzt, mit den Armen sein Gesicht schützend. Der zweite Schütze fällt auf die Knie, und der Mann mit dem Stab stößt ihn heftig in die menschliche Magengrube. Der Tiermensch stürzt auf ein Knie, und der kniende Schütze feuert. Der Stab wird wieder zum Schlag erhoben, aber das Wesen wankt, aus einer Schulterwunde blutend, vor den Männern davon.

Die anderen beiden feuern zweimal schnell hintereinander. Der Zentaur stürzt hin, mit zerschossenem Schädel, aus noch zwei oder drei Wunden am Körper blutend.

Der Anführer steht schwankend auf, wischt sich den Schnee ab, während die anderen die Beine des Zentauren zusammenbinden und die Stange unter die Knoten schieben, damit sie ihn tragen können. Sie machen sich ungeschickt auf den Weg, mit den Stiefeln tief in den Schnee versinkend, vier, die die Stange und das tote Tier tragen, während der vorherige Anführer die Nachhut bildet und zwei Gewehre trägt. Sie haben ihre Gesichter von der Richtung abgewendet, aus der der Schnee heranpeitscht, und einen Augenblick lang glaube ich, daß sie mich nicht sehen werden.

Aber einer hebt den Kopf, und sie bleiben stehen. Auf ihren Gesichtern zeigt sich plötzlicher Schock. Sie reißen die Augen auf, und ihre Stirnen kräuseln sich vor Überraschung, Ungläubigkeit und Angst... und noch etwas anderem. Ich glaube, es muß Schuldbewußtsein sein. Ich sehe, wie der Schock verfliegt, und alles, was bleibt, ist wilder Hunger und vielleicht eine Spur von Schuldbewußtsein, nicht mehr.

Der Anführer öffnet den Mund, um mich anzusprechen.

HIER SPRICHT STÜTZPUNKT TITAN. STÜTZPUNKT TITAN RUFT HARKER LEE. HARKER LEE, MELDEN. BITTE BESTÄTIGEN. BESTÄTIGEN, HARKER LEE.

Aber kein Laut kommt heraus.

Als ich an einem felsumschlossenen Wasser vorbeikomme, das bei jeder Flut mit grauem Salzwasser aufgefüllt wird, höre ich die Stimmen der Medusen. Ich bleibe stehen, um zu lauschen, aber ich wage nicht, über die Felsen zu blicken, um das Entsetzen ihrer schlangenhaften Züge nicht zu sehen.

HARKER LEE

»Schwester«, jammern die zwei, die die dritte führen (denn sie ist blind, mit Augen aus schwarzem Jett), »blick nicht in unsere Gesichter. Sie sind schon zu schrecklichen Masken erstarrt.«

»Wo bist du?«

HARKER LEE

fragt die Blinde, und ich kann mir vorstellen, wie ihr Kopf sich dreht, als ihre schwarzen Augen sich in ihrer nutzlosen Suche drehen.

»Schwester«, flehen sie, »dreh den Kopf nicht.«

»Ich kann euch nicht sehen«, klagt sie voller Qual.

BESTÄTIGEN
»Schwester, schau auf
HARKER LEE
das Meer hinaus!«
»Ich bin
HARKER LEE
einsam«, sagt die Blinde und weint. Während die Meereswellen um ihre Krebsklauenfüße klatschen, lösen ihre Tränen die gezackten Spitzen des Gesteins um den Teich auf und vergiften das Meer.
HIER IST STÜTZPUNKT TITAN
und vergiften das Meer.
HIER IST STÜTZPUNKT TITAN
und vergiften das Meer...
RUFT
RUFT
RUFT

Titan Neun

14

Ich sagte etwas, aber es waren keine Worte.

Da war Stille. Schockstille. Mehr Stille als Schock.

Dann...

»Sind Sie das? Harker, sind Sie das? Wir hören Sie, Harker. Hier ist Stützpunkt TITAN. Wir hören Sie, Harker.«

Meine Kehle war trocken. Ich kam mir vor wie in einem riesengroßen Krater. Ich konnte Geplärr im Funkgerät hören. Es war Panik. Umherstürzen. Ungläubigkeit. Qual.

»Ich habe ihn gehört. Ich sage euch, ich habe ihn gehört. Er hat nichts gesagt, aber ich habe ihn gehört. Ich habe ihn gehört.«

Dummer Kerl.

»Im... mer mit der... Ru... he«, sagte ich. Es war schwierig. Ich hustete.

»Da! Das ist er. Ihr habt ihn gehört. Laßt mich. Redet mit ihm. Gebt her. Harker! Harker! Wir hören Sie. Bleiben Sie ganz ruhig, Harker. Ganz ruhig. Sie haben es geschafft, Harker. Sie haben es geschafft.«

Ich sagte gar nichts. Für den Augenblick. Ich hatte nichts zu sagen. Ich wartete. Ich konnte, was sich abspielte, immer noch aus dem Funkgerät entnehmen, als die Leute am anderen Ende sich hinter das Mikrofon zurückzogen. Es hörte sich an, als seien sie nebenan. Sie *waren* nebenan, es gab kaum eine Zeitverzögerung. Wo war ich? Ich wollte nicht fragen. Was für ein Satz! Ich mußte mich verspätet haben. Ich bin zu nah. Das Schiff muß fast zu Hause sein.

»Hallo, Harker.«

»Nicht so laut«, sagte ich, fast bevor er noch anfing.

»Verzeihung, Harker. Hier ist Fred Jacobson. Alles in Ordnung?«

»So gut, wie man es erwarten kann.«

Ich hörte ihn laut aufatmen.

»Bin ich froh, Ihre Stimme zu hören«, sagte er.

»Haben Sie nicht geglaubt, daß ich komme?«

»Mann, Sie sind lange fort gewesen. Sie sind spät dran, wissen Sie das? Sie sind *sehr* spät dran. Sie sind seit Tagen da draußen, ohne einen Pieps. Sie haben uns allen große Sorgen gemacht, wissen Sie das?«

»Wenn ich etwas davon gewußt hätte, hätte ich mir auch große Sorgen gemacht«, erwiderte ich. »Ich bin eben erst aufgewacht, mit einem Schädel wie eine Tasse mit Innenpelz.«

»Sie haben sich um Tage verspätet«, sagte Jacobson wie ein Papagei.

»Ja«, erwiderte ich leise. »Wie die Zeit doch verfliegt, wenn man sich amüsiert!« Und ich lachte. Schwächlich.

»Immer mit der Ruhe, Mann«, sagte Jacobson. »Keine Eile. Lassen Sie sich Zeit.«

Zu meiner Überraschung entdeckte ich, daß ich meine Finger krümmen und mich in den Klammern ein wenig bewegen konnte. Ich tat es, und es war furchtbar. Schmerzhaft. Ich war wirklich wieder da. Ich schwitzte kalten Schweiß, und ich kam mir vor, als hätte ich meine Füße irgendwo gelassen.

»Wie ist mein Puls?« fragte ich.

Pause.

»Neunundsechzig, Harker. Ihr Puls ist neunundsechzig.«

»Sagen Sie nicht alles zweimal«, sagte ich. »Das ist gut. Neunundsechzig. Ich bin fast gesund.«

»Sie sind okay«, bestätigte Jacobson, als sei es ein Wunder. »Das Wichtige ist, wie Sie sich fühlen.«

»Scheußlich«, sagte ich. »Ein bißchen. Wie lange muß ich noch in dem Ding bleiben?«

»Bis zur Landung.«

»Das weiß ich. Wie lange?«

»Zwei Stunden und elf Minuten.«

»Zwei Stunden!«

»Ich sagte schon, daß Sie sich verspätet haben.«

»Verdammt noch mal, ich hätte ein paar Stunden schlafen können!« Ich lachte zu laut und zu lang. Es klang hysterisch. »Empfangskomitee schon heimgegangen, wie?« sagte ich. »Der Präsident wieder im Weißen Haus, Hurst im Verschiß, die Menschenmassen im Menschenmassen-Verleih? Die Kapelle brauchte die Nationalhymne doch nicht zu lernen?«

»Sie haben ja so recht, Harker«, sagte er, auf die Albernheiten eingehend. »Hier unten ist es wie an einem regnerischen Sonntag in Beverly Hills. Aber alle Telefonleitungen sind belegt. Die Nachricht verbreitet sich.«

»Glückspilz Hurst«, sagte ich. »Das ist der Augenblick, von dem er immer geträumt hat.«

Schweigen.

»Wie spät ist es?« fragte ich.

»Vier Uhr zwanzig. Nachmittag.«

»Ich habe euch also nicht aus dem Bett geholt.«

»Heutzutage schläft kein Mensch.«

»Wirklich? Es gibt gute Tabletten, wissen Sie.«

Er seufzte.

»Sie klingen wirklich großartig«, sagte er väterlich. »So, als wären Sie nie fort gewesen.«

»Ich bin die ganze Zeit am Telefon gewesen«, sagte ich. »Bin nicht einmal hinausgegangen, um mir die Aussicht anzusehen. Keine Ansichtskarten von Proxima, diesmal.«

»Was ist geschehen, Harker?«

»Nur ein kleiner Trip.«

»Schlimm?«

»Nicht gut.«

»Sie erinnern sich?«

»Wie an gestern.«

»Warum sind Sie verspätet?«

»Mein Wecker hat nicht geläutet.«

»Wir haben praktisch ununterbrochen gerufen, seitdem Sie in den normalen Raum zurückgekehrt sind. Alle vier Minuten ging ein Signal hinaus. Hier saß rund um die Uhr immer jemand. Es gab nie einen Laut, gleichgültig, wie laut wir gebrüllt haben. Medizinisch waren Sie in Ordnung, den Meßdaten zufolge. Als Doktor Segal Ihre Monitorkurve sah, sagte sie sofort, daß Sie in Ordnung sein würden, aber als wir keine Antwort bekamen... Na ja, ich glaube, sogar sie hatte ihre Zweifel. Sie ist unterwegs hierher. Henneker hat in den Teppich gebissen. Ich habe Haare gelassen.«

»Was ist mit Mike?«

Schweigen. Nicht unheilschwangeres Schweigen, sondern von der Art, wie ich es gewöhnt war. Ein Abfall. Haben Sie schon mal eine nette Unterhaltung abgewürgt, weil Sie genau das Falsche gesagt haben?

Er mußte sich ausgerechnet haben, daß das Schweigen mir schon genug gesagt hatte, denn als er weitersprach, bestätigte er nur, was ich wußte.

»Er ist tot, Harker.«

»Armer Kerl«, sagte ich, aber halblaut. »Das hätte er nicht tun sollen. Er hätte warten sollen.«

Stille.

»Wann?« fragte ich.

Wieder Stille.

»Er ist etwa eine Stunde vor Ihrem Start gestorben, Harker. Wir haben es Ihnen nicht gesagt.«

»Ihr habt gemeint, es lohne nicht, das zu erwähnen«, meinte ich trocken. »Die verplauderten Tage. Ich habe ihm Botschaften geschickt. Irgendeinen Unsinn, nur, damit ich nicht immer daran denken mußte, wie mies mir zumute war und wie voll ich die Nase von allem hatte. Aber ihr habt es mir nicht sagen können. Nicht Sie, nicht ein anderer. Wessen Idee war das?«

»Wir haben es nicht gewagt«, sagte Jacobson.

»Ihr habt gedacht, das könnte mich aufregen.«

»Ja.«

»Das hat es auch, verdammt. Und Sie meinen, ich hätte mich verspätet. Was, zum Teufel, habt ihr euch gedacht? Daß ich selbst vor Verzweiflung sterben würde, wenn ich erfahren sollte, daß der alte Mann gestorben war? Ja?«

»Nein«, sagte er. »Aber gut wäre es sicher nicht gewesen. Wir wollten Ihnen helfen. Wir konnten es Ihnen nicht sagen.«

»Vielen Dank«, schnaubte ich. »Schön, zu wissen, daß die Leute wirklich etwas für mich empfinden.«

»Ich betreibe ein Projekt, Harker.«

»Ich auch, mein Freund. Ich auch. Dasselbe gottverdammte Projekt, wenn Sie es genau wissen wollen. Wissen Sie, ich möchte alle diese kleinen Details erfahren.«

Es war eine gute Zeit, zu schweigen. Er wurde gerettet vom Erscheinen einer Person, mit der ich viel lieber sprach. Er übergab das Mikrofon.

»Hallo, Jenny«, sagte ich.

Ich hörte Geschlurfe.

»Hallo, Harker«, sagte sie. Die Wärme, die mir über tausend Meilen entgegenkam, mußte man fühlen, um sie zu glauben.

»Sie haben recht gehabt«, sagte ich zu ihr.

»Ich weiß«, erwiderte sie.

Ich wußte im Augenblick nicht weiter. Das Funkgerät war etwa so privat wie ein Kampf um die Boxweltmeisterschaft im Schwergewicht. Es war eine große Gelegenheit, Feinde zu beleidigen, für uns Reklame zu machen und den großen Langweiler zu mimen. Es war nicht der richtige Ort und die richtige Zeit, um mit Jenny zu sprechen, um Dinge zu sagen, die ich sagen wollte.

»Komme ich in Quarantäne?« fragte ich.

»Ja«, erwiderte sie.

»Sind Sie auch da?« fragte ich.

»Ja.«

»Ich möchte eine Zigarette, einen Drink – kein Bier – und etwas zu essen. Brei nehme ich an. Alles, was ich vertrage, ist Brei. Ich möchte menschlich genug sein, um mich zu duschen.«

»Das besorge ich.«

»Sie brauchen den Brei nicht zu kochen. Die Zigarette zünden Sie selbst an, ja?«

»Das mache ich.«

»Wie läuft alles?«

»Ganz glatt.«

»Vermissen Sie mich?«

»Ja.«

»Erwarten Sie mich immer noch zurück?«

»Sind Sie spät dran?« fragte sie, unendlich müde und unendlich entspannt. »Es gab so viel zu tun. Ich habe gar nicht darauf geachtet.«

»Im Murmelgeschäft, Geschäft mit gebrauchten Murmeln, kein langweiliger Augenblick.«

»Meine Zeit ist voll in Anspruch genommen«, sagte sie.

»Ich weiß, wie Ihnen zumute ist«, sagte ich.

»Nein, das wissen Sie nicht.«

»Ich hoffe, Sie können mich irgendwie einfügen.«

»Das wird schon gehen.«

»Wir sehen uns«, versprach ich.

»Ich gebe Ihnen wieder die Routine-Leute«, sagte sie. »Ich werde dasein. Aber die Nachwelt hört zu. Immer mit der Ruhe.«

»Hallo, Routine«, sagte ich. »Ein glückliches neues Jahr von den Sternen.«

»Wir haben Juli«, sagte jemand.

»Lassen Sie nur«, sagte ich.

»Hallo«, sagte sie.

»Keine Menschenmassen«, sagte ich.

»Keine Menschenmassen.«

»Keine Kameras, keine Mikrofone? Zur Abwechslung einmal unter uns? Das sind Sie mir schuldig.«

»Keine Kameras und keine Mikrofone. Ärztliches Vorrecht.«

»Verdammt. Endlich allein.«

»Es hat Ihnen bei Gott nicht geschadet, nicht wahr?« fragte sie, und ich konnte sehen, daß sie Tränen in den Augen hatte. Glückliche Tränen, die ihre Stimme nicht beeinflußten, sondern nur herausquollen und über ihre Backen liefen.

»Nein«, sagte ich, »es hat mir nicht geschadet. Nicht mehr als eine schwere Sauferei oder ein Zahnziehen mit Lachgas. Ich habe schon größere Weltraumungeheuer auf Bäumen sitzen sehen.«

»Ich bin froh«, sagte sie. So simpel.

Es *war* so simpel.

»Ich bin derselbe«, sagte ich. »Sie haben nicht nach einem Wunder gesucht?«

»Würden *Sie* nicht nach all der Zeit nach einem Wunder suchen?« fragte sie.

»Tut mir leid. Ich konnte mich wohl einfach nicht losreißen.«

»Das haben Sie aber getan.«

»Das habe ich aber getan.«

Sie legte die Hand auf meine Stirn. Es war Schluß mit dem kalten Schweiß. Der Kater ließ nach.

»Bin ich hier?« fragte ich sie. »Bin ich hier, liege ich nicht im Bett neben Lindquist?«

»Sie sind hier«, sagte sie.

»Das könnten Sie einfach nur so sagen.«

»Dann würden Sie es nie wissen.«

»Ich will hiersein«, sagte ich. »Nicht im Bett neben Lindquist. Das könnte ich nicht aushalten.«

»Es ist wirklich so«, sagte sie.

»Zurück im Käfig.«

»Sind wir das nicht alle? Haben Sie ihn je verlassen?«

»Ich habe ihn verlassen. Glaube ich. Na und? Ein Käfig, ein zweiter Käfig...«

»Hören Sie auf«, sagte sie.

»Der arme Johnny Lindquist«, sagte ich. »Er wäre ein großer Held gewesen. Ein wirklich erstklassiger Held. Hurst wird es nicht sein. Nicht wirklich.«

»Sie sind der Held.«

»Mike Sobieski ist der Held. Er starb, bevor ich zurückkam, bevor ich überhaupt hinaufflog. Es spielt keine Rolle. Es ist sein Triumph. Er ist der Held.«

»Vielleicht.«

»Wir haben also das große, weite Asyl im Himmel erreicht«, sagte ich. »Ein Lichtstrahl im dunklen Käfig... nein, das ist Unsinn. Wir haben die Sterne erreicht. Es könnte einen Weg geben, wissen Sie. Einen Weg für Sie und für sie und für Lindquist. Sogar für Mike. Sie könnten sich irren, wissen Sie.«

»Das hoffe ich«, sagte sie.

Die Tränen waren versiegt.

Ich hoffe es auch.

Der Tanz des Irren

17

Treibend in einer Kristallkugel.

Alles, was in einem Mahlstrom von Schatten und Gespenstern und buntem Chaos sichtbar ist, ist eine Dendritenwolke: Eine mächtige Silbereiche, deren Eicheln Tropfen goldenen Sternenglanzes, deren Laub brünette Kupferschattierungen des Sonnenuntergangs, deren Knospen Lichtstrahlen, deren *fleurs du mal* Sandstürme sind.

Sie erstreckt sich unerreichbar in unvorstellbare Ferne. Ich bin eins mit ihrem Wurzelgeflecht, ihrem im Schattenboden schimmernden Netz. Sie wächst von mir in alle Richtungen hinaus wie ein Kristallgitter, wie verwirrtes Seidenhaar, wie große, starrende Augen, die Liebe und Feuer spiegeln.

Das geschmeidige Winden ihrer Blätter in einem nicht vorhandenen Wind quält meinen blinden Geist. Sie ringeln sich wie Korkenzieher in meinen Schädel und erregen die Leere meines Gehirns.

Die Knospen, gleich Nabeln, fest in den Scheiden der wachsenden Punkte, strahlen Licht und einen Laut aus, der tief in meine Eingeweide dringt. Eine Stimme aus dem Dunklen, wieder in das Dunkel. Eine Stimme von jenseits des Grabes und jenseits der Sterne. Eine Stimme aus sieben Flammenhöllen, eine Stimme, die tief in mein erstarrtes Wesen schneidet, bestreitend, der Seele trotzend, die zusieht, ohne Angst und ohne Begreifen.

Die Blüten öffnen sich wie die Augen des Höllentors. Die Zwillingsteiche verschwommenen Himmels, die einander in Liebe und Güte begegnen und es beinahe erreichen könnten, sich zu verständigen. Die Quelle der Existenz. Tote Augen. Meine. Keine Antwort. Im Traum der Todeslosigkeit weisen sie alles ab. Gänzlich und absolut. Verleugnen das ganze Universum. Verbieten sogar das Lachen. Kein Begreifen.

Der Samen des Baumes, gleich blindem, schwimmendem Sperma, in den gestickten Ästen singend, so langsam fallend so langsam so langsam so…

HARKER, HIER ist JENNY.

Sie wenden sich zur Flucht, Hals über Kopf, verändern ihre Gestalt wie Wassertropfen auf einer heißen Platte. Und für die Seele *sind* sie Wasser – körperlos. Und langsam fliegen sie immer noch. Tief hinab in das Herz herzlosen Geistes, eines Geistes mit gebrochenem Herzen, eines Herzens mit zerbrochenem Geist. Tauchen nach der kühlen Ruhe kühlen Ruhe kühlen...

HARKER, ICH WEISS, DASS SIE MICH HÖREN KÖNNEN. ALLES, WAS SIE TUN MÜSSEN, IST ZUHÖREN, HARKER. SIE KÖNNEN MICH HÖREN. SIE LEBEN. HÖREN SIE MIR ZU, HARKER.

Ruhe des Ozeans der Emotionen. Und erreichen sie nie. Immer ein wenig weiter, in der Dumpfheit des absoluten Nichts träumend. Die Emotionen sind eine Chiffre, eine Null, ein Nicht-Sinn. Ihre Stille ist eine Perfektion.

Und sie landen, in der trockenen, staubigen, trockenen staubigen, trockenen...

HIER IST JENNY, HARKER. SAGEN SIE ETWAS. SAGEN SIE IRGEND ETWAS. GEBEN SIE EINEN LAUT VON SICH. ZEIGEN SIE UNS AUF IRGENDEINE WEISE, DASS SIE WISSEN, WAS VORGEHT, DASS SIE WISSEN, WAS GESCHIEHT. ZEIGEN SIE UNS, DASS SIE ZURÜCKKOMMEN, HARKER. BITTE, ANTWORTEN SIE.

Wüste der Leere, wo nur die Seele in einer Höhle lebt und morgens und abends herauskommt, um an den Gebeinen des Bewußtseins zu nagen.

Krach. Wie eine zerbrochene Kristallkugel. Zerdrück einen Augapfel in der Faust. Klatsch. Reiß zum Opfer ein Herz heraus.

HARKER
    HARKER
        HARKER
            HARKER
                HARKER
                    HARKER

Am Ende einer Reise in der Äonenzeit, hungrig und durstig, mit schwachem Herzen und nachlassender Sehkraft, bin ich ein alter Mann nach einem Krieg, neben mir selbst sitzend. Der Schatten einer Eiche schützt mich vor der grellen Sonne.

Ich bin müde. Ich bin müde.

Ich, der alte Mann, gieße etwas aus meinem Krug in eine Porzellantasse und halte sie mir hin. Ich greife danach und entdecke, daß mein Arm zu schwer zum Heben ist. Alles an mir ist schwer, vor allem die alten Knochen und der junge Kopf. Ich drücke die Tasse an meine (anderen) gierigen Lippen und trinke so tief ich kann. Als ich die Tasse kippe, läuft Flüssigkeit aus meinen Mundwinkeln, betropft mein Hemd und befeuchtet die Erde, die die Eiche nährt.

»Was ist das?« frage ich, denn der Trunk ist sehr süß.

»Wasser«, sage ich, meine Stimme wie ein Echo aus weiter, weiter Ferne,

HARKER
HARKER
HARKER

»nur Wasser.«

Und die Tasse in der zerbröckelnden Hand schrumpft vor mir in einem riesigen Trichter der Vergessenheit.

JENNY
HARKER

Rings um mich die großartige Dunkelheit, leer und unendlich. Mein Reich und meine Freude. Ein Vorhang hungriger Dunkelheit, bereit, mich in seine zärtliche Umarmung zu nehmen, mich an sich zu drücken, zu wiegen, zu lieben. Eine tiefe, schwangere Stille – eine Stille des Wartens – eine Stille der Erwartung. Mein Reich und meine Lust.

Ich warte geduldig, strahlend im Glanz meiner Lichthülle. Das Licht ist golden. Ich bin eine Fliege in Bernstein. Ein Glühwürmchen, umgeben von der allmächtigen Nacht.

Fern spaltet sich die Nacht, um ein zweites Glühen freizugeben. Zuerst winzig wie ein Nadelstich, wächst es. Proxima Centauri.

In seinem stummen roten Halo ist ein anderer Mann – größer als ich, und stärker. Er ist selbstsicher und arrogant. Er trägt Rot und Gelb, während ich Grau und Blau trage.

Er ist
HARKER
und er haßt mich.

»HARKER«,
sagt er zu mir. »Du wirst jedesmal älter, wenn wir uns treffen. Ich werde gewinnen, was du hast, und eines frühen Tages werde ich dir die Existenz entziehen.«

»Eines Tages!« sage ich ätzend. »Eines Tages, und früher als du, werde ich Erfolg haben. Ich *lerne,* in meinen Zwischen-Zeiten. Was hast du seit unserer letzten Begegnung gelernt? Was hast du wirklich gewonnen? Nichts. Du hast ausgegeben und vergeudet.

Du hast nicht gespart; du hast nicht spekuliert. Dein ›eines Tages‹ ist ein ferner Traum. Das meine zählt unter die Morgen.«

»Du bist wahnsinnig«, beschuldigt er

HARKER

Er tritt vor, mit keuchender Brust, die Zunge zwischen den Zähnen, während sein Halo heiß wird. Aber er bewegt sich *so* langsam. Seine Augen sind wie Glasscheiben. Er verharrt eine Ewigkeit. Er hat Angst, und er ist mir ausgeliefert.

»Eines Tages«, sage ich höhnend.

»Sag mir«, sagt er und erholt sich. »Was nun? Was nun, kleiner Mann?«

»Schau dich um«, sage ich zu ihm. »Rings um dich ist die Dunkelheit. Wir allein, du und ich, haben Licht. Das Licht definiert den Grund unseres Seins. Wir sind das Licht. Wir existieren, um das Licht zu zerstreuen. Und Licht werden wir haben, riesige, flammende Welten aus Feuer, um die Dunkelheit zu überfluten und die Schwärze fortzuzwingen. Turbulenz. Chaos. Kampf.«

»Chaos«, flüstert mein

HARKER

sogar das Wort hassend. Ich kann mich noch an sein Schreien erinnern.

»Deine Träume werden nie wahr«, sagt er zu mir. »Du bist wahnsinnig.«

Die Lichtblasen lösen sich voneinander. Mein Sohn entschwindet in die Dunkelheit.

HARKER

Er lächelt mich an dabei und sagt: »Leb wohl

HARKER

Wir werden uns begegnen, wenn deine Lichter erlöschen.«

»Meine Sterne werden nie erlöschen«, sage ich.

Ich starre trotzig in das wunderbare, mütterliche Dunkel. Ich ignoriere die kleine Stimme, die in meinem Schädel flüstert und sagt: »Du bist wahnsinnig. Dieses ganze Universum, die Dunkelheit, du,

HARKER

deine Dimensionen, sie sind deine Einbildung. Du hast

HARKER

in deinem Gehirn erschaffen. Du machst wahnsinnige Welten und rechtfertigst sie, indem du

HARKER

besiegst. Und wer gewinnt, selbst dann? Könntest du einen echten
HARKER
festhalten und demütigen? Gewinnst du deine Argumente nur in deinem verbogenen Geist?

Die Dunkelheit wartet noch. Still und ruhig. Grüßend und liebend.

»Warum?« frage ich und bedecke die Augen mit meinen müden Händen.

Und der Himmel ist voll vom Staub ferner Sterne.

Für immer?

HARKER, HIER IST JENNY

Gibt es eine

ANTWORT

Antwort...?

BITTE